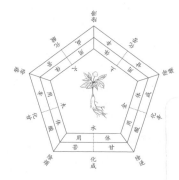

湯液經法圖講記2

——還原中藥的五行屬性

金 锐◎著

北京科学技术出版社

图书在版编目（CIP）数据

汤液经法图讲记. 2，还原中药的五行属性／金锐
著. — 北京：北京科学技术出版社，2023. 11
ISBN 978 - 7 - 5714 - 3245 - 4

Ⅰ. ①汤… Ⅱ. ①金… Ⅲ. ①方剂学 – 研究 – 中国 –
古代 Ⅳ. ①R289

中国国家版本馆 CIP 数据核字（2023）第 179279 号

策划编辑：张露遥
责任编辑：安致君
责任校对：贾　荣
责任印制：李　茗
封面设计：异一设计
出 版 人：曾庆宇
出版发行：北京科学技术出版社
社　　址：北京西直门南大街 16 号
邮政编码：100035
电　　话：0086 - 10 - 66135495（总编室）　0086 - 10 - 66113227（发行部）
网　　址：www. bkydw. cn
印　　刷：河北鑫兆源印刷有限公司
开　　本：710 mm × 1000 mm　1/16
字　　数：390 千字
印　　张：26. 25
版　　次：2023 年 11 月第 1 版
印　　次：2023 年 11 月第 1 次印刷
ISBN 978 - 7 - 5714 - 3245 - 4

定　　价：95. 00 元

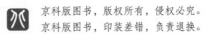

金 序

中药治病，无论单方、复方，均离不开方。防治疾病的中医方剂自然缺不了中药，但也必须遵循中医学的理与法。"理法方药"先后有序，理法在先，方药在后。

千百年来，中药剂型以汤剂（汤液）为主，故汤液也成了古代中医方药的代名词之一。

班固《汉书艺文志》经方类著录"《汤液经法》三十二卷"，久佚。商代伊尹《汤液经法》，虽至今仍未见到其原版，但在历代的一些医学著作中均有提及或摘录，如西晋皇甫谧《针灸甲乙经序》、梁·陶弘景《辅行诀脏腑用药法要》、宋·林亿校正医书之中的《伤寒论序》等。

1900 年，甘肃敦煌莫高窟主持道士王圆箓偶然发现藏于 16 窟甬道北壁小窟中 5 万余卷敦煌遗书，梁·陶弘景《辅行诀脏腑用药法要》列于其中。该书记载了很多关于伊尹《汤液经法》和汉代张仲景《伤寒杂病论》的资料，特别是将《汤液经法》的关键枢机——"汤液经法图"作了重点推介。

陶弘景强调："此图（汤液经法图）乃《汤液经法》尽要之妙，学者能谙于此，医道毕矣"。只要读懂了"汤液经法图"，中医的理法方药则能一以贯之，遗方用药来防病治病定会得心应手，疗效倍增。

汤液经法图得以传承，首先要感谢王圆箓道士，是他没有让《辅行诀脏腑用药法要》一书落入国外强盗之手。二是要特别感谢从王圆箓道士处买到《辅行诀》一书，并作为家学世代珍藏的河北人张偓南先生和他的贤孙张大昌先生及其弟子、同道。虽在特殊年代，《辅行诀》原著被毁，但张大昌先生于1974年将其手抄本寄赠于中国中医研究院，为《辅行诀》与汤液经法图广见天日，服务大众，提供了最为宝贵的、决定性的文稿。三要感谢中国中医研究院著名中医专家王雪苔、马继兴、钱超尘等老科学家们的高度关注，深入寻访，认真考证，精心整理，使之成书出版，走向全国，走向世界。四要感谢中国中医科学院青年才俊金锐博士及其团队，他们慧眼识珠，勤奋好学，踏实钻研，持之以恒，播撒《辅行诀》，特别是"汤液经法图"研究的火种，使之在全国中医界逐渐铺开。"汤液经法图"必将形成燎原之势，为广大中医药工作者，特别是临床一线的中青年中医药工作者学习和运用中医中药提供一条智慧大道。

"汤液经法图"是否为张大昌先生所杜撰？这是极少数学习交流者提出的疑问。笔者认为，是否杜撰？应从两方面去回答。一方面是对照中医经典，特别是《黄帝内经》的相关论述。另一方面则是从临床实践中去验证。

"汤液经法图"以正五边形为基图。五边配五行，木、火、土、金、水，按五行相生规律顺时针循环。一边一行，每行又分"体""用""化"，两行之间共生"除"。每行的"体""用""化"和两行之间共生的"除"均各自对应与之匹配的辛、咸、甘、酸、苦五味中的一味。如木"用"配辛、火"用"配咸、土"用"配甘、金"用"配酸、水"用"配苦等。

《黄帝内经·素问·脏气法时论篇》谓："肝欲散，急食辛以散之，用辛补之，酸泻之。……心欲软，急食咸以软之，用咸补之，甘泻之。……脾欲缓，急食甘以缓之，用苦泻之，甘补之。……肺欲收，急食酸以收之，用酸补之，辛泻之。……肾欲坚，急食苦以坚之，用苦补之，咸泻之。"

肝（木）用辛补之，心（火）用咸补之，脾（土）用甘补之，肺（金）用酸补之，肾（水）用苦补之。《黄帝内经》以上阐释与《辅行诀》记载的"汤液经法图"木用辛，辛补肝（木）；火用咸。咸补心（火）；土用甘，甘补脾（土）；金用酸，酸补肺（金）；水用苦，苦补肾（水）。二者论述完全一致。

中国中医科学院苏庆民研究员认为："陶弘景的《辅行诀》与张仲景的《伤寒论》或同源于《汤液经法》，这在《伤寒论·序》中已有表述。《辅行诀》包含处方52首，《伤寒论》包含处方113首，二者记载的处方具有共同的法理基础并存在若干名异实同的处方，如小阳旦汤（桂枝汤）、小补脾汤（理中丸）、大阴旦汤（小柴胡汤）等"。而这些方均遵"汤液经法图"所凝炼的理法而成。

金锐博士在其所著《汤液经法图讲记》中总结道："夫汤液经法图，其文简，其义奥，实为既知其方为方，又知其方之所以为方法式。所谓木火土金水，肝心脾肺肾，辛咸甘酸苦，虚者补之，实者泻之，虚实夹杂则补泻兼施是也"。"汤液经法图"所列"体""用""化""除"如何理解？如何运用？金锐博士的著作和张大昌、钱超尘两位前辈主编的《辅行诀五藏用药法要传承集》中有不少研究和实践的精妙论述，故在此不再展开。

钱志新著《0.618：宇宙的钥匙》一书中写道："0.618，即黄金比例，是指事物各部分之间的一种比例关系，即将整体一分为二，较大部分和较小部分之间的比例等于整体和较大部分之间的比例。0.618这一神秘的数字广泛存在于浩瀚的宇宙之中，是认识物质世界的一把钥匙。""黄金比例是古希腊数学家毕达哥拉斯在两千多年前研究正五边形的作图法及其性质时发现的。"

中华先圣伊尹以正五边形为基图绘制出"汤液经法图"。伊尹出生于公元前 1649 年，卒于公元前 1550 年。而毕达哥拉斯出生于约公元前 500 年，卒于约公元前 490 年。早于毕达哥拉斯 1000 多年的伊尹选用正五边形为基图绘制的"汤液经法图"与宇宙中客观存在的重要普适规律"0.618 黄金比例"有着怎样的联系，也值得我们深入探讨。

金锐博士继《汤液经法图讲记：解构经方时方的底层逻辑》《医方图解：以"汤液经法图"解读方剂配伍之秘》出版之后，《汤液经法图讲记2：还原中药的五行属性》一书又即将付梓，可喜可贺！

近期围绕"汤液经法图"的学习，常向金锐博士请教，与之交流探讨。金博士谦虚，邀我为之新著作序，实不敢当，遂将上述点滴的学习心得整理出来，与读者分享。

世界中医药学会联合会五运六气专业委员会副会长

中华中医药学会首席健康科普专家

广东省中医药学会副会长

金世明

癸卯仲秋于广州

张
序

中药药性是中药不同于化学药物的本质特征，对于中药的辨、采、制、用都具有指导性的意义。在现存最早的本草——《神农本草经》中，就记述了中药的四气、五味和毒性，形成了中药药性理论的核心内容，并且随着历史的演变，又新增了归经、升降浮沉，构成了目前教材中的中药药性理论。实际上，除了上述内容之外，在历代本草和医书中还记载有动静、刚柔、走守等描述中药功效属性的概念，拓展并丰富了中药药性理论体系。在中医药现代化进程中，国家始终重视对于中药药性科学实质的研究，先后启动了国家863计划、国家973计划等重大专项，鼓励科技工作者从不同角度、采用不同方法，对中药药性的科学内涵和表达方式进行探索分析和实验验证。几十年来，此类研究的确取得了许多成果，在一定程度上解答了"什么是中药药性、怎样认识和运用中药药性"的问题。

2007年我主持了一项以研究辛热药药性为主要任务的国家973课题，我们通过梳理中药药性构成的"三要素"——化学成分要素、机体状态要素和生物效应要素，来阐明辛热药与苦寒药之间的药性表征差异，相关成果也获得了中华中医药学会科学技术一等奖。金锐博士就是在那个时候进入了这个课题组，开始从事中药药性的科学研究。从阳虚证动物模型、寒热药性的生物学数据分析，到本草资料的数据挖掘和最后的数学建模，他都有积极的参与和成果产出。看得出来，他对于寒热温凉、辛甘酸苦这样的药性概念抱有极大的研究兴趣和热情，也愿意采用例如数学建模这样的新方法进行探索分析。更为欣喜的是，他在毕业后依然保持着这种研究兴趣和热情，依然不断地接收新知识和新方法，尝试对中药药性的本质进行思考。今天这本《汤液经法图讲记2：还原中药的五行属性》的出版，就是他思考的结果。

以五行概念来描述中药，古已有之。《本草纲目》即是以水部、火部、土部、金石部、草部等来对中药进行分类。不过这里的五行属性主要是指中药的质地和性状，而非药性。同时，五行概念也常出现在中药的功效记载里，例如知母"泻肺火清肺金"、甘草"乃九土之精"，但这往往代指的是六淫或五脏，也非药性。所以，像《辅行诀五脏用药法要》里直接以"木中土"、"金中水"来定义中药药性的记载，的确比较少见。金锐博士能够以此为切入点，结合"汤液经法图"的五味补泻内容，来尝试确认这种五行记述方式的内涵，是一项有意义且有挑战的科研工作。在这项工作中，不仅需要对中药性效理论有全面准确的认识，而且需要严谨地逻辑构建和去伪存真，以最大限度地保证科学性和客观性。在此过程中，错误和疏漏在所难免，部分观点也值得商榷，希望广大读者朋友能够理解这项研究的挑战性，去粗取精，帮助金锐博士把这项工作做得更好！

金锐博士在"汤液经法图"领域深耕数年，已经形成了自己的学术风格，也拓展了中药药性研究的思维。正是这样一种热情和坚持打动了我，遂欣然作序，祝愿他未来能够做得更好！

北京中医药大学教授，主任医师，博士生导师，岐黄学者

首都名中医，第七批全国老中医药专家学术经验继承工作指导老师

2023 年 8 月

张 序

癸卯初秋，收到金锐先生书稿，邀余写序。读罢耳目一新。书中从全新的角度，以一位中药研究者的视角讲述中药的五行分类，结合现行药性理论和中药的临证功效，探讨中药的五行属性和五行互含，阐明中药五行属性分类方法。这是中药分类的一种创新思维，可以使脏腑辨证的五行规律与中药的五行属性直接对接。

众所周知，五行理论始于《尚书·洪范》，乃箕子为周武王讲述的九畴，即九种天地法则，是帝王治国安邦的基本法则，是古人认识世界、解释世界万有、探求宇宙变化的方法论。五行理论以取象比类和推演络绎的方法明确万物的五行归属。春秋时期五行理论被引入《黄帝内经》并与中医完美融合，形成中医特有的以五脏为中心，内系脏腑、四肢、百骸，外应天地自然的五行系统，五行理论成为中医学辨证论治中不可或缺的组成部分。中医学理论便运用五行规律来探讨人体气血阴阳的动态平衡和疾病的进退预后的演变规律，而与中医学并驾齐驱的中药学却没有完整引入五行理论，它是以四气五味来标明药性指导临床用药的，这与五行体系的脏腑辨证无法做到无缝对接。查阅医籍可知，历史上曾有中药五行分类的本草医籍，如《桐君采药录》《汤液经法》都是代表作，但均已失传，成为憾事！幸而1974年张大昌先生抄本《辅行诀脏腑用药法要》被马继兴先生考证并非伪书，且收入《敦煌古医籍考释》一书，此后逐渐引起中医界的重视，尤其书中的"汤液经法图"直接以五行属性归纳中药的药性，还原中药的五行属性，使中药的五行分类与脏腑辨证及用药的直接对接成为可能。

本书正是以"汤液经法图"为核心，详细论述150味中药的五行属性和主导药味的确定，并逐一分析《中国药典》和《中华本草》中的相关药物的功能主治，确定药物的五行属性和互含，是一种新的中药分类尝试。他山之石可以攻玉，这种分类方法为中医用药提供一个新的视角，一个新的思维，对中医临证遣方配伍也是值得借鉴的。

内蒙古医科大学中医学院医史文献学教研室

2023 年 9 月 5 日

杨序

甘肃拥有悠久的中医药历史文化，也是中药材大宗商品的主产地，在全国中医药事业的发展中占有重要地位。甘肃敦煌的莫高窟藏有不少隋唐以前的医学卷本，形成了敦煌医学分支。在这些医学卷本中，有一本书很有价值，即《辅行诀五脏用药法要》（以下简称《辅行诀》）。这本书辗转在国内流传，最后由民间中医张大昌献给中国中医科学院，并经王雪苔、马继兴、王淑民、钱超尘等专家校注出版。《辅行诀》一经问世，就得到了中医药界的关注和热议，甘肃的丛春雨、梁永林、李延保等学者也进行过深入的研究，取得了很多成果。同样，金锐博士开展的"汤液经法图"系列研究，也是《辅行诀》研究热潮的一部分，也属于敦煌医学研究的一部分。

"汤液经法图"是《辅行诀》记述的一幅关于中医组方配伍的原理图，蕴含了一种五脏虚实补泻的用药大法。这种选药组方的方法尤其重视中药的药味配伍，即酸、苦、甘、辛、咸五味的运用。《辅行诀》原书中收录了25味中药的药味，但这远远不够，不能满足当前临床治疗的需要。为了解决这个问题，金锐博士在中国中医科学院科技创新工程重大攻关项目的支持下，对目前临床常见中药的药味展开分析，逐一确定这些中药的五味和五行特点。其实，每一个中药都有其最佳生长环境，喜干旱或喜潮湿，耐热或耐寒；也有最佳的种植方法和采收季节。以往我们会通过理化鉴定的技术，从成分差异的角度来理解不同产地、不同种植和采收方式的中药材的质量高低。在这本书中，金锐博士会从中药本身的五行属性角度来尝试解释这些问题，给人耳目一新的感觉，值得阅读思考。

甘肃武威在1972年兴修水利时，曾经发现过一个汉墓，并从墓中整理出92枚医药简牍，即"武威汉代医简"。该医简反映了我国东汉早期的实际医学水平，记载了100多个治病的方药，又称"治百病方"。我曾经有幸参与过"武威汉代医简"的研究工作，整理其中的方药内容。其中，有化瘀消癥的"瘀方"，由当归、川芎、牡丹皮、漏芦、桂枝、蜀椒、虻虫组成；也有治疗逐瘀止痛的"金疮内漏方"，由大黄、曾青、芒硝、虻虫等组成。如果从本书所述中药五行属性的角度看，这些药里面的大部分都带有咸味，而咸能软坚散结，用于血瘀癥瘕的治疗，这是符合方解的。所以，从药性药味的角度选药组方，可能是早期中医临床诊疗的重要内容。金锐博士在这一方面深耕数年，提出了自己的研究思路，形成了自己的研究成果，无论其中是否有争议和疏漏，这种探索的价值和意义都是十分积极的。

我与金锐博士同为甘肃人，相识于中药特色技术传承人才项目，他热爱家乡，愿意为家乡的中医药发展出力。虽然我能力有限，但有感于金锐博士持之以恒的钻研精神，也为了给甘肃的中医药事业发展做点事，故而应允作序。希望越来越多的中医药人能够守正守精，做好中医药的传承！

甘肃中医药大学教授，甘肃省首届"飞天学者"特聘教授

中药学博士，博士研究生导师

杨扶德

2023 年 8 月 25 日

敦煌遗书《辅行诀五脏用药法要》（以下简称《辅行诀》）记载了一幅未曾现世的神秘图像，即"汤液经法图"。陶弘景对此图评价甚高，认为"此图乃《汤液经法》尽要之妙，学者能谙于此，医道毕矣"。从形式上看，"汤液经法图"以正五边形配合文字填空的方式，描绘了一个完整的脏腑虚实辨证论治体系；从内容上看，"汤液经法图"在五味补泻及五味配伍化合的语义规则下，诠释了中药组方配伍的原理，阐明了药证相符的本质。由此可知，五行－五脏－五味的关系是"汤液经法图"贯穿始终的核心内容。

与此同时，《辅行诀》还记载了一组以五行属性概念描述的中药，即学者所说的"二十五味药精"。例如"味辛皆属木，桂为之主，椒为火，姜为土，细辛为金，附子为水"，这种直接以五行属性描述中药药性的形式，与传统药性理论体系中的四气、五味、归经和升降浮沉有明显区别，可能是更为早期的中药药性记述法，值得进一步研究。许多研究《辅行诀》的学者认为，书中的五脏大小补泻汤就是在二十五味药精基础上加减组合而来的。所以，这种中药药性的五行记述法，并非仅仅是类似法象药理的一种标签，更多的是能够直接用于指导组方配伍的性效依据。至此，中药的五行属性正式进入"汤液经法图"理论实践体系的核心圈，成为了"汤液经法图"研究的重要组成部分之一，也构成了《汤液经法图讲记2：

还原中药的五行属性》这本书的主体。

在本系列的第一本书《汤液经法图讲记：解构经方时方的底层逻辑》中，我们关注的主要是"汤液经法图"的基本结构和内容，即怎样去看懂它、怎样去解读它、怎样去应用它。在这里面，我们讲到了图中"三对一"的五味五脏对应关系，讲到了体用思辨所展现出来的阴阳互根哲学原理，讲到了辛补肝、酸泻肝和甘缓肝，讲到了五味配伍化合关系背后的数学逻辑，也通过对数十首经典名方的方解，展示了"汤液经法图"用于识方解方的惊人效果。在开展上述工作的同时，我们也逐渐意识到，"汤液经法图"本身就蕴含着对于中药性味关系、性效关系的约定，这种约定是严谨的、完整的和自成体系的，符合五行生克规律。很多关心热爱"汤液经法图"的朋友们也提出，阐明中药五行属性的性效本质，甚至将未在《辅行诀》二十五味药精中的其他常用中药也纳入这个体系，是"汤液经法图"真正走向临床实践的必经之路。于是，顺理成章地，以解读中药五行属性为主题的《汤液经法图讲记2：还原中药的五行属性》问世了。

本书分为上、下两篇。上篇为总论，讲述中药五行属性与现行药性理论的关系、与中药临床功效的关系。同时，还介绍了还原中药五行属性的方法，探讨了五行互含的可能内涵。我们认为，与其他事物一样，中药也存在内在本质与外在表象的对立统一。其中，五行属性是中药的内在本质，从"汤液经法图"角度看，五行本身就能涵盖四气、五味、归经和升降浮沉。或者说，四气、五味、归经和升降浮沉，就是从不同维度对一味中药五行属性的诠释。同时，如果五行属性是内在本质，那这味中药的形、色、气、味、辨、采、制、用，就都是外在表现。而最能体现中药内在本质的外在表现应该是临床功效，即它能够被用来做什么。千百年的传承过程中，中药的外在表现易改，而其内在本质难移。这就是我们还原中药五行属性的基本思路。

下篇为各论，详细论述并完整解析了 34 味属木的辛味中药、28 味属火的咸味中药、26 味属土的甘味中药、31 味属金的酸味中药和 31 味属水的苦味中药的性效特点，加起来正好是 150 味中药。详细论述的是，这些中药的五行属性和主导药味是怎样确定的，基于什么样的功效药理依据，用了什么样的法象药理知识，为什么要将这味中药界定为酸咸兼有的金中火等。完整解析的是，这 150 味中药的五行属性与临床性效有着怎样的关联性，尤其对于功效复杂的中药，我们会逐一分析《中国药典》或《中华本草》里这味中药的功能主治记载，确定每一种功效的五味补泻含义，综合给出它的五行互含属性。在每一讲的最后都附有本讲所涉及中药的五行属性信息表，方便大家一目了然地抓住重点。

　　对于接受过系统培训的中医药人来说，本书所讲述的内容无疑是非常新颖的，甚至具有一定的颠覆性。但是，正如前述，中药的五行属性是基于"汤液经法图"现有资料和现有研究的合理推导，是"汤液经法图"临床应用的前提。我们希望大家先以"空瓶"心态尝试理解，在明白本书的思维逻辑和主体内容后，再行批判审视，以求同存异，去粗取精。

　　任何新知识都是从不成熟走向成熟、从不完善走向完善，对于"汤液经法图"这样一门历史悠久的"新"知识，它的发展壮大更是需要这个过程。所以，错误和疏漏是不可避免的，我们欢迎大家批评指正！

编　者

2023 年 7 月

目录

上篇　总论

第一讲　什么是中药的五行属性？ …………… 003

第二讲　为什么要还原中药的五行属性？ …………… 009

第三讲　中药的五行属性囊括了四气、五味、归经和升降浮沉的全部内涵 …………… 014

第四讲　对于中药性效传承演变可能路径的历史复盘 …………… 020

第五讲　中药的外在表现（形色气味）易改，内在本质（五行属性）难移 …………… 024

第六讲　怎样还原中药的五行属性和主导药味？ …………… 028

第七讲　五行互含和复合药味 …………… 034

第八讲　『木中水』还是『水中木』？ …………… 039

第九讲　五行生克与五味配伍转化 …………… 044

第十讲　求同存异，把中药五行属性做成持续改进的知识体系 …………… 050

味辛皆属木者三十四 057

第十一讲 五行属木中药的代表，是发汗温经助阳的桂枝（木中木）...... 057

第十二讲 肉桂（木中木）与桂枝（木中木）的相同与不同 061

第十三讲 长于散肺的辛味药麻黄（木中木）...... 065

第十四讲 长于泻脾的辛味药生姜和干姜（木中木）...... 069

第十五讲 行气止痛的辛温药木香、香附、沉香和吴茱萸，是木中木 074

第十六讲 化湿止吐泻的辛温药广藿香、砂仁和豆蔻，可能也都是木中木 079

第十七讲 辛夷和细辛，药如其名（木中木）...... 084

第十八讲 入血活血的当归和川芎，都是辛咸兼有（木中火）...... 088

第十九讲 温燥祛痰散结的半夏和天南星（木中火），可能也是辛咸兼有 093

第二十讲 温开的代表药（木中火）...... 098

第二十一讲 辛咸兼有的麝香和蟾酥，是为了保留其辛酸之味（木中金）...... 102

第二十二讲 解肌生津的葛根，可能是木中金 107

下篇 各论

第二十三讲　陈皮辛多酸少，青皮酸多辛少（木中金）…………………………………………………… 111

第二十四讲　附子（木中水）才是真正的肝肾同补 ……………………………………………………………… 115

第二十五讲　补肾阳的巴戟天、淫羊藿和续断（木中水）…………………………………………………… 119

第二十六讲　桔梗、羌活和独活，展示了不同的辛苦兼有（木中水）…………………………………… 124

第二十七讲　辛苦兼有的冰片和石菖蒲，是凉开的代表药（木中水）…………………………………… 129

味咸皆属火者二十八 …………………………………………………………………………………………………… 133

第二十八讲　五行属火的鹿与五味咸辛的鹿茸（火中木）………………………………………………… 133

第二十九讲　咸辛除滞，说的就是莱菔子和厚朴（火中木）……………………………………………… 137

第三十讲　咸温的旋覆花（火中火），正是五行属火的代表中药 ……………………………………… 142

第三十一讲　既热又毒的巴豆和牵牛子，也可以算火中火的代表药 …………………………………… 146

第三十二讲　土鳖虫、水蛭、虻虫和斑蝥这四个虫类药，也是火中火 ……………………………… 150

第三十三讲　镇惊散瘀利尿的琥珀，也是火中火 …………………………………………………………… 156

第三十四讲　海藻、昆布治疗瘿瘤瘰疬，就是咸味补心又泻肺的表现（火中火）………………… 159

第三十五讲　火麻仁，必须属火（火中土）……………………………………………………………………… 162

第三十六讲　紫菀和款冬花，为什么都要蜜制？（火中土）………………………………………………… 166

第三十七讲　火中土泽泻，我们试着理解它 …………………………………………………………………… 170

第三十八讲　止痉散结的全蝎和蜈蚣，有咸有酸（火中金）…………174

第三十九讲　重镇安神的朱砂和磁石，也是有咸有酸（火中金）…………178

第四十讲　咸味补血，酸味滋阴，阿胶就是咸酸兼有（火中金）…………183

第四十一讲　大黄，应该是咸苦兼有的代表药（火中水）…………187

第四十二讲　治疗热结便秘的芒硝与芦荟，也是咸苦兼有（火中水）…………192

第四十三讲　海浮石、海蛤壳和黄药子，可能并不寒凉（火中水）…………196

味甘皆属土者二十六 …………201

第四十四讲　正是甘辛兼有的黄芪（土中木），担负起补中益气汤的重任 …………201

第四十五讲　补心脾的龙眼肉和大枣，就是土中火 …………205

第四十六讲　人参，到底是不是土中土？（土中火）…………209

第四十七讲　长于补脾的甘味药党参和太子参（土中土）…………214

第四十八讲　长于泻肾的甘味药茯苓和猪苓（土中土）…………218

第四十九讲　长于缓肝的甘味药天麻和甘草（土中土）…………222

第五十讲　漂洋过海的西洋参，甘中有酸（土中金）…………227

第五十一讲　为什么蜂蜜和饴糖能解乌头的毒性？（土中金）…………230

第五十二讲　补脾止泻固精的山药，可能是甘酸兼有（土中金）…………234

第五十三讲　可以代粮的黄精，也是甘酸兼有（土中金）……238

第五十四讲　去肺中水气的桑白皮，就是甘酸除逆（土中金）……242

第五十五讲　利水清热的薏苡仁、冬瓜皮、赤小豆、通草、车前子和滑石 ……246

第五十六讲　睡莲科的莲子和芡实，展示了另一种甘苦兼有（土中水）……253

第五十七讲　白术是土中水，还是水中土？……257

味酸皆属金者三十一……260

第五十八讲　白虎汤的君药石膏，应该是酸味药（金中木）……260

第五十九讲　除烦解表的淡豆豉，可定为酸辛兼有的金中木 ……264

第六十讲　桑菊饮治疗的就是燥热感冒（金中木）……269

第六十一讲　金中木枳实，到底酸在哪？……274

第六十二讲　知母为什么要用盐水炙？（金中火）……278

第六十三讲　无论有形无形之痰，都是贝母所治（金中火）……282

第六十四讲　龙骨和牡蛎，把酸咸兼有发挥到了极致（金中火）……286

第六十五讲　消食的山楂、神曲和鸡内金，为什么会有酸味？……290

第六十六讲　羚羊角不是咸为主，钩藤也不是甘为主（金中火，金中土）……295

第六十七讲　百合科的麦冬、天冬和百合，都是酸味药（金中金）……299

第六十八讲 贝壳类的石决明、珍珠母和紫贝齿，也是酸味药（金中金） …… 304

第六十九讲 果实类的诃子、青果和金樱子，还是酸味药（金中金） …… 309

第七十讲 五味子，到底以哪个药味为主？（金中金） …… 314

第七十一讲 乌梅丸组方中，其实可以加罂粟壳和石榴皮（金中金） …… 318

第七十二讲 酸枣仁，也是典型的酸味药（金中金） …… 323

第七十三讲 赤芍变白芍，就是咸苦化酸（水中金，金中金） …… 327

味苦皆属水者三十一 …… 331

第七十四讲 苦辛兼有的金银花、薄荷和牛蒡子（水中木） …… 331

第七十五讲 青蒿、紫草、茵陈，又是另外的苦辛兼有（水中木） …… 336

第七十六讲 薤白的苦辛与瓜蒌的甘酸（水中木，土中金） …… 341

第七十七讲 安宫牛黄丸的君药真的是牛黄（水中木） …… 346

第七十八讲 苦杏仁和桃仁，是什么药味？（水中火，木中火） …… 350

第七十九讲 滋阴软坚的龟甲和鳖甲，是典型的苦咸中药（水中火） …… 354

第八十讲 地龙和牡丹皮，代表了不同的苦咸兼有（水中火） …… 358

第八十一讲 止血不留瘀的三七，该是什么药味？（水中火） …… 362

第八十二讲 半边莲与半枝莲，白茅根与小蓟，可能都是水中土 …… 366

第八十三讲　苦酸兼有的地榆和槐角，收敛止血的地榆槐角丸（水中金）…………371

第八十四讲　以色定味的代表，就是青黛（水中金）…………375

第八十五讲　地黄与玄参，谁才是水中水的代表药？…………379

第八十六讲　熟地黄，改变的是寒热，不变的是药味（水中水）…………384

第八十七讲　黄芩、黄连与黄柏的苦味相同，侧重不同（水中水）…………388

第八十八讲　清热凉血的板蓝根，贯众和水牛角（水中水）…………393

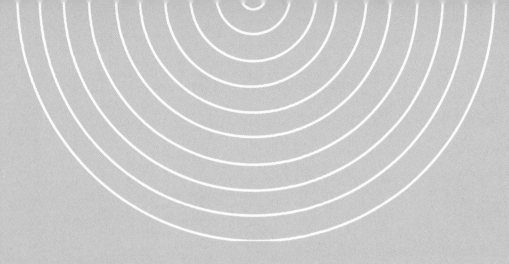

上篇

总论

第一讲

什么是中药的五行属性？

熟悉中药的朋友们都知道，每一味中药都有药性。

什么叫药性呢？既是它的寒性或热性，又是它的辛味或酸味，还是它的升降之性或刚柔之性。这种属性既与药效相关、又与药效不同，是中药之所以成为中药的一大特点。

这种特点，在教材中被总结为"中药药性理论"，所有的中医药学子，都需要掌握中药药性理论。

但是，在"汤液经法图"理论体系中，在《辅行诀》原文中，我们却看到了另外一种对中药的描述。这就是我们这本书的主角——中药的五行属性。

首先，我们来直观地感受一下中药的五行属性。

在《辅行诀》中有这样一段描述：

"陶隐居云：依《神农本经》及《桐君采药录》，上中下三品之药，凡三百六十五味，以应周天之度，四时八节之气。商有圣相伊尹，撰《汤液经法》三卷，为方亦三百六十首。上品上药，为服食补益方者，百二十首；中品中药，为疗疾祛邪之方，亦百二十首；下品毒药，为杀虫辟邪痈疽等方，亦百二十首。凡共三百六十首也。实万代医家之规范，苍生护命之大宝也。今检录常情需用者六十首，备山中预防灾疾用耳。检用诸药之要者，可默契经方之旨焉。经云：在天成象，在地成形，天有五气，化生五味，五味之变，不可胜数。今者约列二十五种，以明五行互

第
一
讲

003

含之迹，以明五味变化之用"。

我们认为，这段话实际上描述了《辅行诀》中记载的五脏大小补泻汤和二十五味药精等内容的来源。来源于哪呢？来源于伊尹的《汤液经法》。陶弘景作为《辅行诀》的编写者，是从《汤液经法》中"检录常情需用者"和"检用诸药之要者"而成书的。

其中，"检用诸药之要"的内容，就是我们说的二十五味药精。即：

> "味辛皆属木，桂为之主，椒为火，姜为土，细辛为金，附子为水。
>
> 味咸皆属火，旋覆花为之主，大黄为木，泽泻为土，厚朴为金，硝石为水。
>
> 味甘皆属土，人参为之主，甘草为木，大枣为火，麦冬为金，茯苓为水。
>
> 味酸皆属金，五味为之主，枳实为木，豉为火，芍药为土，薯蓣为水。
>
> 味苦皆属水，地黄为之主，黄芩为木，黄连为火，术为土，竹叶为金。
>
> 此二十五味，为诸药之精，多疗五脏六腑内损诸病，学者当深契焉"。

后来的学者，往往用"木中木""木中火""土中水"这样的形式，来表述二十五味药精。我们把直接用"木火土金水"这样的五行术语来表述的中药性效特点，称为中药的五行属性。

初看中药五行属性，我们就会发现，这是一种独特的中药分类和记述方法，它既不同于传统的中药功效，也不同于传统的中药药性。

如果是传统的中药功效，我们会说，黄芪补气，黄芪能够治疗气虚证；茯苓祛湿，茯苓能够治疗痰湿证。当然，我们也会说，黄连清热泻火，附子补火助阳。但是这里面的"泻火"和"补火"，描述的依然是药效或作用，并不是说，黄连本身是水，附子本身是火。

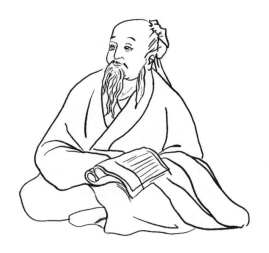

图　陶弘景像

如果是传统的中药药性，我们会说，黄连是寒凉性中药，附子是温热性中药，甘草是平性中药。我们也会说，黄连是苦味药，附子是辛味药，甘草是甘味药。我们还会说，黄连归心脾经，附子归心肾经，甘草归心肺经。但是，这里面依然没有直接把黄连定位成水，把附子定位为火。

所以，直接采用五行术语来定义中药这个事，的确是不常见的。至少在现行的中药功效和中药药性的内容中，没有看到这一点。

尽管不常见，但我们依然从《辅行诀》之外的其他书中，看到了相似的内容。

比如，在三申道人（憭一）录著的《玄隐遗密》中就有类似的记载。在《玄隐遗密》的"九常记"篇就有"土中土，甘甜微温，枣也。火，甘辛微苦热，桂也"，"金中金，辛淡微苦温散，麻也。火者，辛苦温，蓟、豕根也"等记载。

据此，我们有理由相信，中药五行属性是真实存在的一种中药性效记述法。只是不知什么原因，后来渐至失传，而现在已经很少使用了。

虽然现在少用，但当我们细看《辅行诀》所载的中药五行属性内容时，还是会被其中展现出来的整体性和逻辑性所震撼。

例如，从二十五味药精记载的整体架构来看，木中有木火土金水，火中有木火土金水，土中有木火土金水，金中有木火土金水，水中还有木火土金水。每一个位置都存在，每一个位置都有至少一味中药与之匹配，这就是整体性。

实话实说，现在我们讨论中药和研究中药时，就不怎么重视这种整体性。例如，同样是作用于血分，既有活血、补血之分，又有止血、养血之别，这些功效的诞生似乎是以经验性总结为主，而不是从阴阳五行的角度去整体总结这些功效的数量和相互关系。

又如，从二十五味药精的记载顺序看，第一行讲的是"味辛皆属木"，第二行讲的是"味咸皆属火"，木在前，火在后，依次下来，纵向的描述顺序是木火土金水。

同样，仔细观察就会发现，无论是在哪一行，横向的描述顺序总体而言也是木火土金水。只不过，在描述"味咸皆属火"的中药时，会最先讲"火中火"，在描述"味酸皆属金"的中药时，会最先讲"金中金"，余下的中药再按照木火土金水的顺序来描述。

而木火土金水的顺序，恰好就是五行相生的顺序，就是春夏秋冬的顺序，就是生长化收藏的顺序，就是地球上阴阳循环往复的顺序，这就是逻辑性。

所以，虽然我们平时习惯称五行为"金木水火土"，但是从阴阳变化的正确顺序看，应该是"木火土金水"，而不是"金木水火土"。我们写出的五行循环，我们画出的五行示意图，都应该遵循"木火土金水"的顺序。

这就像是说，春天之后肯定是夏天，不可能是冬天；秋天之后肯定是冬天，不可能是春天。

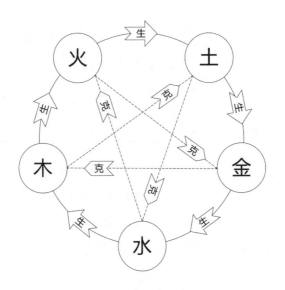

图　正确的五行图

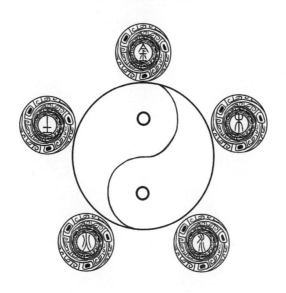

图　错误的五行图

　　如果我们把刚才那段二十五味药精的记载列成表格，就是下面这个样子。这样再看，横向和纵向的规律一目了然。

表 二十五味药精的描述顺序

木中木	木中火	木中土	木中金	木中水
火中火	火中木	火中土	火中金	火中水
土中土	土中木	土中火	土中金	土中水
金中金	金中木	金中火	金中土	金中水
水中水	水中木	水中火	水中土	水中金

所以，《辅行诀》记载的中药五行属性具有很强的整体性和逻辑性，而这种整体性和逻辑性，本来就是中医药理论最显著的特点。

我们相信，每一位阅读过中药五行属性的朋友，都会被这种整体性和逻辑性所吸引。这种极具中医药理论特色的内容，值得深入研究。

第二讲

为什么要还原中药的五行属性？

既然中药的五行属性现在已经少用，那么为什么还要还原它呢？主要原因有以下两点。

第一点，就是中药五行属性本身展现出来的整体性和逻辑性。这种整体的逻辑美吸引着我们去探索研究，去为每一味中药标定五行属性。

第二点，就是"汤液经法图"临床应用的现实需要。只有还原出每一味常用中药的五行属性和主导药味，才能满足临床运用"汤液经法图"诊病组方的需求。

第一点可以看作是理论层面的原因，第二点可以看作是实践层面的原因。

接下来，我们再详细说说。

首先，讲讲理论层面的原因，即中药五行属性所展现出来的整体逻辑美。

哲学上有句话："整体决定局部，局部不决定整体。"这句话用在中医药研究中特别适用。我们每一位中医药研究者和中医药爱好者，都应该清楚，中医药的本质特点是什么。

中医药的本质特点究竟是什么呢？

有人说是辨证论治，有人说是个体化诊疗，而从我们的角度看，中医药的本质特点就是整体观。疾病的发生发展过程，疾病与其他疾病的关系，疾病与人的关系，人与自然的关系，都是基于这种整体观的分析而产生的不同内容。

阴阳学说就是一种整体观，阴阳消长，阴阳互根，阴阳调和，就是对同一个系统正反两方面的整体认知。

五行学说也是一种整体观，五行相生，五行相克，五行转化，就是对一个事物发生发展全过程的整体认知。

所以，阴阳五行学说本身就蕴含着一种整体观，贯彻阴阳五行就是贯彻整体观。而中医药学就是在阴阳五行这个底层逻辑的基础上搭建起来的。有了阴阳五行的底层逻辑，中医药学就构建形成了五脏六腑学说、外感六淫学说、五运六气学说、四气五味学说等一系列临床应用类理论体系。

有了木火土金水五行，就有肝心脾肺肾五脏，就有风火（暑）湿燥寒六淫，就有角徵宫商羽五音，就有辛咸甘酸苦五味。

先有底层逻辑，后有上层建筑。谁和阴阳五行离得近，谁就越接近本原，越接近底层，就越具有阴阳五行那样的整体逻辑美。

大家想想，一边是寒热辛苦和升降，一边是木中土和金中水，哪一个与阴阳五行离得近呢？对，显然是后者。

所以，中药的五行属性是直接将中药性效与五行联系起来的内容，与四气五味及归经理论相比，它更可能是由阴阳五行所构建的初代中药性效理论，既具有对称图形一般的整体逻辑美，也具有重要的学术价值。

也就是说，在运用阴阳五行建构中药学理论的过程中，在阴阳五行理论向中药学领域进行具象化、落地化演变的过程中，最先诞生的理论很可能就是中药五行属性，在五行属性基础上，才衍生出四气五味、归经、升降浮沉等概念。

将中药五行属性展开，就有了四气，有了五味，有了归经，有了升降浮沉。而四气、五味、归经和升降浮沉，其实都能统一于五行属性，是五行属性在不同角度的不同表达。

当然，这只是我们的推测，有待于研究验证。

接着，我们再讲讲实践层面的原因，即"汤液经法图"临床应用的现实需要。

"汤液经法图"是一个以五脏虚实辨证和五味补泻治疗为基础的辨证

论治体系。在这个体系中，中药的药味是为中药定位、定性、定效的关键，是识方解方和组方配伍的关键。而这里的中药药味，就是中药五行属性所对应的主导药味。

看到这里，也许有朋友会说，咦，金老师，中药药性理论中就有药味啊！

对，没错，现行的中药药性理论中就有五味，《中国药典》和中药学相关教材对每一味中药都标定了药味。按理说，我们在临床运用"汤液经法图"时，应该直接拿过来用就行。

大家这样想完全合理，金老师最开始也是这样想的。粗略地浏览一下二十五味药精的记载就会发现，很多中药五行属性所对应的药味，与现行药性理论的药味记载是一致的。

比如说，味辛皆属木，"木中土"生姜当为辛味，而其现行记载就是辛味。味甘皆属土，"土中木"甘草当为甘味，而其现行记载就是甘味。

但是，也有不一致的地方。

比如说，"木中木"桂枝的现行记载除了辛味，还有甘味。"金中木"枳实的现行记载除了酸味，还有辛味和苦味。

有一个中药的出现，彻底打破了"直接拿来使用"这个美好的想法。这个中药就是大黄。

金老师在不同的科普文章和学术文章中，反复讲过大黄的案例，在《汤液经法图讲记》系列的第一本中，我们也讲过。如此重复的原因无他，就是因为重要。

熟悉中药大黄的朋友们都知道，大黄的药性是苦寒，苦味的寒性药，无论是在《中国药典》还是在中药学相关教材，大黄都是典型的苦味中药。但是，正是这样一味常用的经典苦味中药，在《辅行诀》二十五味药精的记载里，却是咸味药。原文是：

"味咸皆属火，旋覆花为之主，大黄为木，泽泻为土，厚朴为金，硝石为水"。

所以，这就出现了一个非常严肃的矛盾问题。

矛盾的一边，是经典常用中药大黄的苦味。从《神农本草经》的记载开始，大黄的性味就是"味苦，寒"。这么多年了，苦味一直没变过。

矛盾的另一边，是大黄"火中木"的五行属性，这种属性意味着大黄是咸味。而且，从功效上看，大黄泻下通便的主要功效，正合味咸泻肺（肺与大肠相表里）的作用原理。从组方上看，大承气汤由大黄、厚朴、芒硝和枳实组成，也正合"三咸一酸"的以泻肺为主、泻中有补的组方原理。

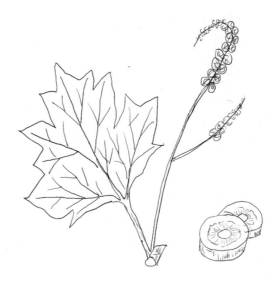

图　大黄

所以，这个矛盾就告诉我们：现行《中国药典》和中药学相关教材上的药味记载，有一些是与中药的五行属性一致的，可以拿来直接使用；反之，则不可以拿来直接使用。

为了搞清楚，哪些中药一致，哪些中药不一致，我们就需要研究。

为了弄明白，那些不一致的中药，真正的主导药味是什么，我们就需要重新确定。

这就是我们还原中药五行属性的第二个原因。哪怕有再多的困难，受到再多的非议，我们也要这样做，因为我们不想让"汤液经法图"变成一个仅供崇拜的遗迹，而是想让它成为真实能用的工具。

所以，我们不讨论推演中药五行属性可行不可行的问题，我们只讨论怎样让它可行的问题。我们经过这一年多的探索思考，证实了这种可行性。

在本书的下篇，我们会逐一为大家诠释常用中药的五行属性和主导药味，并且提供一些实质性证据，便于大家理解和临床应用。

当然，如果未来某一天，在考古挖掘，或古籍溯源，或重现的秘传医书上，发现了更多关于中药五行属性的可信记载，那就更好了。因为这将是一种比我们的推演可信度更高的证据，不仅能够为临床用药提供更准确的参考，也能佐证我们的研究。

希望能够发生这样的好事！

第三讲

中药的五行属性囊括了四气、五味、归经和升降浮沉的全部内涵

在第二讲中，我们有一个观点，即中药的五行属性可能是更早期、更本原的初代中药性效理论。中药五行属性展开后，形成了四气、五味、归经和升降浮沉等现行的中药药性理论内容。

换句话说，四气、五味、归经和升降浮沉的内涵，都是中药五行属性在不同角度的表达，都被中药五行属性囊括了。

那么，这个观点对不对呢？我们来简单证明一下。

首先，我们说说中药五行属性和四气之间的关系。

有朋友和我说，他在阅读理解"汤液经法图"的时候，总感觉缺少点什么，后来想想，是缺少了寒热温凉四气。

这样说也没错，因为在"汤液经法图"的五脏虚实辨证和五味补泻治疗体系中，的确没有寒热的概念。在诊断时没有肝寒和脾热的病机，在治疗时也没有温肝和清脾的治法。

但其实，这样的观点，可能忽视了阴阳与五行的辩证统一关系。

我们说，阴阳与五行其实是统一的，阴阳之中有五行，而五行之中也有阴阳。只要做一个简单的除法，就能明白。我们把一年的时间进行均分，既可以分成寒、热两份，也可以分成寒、凉、平、温和热五份。分成两份得到的是阴阳，分成五份得到的就是五行。

从整体来看，不管是寒、热两份，还是寒、凉、平、温、热五份，所描述的其实是同一个事情。所以，五行中是自带阴阳的，是自带寒热的。

五行中的木应春天，是阳气升发的季节，天气渐暖，所以对应的是温性。五行中的火应夏天，是阳气鼎盛的季节，天气炎热，所以对应的是热性。五行中的金应秋天，是阳气收敛的季节，天气转凉，所以对应的是凉性。五行中的水应冬天，是阳气闭藏的季节，天气寒冷，所以对应的是寒性。

然而，五行中的土比较复杂，有时应长夏，有时应四季。应长夏的土，是阳盛转阴；应四季的土，就是阳生、阳长、阳收和阳藏都有。如果从阴阳变化趋势上看，无论是应长夏的土，还是应四季的土，都不是单一方向的阴阳变化，而是先上后下或上上下下的阴阳变化，所以，正负抵消之后，对应平性是最合适的。

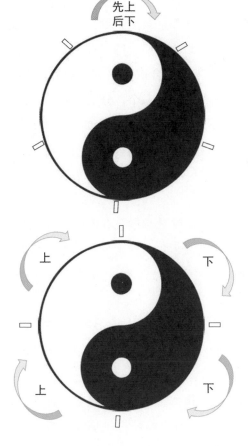

图　阴阳先上后下和上上下下

按照这个思路，五行与四气就进行了完美的对应。具体来看是，木对应温，火对应热，土对应平，金对应凉，水对应寒。如果再标注上五行的补味，就是木对应辛温，火对应咸热，土对应甘平，金对应酸凉，水对应苦寒。

这就是我们说的，五行之中就有四气，五行属性包括了四气的内涵。

大家再看看，辛温、咸热、甘平、酸凉和苦寒，是不是很熟悉？对！这些都是很常见的四气五味组合形式。准确地说，即使在现行的中药药性理论中，上述五种气味组合也可能是最常见的四气五味组合形式。

我们说"最常见"，不是信口开河，是有数据支撑的。

金老师读研究生时曾经做过一个研究，把《神农本草经》所收载中药的四气和五味分别列出来，然后采用关联规则挖掘的方法，看看这些中药的四气和五味之间有什么关系。最后得到的结论是，虽然理论上，中药的四气属性与五味属性是可以自由组合的（即，温性既可以与辛味组合成辛温，也可以与苦味、甘味等组合成苦温和甘温），但是实际上，最常见、关系最紧密的四气五味组合只有三个，分别是辛温、甘平和苦寒。

注意，上述研究金老师在 2013 年发表的。那个时候，我们还没有开始研究"汤液经法图"。这就更能说明，四气与五味之间是有特定关联的，换句话说，五行与四气不是胡乱搭配的，五行属性中本身就有四气的内涵。

其实，这一点在二十五味药精中也有体现。如下。

木中木，桂枝，五行属木，对应的四气是温，所以，桂枝应该是典型的辛温中药。而现行《中国药典》标注的是"辛、甘，温"，两者基本相符。

火中火，旋覆花，五行属火，对应的四气是热，所以，旋覆花应该是典型的咸热中药。而现行《中国药典》标注的是"苦、辛、咸，微温"，两者基本相符。

水中水，地黄，五行属水，对应的四气是寒，所以，地黄应该是典型的苦寒中药。而现行《中国药典》标注的是"甘、苦，寒"，两者基本相符。

当然，也有不相符的情况。例如，

土中土，人参，五行属土，对应的四气是平，所以，人参应该是典型的甘平中药。而现行《中国药典》标注的是"甘、微苦，微温"，两者不相符。

金中金，五味子，五行属金，对应的四气是凉，所以，五味子应该是典型的酸凉中药。而现行《中国药典》标注的是"酸、甘，温"，两者不相符。

至于不相符的原因是什么，我们后面会有论述。

通过上面的分析，我们可以发现，从"汤液经法图"理论层面看，五行属性是自带寒热内涵的，五行之中自有四气，四气就是五行在寒热角度的表达。这种现象，即使是从现行药性理论的四气五味记载中，依然可以看到一个大概的规律，一个模糊的身影。怎样使这个模糊的身影变得清晰，就是我们这本书的目的。

好，接着，我们说说中药五行属性与五味之间的关系。

这个关系是显而易见的，二十五味药精的论述中说得很清楚，一共25个字：味辛皆属木，味咸皆属火，味甘皆属土，味酸皆属金，味苦皆属水。

然后，我们说说中药五行属性与归经之间的关系。

归经理论的内涵，其实就是药物作用的定位。什么定位呢？脏腑定位。而"汤液经法图"的五条边恰好就是脏腑，这是两种理论天然的联系。所以，通过药味就可以将中药的五行属性与归经连接起来。

具体来看，一味五行属木的中药，它的主导药味是辛味，辛味在"汤液经法图"中具有三方面的作用，一是补肝，二是泻脾，三是散肺。所以，单纯辛味药的功效的脏腑定位，就是肝、脾和肺。换句话说，理论上看，单纯辛味药的归经，也就是归肝经、脾经和肺经。

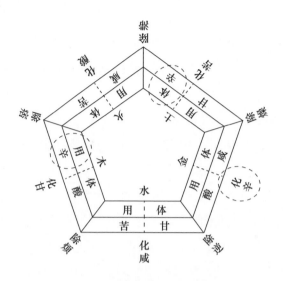

图 汤液经法图的辛味功效

同样，一个五行属火的中药，它的主导药味是咸味，咸味在"汤液经法图"中也具有三方面的作用，一是补心，二是泻肺，三是润肾。所以，单纯咸味药的功效的脏腑定位，就是心、肺和肾。换句话说，理论上看，单纯咸味药的归经，也就是归心经、肺经和肾经。

同理，一个五行属土的中药，它的主导药味是甘味，作用定位在脾、肾和肝。一个五行属金的中药，它的主导药味是酸味，作用定位在肺、肝和心。一个五行属水的中药，它的主导药味是苦味，作用定位在肾、心和脾。

这就是中药五行属性所囊括的归经内涵。

这是一般性的规律，落实到具体的中药上，这种规律会表现得更为复杂。比如说，都是辛味药，桂枝之辛与生姜之辛有相同又有不同：相同之处在于，两者都能补肝散寒发汗；不同之处在于，生姜常用于泻脾止呕，桂枝一般少用。又比如说，辛苦兼有的复合药味中药与单纯的辛味药相比，归经会更为复杂。

一般性有了，特殊性也有了，假如我们想要采用五行属性来阐释所有中药的作用定位这件事，基本不存在任何理论阻碍。

当然，现行中药药性理论中的归经内容不是以此原则构成的，所以，采用"汤液经法图"五行属性分析得到的脏腑定位，与现行药性理论中记载的归经，还是有差异的。

比如，"木中土"生姜的五行属木，它的主导药味就是辛味。生姜这个辛味药既能补肝（温阳散寒），又能泻脾（止呕祛痰），还能散肺（解表止咳）。所以，生姜应该归肝经、脾经和肺经。而现行《中国药典》标注的是"归肺、脾、胃经"，两者基本相符。

再比如，"木中金"细辛的五行也属木，它的主导药味也是辛味。但从功效上看，细辛主要还是用于补肝（祛风止痛）和散肺（温肺通窍）。所以，细辛应该以归肝经和肺经为主。而现行《中国药典》标注的是"归心、肺、肾经"，两者差距不小。

怎样解释这种差异，怎样缩小这种差距，也是我们这本书的目的。

最后，我们来看中药五行属性与升降浮沉之间的关系。

金老师一直认为，像升降浮沉这样的药性理论内容，其实并不是一类真正的独立属性，它本身就与四气五味有关系，与中药性状有关系。一味质轻的辛温中药，天然地就具有升浮属性；一味质重的苦寒中药，天然地就具有沉降属性。反其道而行之的很少。

等到研究了"汤液经法图"之后，我才明白，升降浮沉所依附的，其实不是四气五味，而是五行。

木火升阳，金水降阳；木火上浮，金水下沉。这就是五行的升降浮沉属性。

又或者说，不仅是升降浮沉依附于五行属性，四气、五味和归经都依附于五行属性，它们就是五行属性的不同表达。所以，它们之间才会表现出一定的相关性。

这种相关性，本来应是清晰明确的。只不过在几千年的传承演变过程中变得模糊了。我们的目的，就是要追本溯源，让大家都清晰明确地看到这种相关性的本来面貌。

第四讲

对于中药性效传承演变可能路径的历史复盘

在前面的课程中，我们给大家展示了中药的五行属性，认为这种以木火土金水来标记和分类的中药定义法，可能是更为初始、更为本原的中药性效理论。我们还逐一为大家讲解了，这种五行属性囊括了现有的四气、五味、归经和升降浮沉的内涵。

那么，大家也许就会问，这种五行属性标识的初代中药性效理论，为什么没有流传下来？为什么就变成现在的四气五味归经了呢？

这个问题很好，很有意义。理解了这个问题，才能更好地还原中药五行属性。

那么本节课，我们就来回答这个问题。

在回答问题之前，我们先来讲一个关于黄河的知识。

黄河是中华民族的母亲河，它发源于青藏高原巴颜喀拉山脉北麓的约古宗列盆地，自西向东分别流经青海、四川、甘肃、宁夏、内蒙古、山西、陕西、河南及山东九个省（自治区），最后流入渤海。

相信不少人都住在黄河流经的城市，大家外出旅游时，也都会去一睹黄河的风采。那么，大家有没有去约古宗列盆地看过黄河的样子呢？大家有没有去渤海入海口看过黄河的样子呢？也许有，也许没有。但是，无论如何，你都应该知道，这两个地方的黄河，一定不一样。

因为约古宗列盆地是黄河的源，而渤海入海口是黄河的流，所以两个地方的黄河不一样。渤海入海口的黄河，除了约古宗列盆地的源，还汇集了洮河、汾河、渭河等各大支流的水系，因而带有各大支流的水质特点。

中药性效理论的传承演变，就像极了这个过程。

在中国传统的世界观和价值观体系里，我们对医学、药物是有认识的，这种认识就是本原理论，就是源头。但是在历史滚滚向前的长河中，我们对于这种本原理论的传承发展，除了对其本身的继承，还受到历朝历代社会文化思想的影响。几千年后，本原理论加上历朝历代的改编加工，就形成了现在的中药药性理论。

从渤海入海口收集的黄河水，不采用先进的科学仪器，已经很难分辨出，哪些成分是来源于青藏高原约古宗列盆地的。同样，从现行的中药药性理论内容中，不采用接近本原的思维方式洞察其中的蛛丝马迹，也很难分辨出，哪些内容是属于本原理论的。

所以，为了全面了解黄河流域的水质水文信息，一定要对其源头和各个流经地区进行全面详细的研究。同样，为了真正理解和发展中药性效理论，一定也要对其本原和历代加工情况进行全面详细的梳理。既然《辅行诀》和"汤液经法图"已经重现，既然中药五行属性已经重现，进行这种全面详细的梳理就刻不容缓。

大家看，研究空间维度的一条河与研究时间维度的中医药，道理是完全一样的。只是我们能不能理解和参透这一点。

希望广大的中医药人能够正确理解"汤液经法图"的重要性，在传承发展中药性效理论时，少掺沙子，多溯本原。这就叫作正本清源。

其实，在历史滚滚向前的进程中，我们也只是其中的一环，我们对中医药的解读和传承，也刻有我们这个时代科学研究的烙印，并将直接影响未来的中医药发展。

看到这里，也许大家还会追问，为什么历朝历代的医家要去改编加工呢，保持本原的状态很难吗？

这个问题可能就比较复杂了，我们来简单讲讲。

大家知道，中国古代的道术多是秘传的。孙思邈在《备急千金要方》中就说，"江南诸师秘仲景要方不传"。陶弘景的《辅行诀》也不是传世医书，而是为"学道辈"治病强身准备的。三申道人录著的《玄隐遗密》，在整理出版之前也是秘传状态。

其实，放眼全世界，当今社会也有这种情况。国内一些中成药属于国家保密配方，就是不外传的。国外的可口可乐也是保密配方，也是不外传的。

但处于秘传中的隐学内容，在稳定性上会比较脆弱，如果传袭出现问题，很可能就会出现失传的情况。传袭时间越长、传袭次数越多，越容易出现这种情况。而且，如果这门学问恰好是百姓经常用到的济世之术，也就一定无法避免后世的解读和改编。

有需求，才会有关注，才会被人不断研究完善。

而中医中药显然就是这样的济世之术。所以，历代医家出于诊病治病的需要，在不知道或者不能完全理解本原理论的情况下，就会从自己的认知水平和临床实践出发，反复思考和解析中药性效理论，就会对这一道术进行改编和加工。

其实，我们做的也是这样一件事。不同点是，我们看到了本原理论，我们意识到守正传承的重要性，我们将尽一切可能去还原它。希望我们可以做得更好。

除此之外，可能还有第二个更高维度的原因。

大家知道，在物理学中有一个概念，叫作熵。什么是熵呢？就是对一个体系的混乱程度的度量。物理学中有一个熵增原理，意思是说，在一个没有与外界进行能量交换的孤立系统中，体系总是自发地向着混乱度增大的方向变化，即系统的熵值是增加的。

我们人体就是一个系统，符合熵增原理。如果我们不吃不喝，不与外界进行能量交换，那么，我们是无法存活的，也无法进行有序的生命活动。也就是说，我们总是要很刻意地进行能量交换，以抵抗系统自发的越来越混乱的变化趋势。

而中药性效理论的发展似乎也符合这样一种规律。整个学术体系发展的方向，总是自发地朝着混乱度增大的熵增方向变化，出现越来越多带有新名词的观点，出现越来越多近乎矛盾的学说，让整个学术体系看起来很复杂。这些都是系统自发的演变方向，历朝历代的医家和学者们身在其中而不自知。

我们可以将这种现象称之为，学术流散。

换句话说，学术体系作为一个系统，它的发展也是自发地朝着学术流散的熵增方向演变，而保持本原状态是很难的。我们只有很刻意地向这个体系输入能量，才能抵抗这种自发的越来越混乱的变化趋势。

"汤液经法图"，就是我们要向中医药学术体系输入的能量。

知其要者，一言而终；不知其要，流散无穷。

第五讲

中药的外在表现（形色气味）易改，内在本质（五行属性）难移

课程进行到这里，我们给大家传递了以下几个观点。

第一，中药五行属性是客观存在过的中药性效理论，代表性描述方式如"木中木""土中金"等。

第二，由于直接采用五行术语，所以，中药五行属性可能是更为本原的初代中药性效理论。

第三，中药的五行属性囊括了现代中药药性理论内容中的四气、五味、归经和升降浮沉的全部内涵，体现出它作为本原理论的基础架构能力。

第四，由于秘传状态或熵增原理，中药五行属性这个本原理论的守正传承并非易事。经过历朝历代医家的改编和加工，目前形成了以四气、五味、归经和升降浮沉为主要内容的现代中药药性理论。

本书的任务，就是在假定以上观点均正确的前提下，还原中药五行属性这个初代的中药性效理论，不仅完成理论架构的搭建，而且对常用中药的五行属性进行厘定。

但是，在正式开始之前，我们还要回答一个关键的问题。那就是，随着几千年的历史发展演变至今，随着现代中药育种、种植、采收、炮制等一系列获取方式的变化，中药的形色气味会不会变？中药的五行属性会不会变？

其实，对于这个问题，答案是明确的，那就是，有变，有不变。

随之而来的另一个问题可能更重要，即，对于一味中药来说，哪些内容和属性变了，哪些内容和属性没有变？

这就是本节课重点关注的问题。

分析这个问题之前，我们依然来举例子。

我们的家里都有家具，比如床、衣柜、书柜、桌子等，金老师喜欢实木家具，所以，家里的家具也都是实木材料的。这些实木材料的家具，每一件的形状不同，每一件的颜色不同，每一件的购买时间不同，每一件的生产厂家及地点也不同，但是它们有一个共同点，都是橡胶木材质。

所以，对于这些家具来说，颜色、形状、时间、地点都是可以变化的外在属性，唯独材质是不变的内在属性。

这就是内在本质与外在表现的辩证统一关系。而中药的发展演变，也符合这种哲学规律。

天下万物都是地球生态圈进化的结果，也是阴阳五行相互作用和演化的结果，都具有自己不同于其他事物的本质属性。对于中药来说，这个本质就是五行属性。这是中药的内在本质，不管是植物药、动物药还是矿物药。而这味中药的颜色、形状、气味、成熟时间、分布地点等其他一切内容，都是这个内在本质的外在表现和延伸。

理论上，一个事物的内在本质与外在表现应该是一致的，或者说，最开始的时候，事物的内在本质与外在表现就是一致的。但是，世界是运动变化的，随着演化和发展，事物的外在表现可能受到很多因素的影响，从而发生改变。而当人类活动出现后，这种外在表现的改变更加明显。

原始状态下，橡胶木的自然色是其内在本质的外在表现。但如果原始状态发生变化，例如，生长地的温度发生变化，与其他林木发生过杂交等，那么，这一根橡胶木的颜色就会微微发生变化，就不是最经典的自然色了。或者说，这一根橡胶木的颜色微微脱离了其内在本质。

而当这一根橡胶木被人们做成家具以后，那变化就不是微微的，而是天翻地覆的。它的颜色变了，形状变了，许多外在表现的属性都变了，但是，它的材质是橡胶木这一本质没有变。只不过，我们通过外在属性，更不容易看出它的内在本质了。

所以，我们在分析一个事物的时候，要注意区分其内在本质和外在表现。内在本质是基本不变的属性，外在表现是容易变化的属性。

对于中药来说，五行属性是内在本质，是基本不变的属性。形状、颜色、气味、成熟时间、分布地点等都是外在表现，是容易变化的属性。

简单说，就是中药的外在表现（形色气味）易改，内在本质（五行属性）难移。

所以，我们可以想办法确定中药的内在本质，确定了这个不变的属性后，就可以在临床应用中以不变应万变。

好，明确了这一点，接下来的问题就是，怎样确定事物的内在本质呢？是不是能够通过外在表现来确定内在本质呢？外在表现如此多变该怎么办呢？

我们依然以家具为例。

在选家具的过程中，看到各种各样家具的外在属性，我们怎么获知材质这个不变的内在属性呢？

方法一，直接问销售人员。销售人员会告诉我，这个家具的材质是橡胶木。

方法二，通过颜色来判断。橡胶木的颜色一般为浅黄褐色，这是木头本身的颜色。只要这个家具没有刷油漆，或者只是刷了一层清漆，我们就能通过颜色来判断，这个家具的材质是不是橡胶木。

如果给家具刷一层棕褐色的油漆，我们就很难看出其材质了。也就是说，通过颜色来判断材质这件事，只在特定情况下管用。

方法三，通过形状来判断，这里说的形状，指的是橡胶木本身的纹路。橡胶木呢，有自己特定的木理纹路，既与胡桃木不同，也与松木不同。所以，根据木理纹路，也可以判断这个家具的材质是不是橡胶木。

这种判断方法也存在上面这个问题，如果在家具外表面贴一层木纹纸，那我们还能看出来吗？对，看不出来了。也就是说，通过纹路来判断材质这件事，也只在特定情况下管用。

方法四，通过时间来判断。这个也很好理解，假如家具城承诺，正月初至十五，从家具城售出的所有特价家具都是橡胶木材质的。那么，我们就可以根据我们购买特价家具的日期，来判断这个家具的材质。同理，方法五，某厂家承诺生产的所有家具都是橡胶木家具，那我们也能通过生产厂家来判断，对吧。

当然，如果家具城或厂家没有承诺，又如果我们忘记了购买时间或不清楚生产厂家，也是无法通过方法四和方法五来判断的。也就是说，方法四和方法五只是适用于特定情况。

绕来绕去，说了这么多，目的只有一个，就是希望大家明白，通过外在表现是可以判定内在本质的，只不过，这种方法只在特定条件下成立。而且，随着实际情况和条件的不同，能够反映内在本质的外在表现属性也不一样。

我们需要做的，不是采用统一的评价指标，也不能采用统一的评价指标，而是要根据实际情况和条件，在所有的外在表现属性中，找到能够反映内在本质的那一个或几个特点，然后以此为基准进行判定。

这一点，是还原中药五行属性的方法学的关键点，希望大家都能理解。

其实，古代医家早就看透了这一点，清代著名医家徐大椿在《神农本草经百种录》中就曾经说：

"凡药之用，或取其气，或取其味，或取其色，或取其形，或取其质，或取其性情，或取其所生之时，或取其所成之地，各以其所偏胜而即资之疗疾，故能补偏救弊，调和脏腑。深求其理，可自得之"。

也就是说，能够体现中药内在本质的外在表现，并不是固定唯一的，而是随药变化的。气、味、色、形、质、性情、所生之时、所成之地、嗜好之偏等等，皆可是，又皆可不是。

大家看看，是不是这样一个道理？

第六讲

怎样还原中药的五行属性和主导药味？

完成了背景铺垫，描述了方法学之后，本节课，我们就正式开始尝试还原中药的五行属性。

还原所使用的依据，就是《中国药典》、中药学教材和历代本草著作关于中药性效的记载，以及历代医家对于中药性效功用的认识。具体来看，包括中药的四气、五味、归经、升降浮沉、功效、真实滋味、形状、颜色、生长特点、产地特点、医家解说、代表方剂等内容。

还原的方法，就是通过上述外在表现属性，来推演中药的五行本质。当然，我们要在所有这些外在表现属性中，寻找一个或两个主证，以此作为立论的依据。同时，寻找另外一些旁证，以此作为佐证的依据。

谁作为主证呢？

我们认为应该是功效。

一方面，功效体现了中药的应用价值，是中药内在本质的整体表达，也就是徐灵胎所说的"药之用"。另一方面，功效是经过千百年临床实践确认的内容，稳定性和可靠性比较好。再一方面，要想将"汤液经法图"结合临床，必须不能脱离中药的临床功效。

所以，我们选择将功效作为一个中药五行属性立论的主证。而其他的与该中药相关的外在表现属性，无论是形色还是真实滋味，无论是医家解说还是代表方剂，都可以作为旁证。

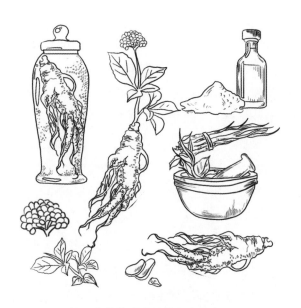

图　中药的功效约等于内在本质

　　为了更好地帮助大家理解中药的五行属性，我们定义了一个新概念，叫作主导药味。

　　在谈及中药的药味时，一般有两个含义。第一个就是指的五味记载，准确地说，是《中国药典》和《中药学》教材上记载的中药的五味。第二个就是指的真实滋味，就是目前口尝中药的一些样品的主观感受。五味属性与真实滋味，有时一致，有时不一致。

　　无论二者是否一致，它们都不是中药的五行属性所指向的那个药味，都不能代表五行属性的内涵。

　　正因为这样，我们将中药五行属性所指向的那个药味，定义为主导药味。

　　例如，根据《中国药典》，中药大黄的五味记载是苦味，大黄的真实滋味是"味苦而微涩"。而大黄的主导药味，根据它作为"火中木"的属性，应该是咸味。

　　所以，五味记载和真实滋味是既往形成的对于中药药味的认识，而主导药味则是基于"汤液经法图"体系下的中药五行属性对中药药味的认识。中药的主导药味与五行属性一定是一致的。说主导药味，就是在说五行属性。

在后面分析具体的中药时，我们会把这味中药的五味记载、真实滋味和主导药味都列出来，以便于大家理解和对比。

好，接下来，我们就示范性地分析两味中药的五行属性。一味是在二十五味药精记载中的生姜，一味是不在二十五味药精记载中的栀子。

生姜是《辅行诀》二十五味药精收载的中药，它的五行属性是已知的，所以，生姜的解读方法是正序分析。反过来，栀子的五行属性是未知的，是需要我们推演的，所以，栀子的解读方法是倒序分析。

先来看生姜。

生姜的五行属性是"木中土"，主导药味是辛味。根据《中国药典》，生姜的五味记载是"辛"，生姜的真实滋味是"味辛辣"。由此可知，生姜的主导药味、五味记载和真实滋味之间，具有良好的一致性。

那么，生姜的功效符合其主导药味的辛味吗？

生姜始载于《名医别录》，其中记载的功效是"主伤寒头痛鼻塞，咳逆上气"。根据《中国药典》，生姜的功能主治是"解表散寒，温中止呕，化痰止咳，解鱼蟹毒。用于风寒感冒，胃寒呕吐，寒痰咳嗽，鱼蟹中毒"。

其中，解表散寒对应辛味补肝升阳的作用，温中止呕对应辛味泻脾的作用，化痰止咳对应辛味散肺的作用。也就是说，生姜的功效近乎完美地对应着《辅行诀》中辛补肝、辛泻脾和辛散肺的辛味的全部三种直接作用。

这就是一个典型的辛味中药，也是一个较为单纯的辛味中药。辛味补肝，对应着温性，所以生姜的寒热属性是微温，是偏温性的中药。

根据《中华本草》的记载，阴虚内热及实热证禁服生姜。阴虚内热以肺虚为主，当以酸味补肺；实热证以心实为主，当以苦味泻心。生姜既然是典型的辛味药，自然不适用于以上两种病证。

所以，生姜的功效主治符合其主导药味为辛味的设定。

我们把上述信息列一个表，即可得到生姜的五行属性和功效特点的概要。

表　生姜的五行属性和功效特点

认识来源	项目	内容	说明
传统认识	五味记载	辛	《中国药典》
	真实滋味	味辛辣	《中国药典》
"汤液经法图"体系的认识	五行属性	木	《辅行诀》记载为"木中土"
	主导药味	辛	
	功效特点 辛补肝		温阳散寒
	辛泻脾		止呕，祛痰湿
	辛散肺		止咳，解表

也许有朋友会说，金老师，"木中土"的"土"代表什么呢？关于这一点，按照我们以往的研究结论，这与生姜主要作用于脾胃的功效特点有关，类似主要作用靶位的意思。

当然，"木中土"还有一种可能性，就是说生姜的主导药味并不是单一药味，而是复合药味。因为按照《辅行诀》原文的记载，味辛皆属木，味甘皆属土，所以，"木中土"是复合了木味和土味的中药，也就是辛甘兼有的中药。

这种复合药味的情况，我们下节课重点讲。

再来看栀子。

栀子不在《辅行诀》二十五味药精之中，我们需要确定它的五行属性和主导药味。

根据《中国药典》，栀子的五味记载是"苦"，栀子的真实滋味是"味微酸而苦"。栀子始载于《神农本草经》，书中对于栀子药味的记载就是苦味。不过，《医林纂要》记载的栀子药味是"苦、酸"。

那么，栀子的主导药味，是不是苦味呢？

主导药味是苦味，对应的五行属性是水，对应的四气属性就是寒性，而栀子恰好是苦寒药。所以，从四气角度看，栀子的寒性符合其五行属水的判断。

从功效上看，栀子是常用的清热药。在《中国药典》中，栀子的功能主治为"泻火除烦，清热利湿，凉血解毒；外用消肿止痛。用于热病心烦，湿热黄疸，淋证涩痛，血热吐衄，目赤肿痛，火毒疮疡；外治扭挫伤痛"。

根据"汤液经法图"理论，五行属水的苦味中药具有三方面的作用，补肾、泻心和燥脾。其中，心代表火，主神明，而泻心就是泻火。所以，栀子泻火、除烦、凉血的功效，以及治疗心烦、血热、目赤肿痛、火毒疮疡的临床应用，都是苦味泻心火的表现。栀子外用消肿止痛，其实也是通过泻心清热来缓解红肿热痛。

同时，苦味还能补肾，用于肾水虚证或肾水虚实夹杂证。《辅行诀》所载小补肾汤用于治疗"小便赤少"，其中就配伍有苦味药。所以，栀子能够治疗淋证涩痛，应该是其苦补肾水作用的表现。

除了泻心和补肾，苦味还能够燥脾，而太阴湿土，脾土应湿气，所以，苦味药还具有燥湿祛湿的作用。栀子能够治疗湿热黄疸，就是其苦味燥脾湿作用的体现。更准确地说，是苦味泻心火与苦味燥脾湿联合作用的体现。

通过上面的分析，我们能够看出，多个角度的资料证明，栀子的主导药味应该是较为单纯的苦味，栀子的五行属性应该属水。

如果再进一步讨论这个苦味药的主要作用靶位，就会发现，栀子与心火的关系较为密切。

首先，心主血脉，心主神明，栀子不仅能够清热泻火，还能够凉血除烦，治疗血热吐衄和热病心烦，这是典型的入心治心。其次，栀子的颜色是棕红色或红黄色，而红色是代表心火的颜色。再次，栀子饮片呈现出卵圆形或椭圆形，再加上纵脉纹，形似"心"字的甲骨文。最后，《伤寒论》中著名的栀子豉汤，治疗的是"虚烦不得眠，心中懊侬"。

图 "心"字的甲骨文

所以，如果按照作用靶位来定义，那么，栀子的五行属性也可以描述为"水中火"。可见栀子是一味主要作用于心火的苦味药。

好，我们把关于栀子五行属性和功效特点的信息也列一个表，如下。

表 栀子的五行属性和功效特点

认识来源	项目	内容	说明
传统认识	五味记载	苦	《中国药典》
	真实滋味	味微酸而苦	《中国药典》
"汤液经法图"体系的认识	五行属性	水	可能是"水中火"
	饮片颜色	棕红色或红黄色	红色属火
	饮片形状	卵圆形，有纵纹	类似"心"字的甲骨文
	主导药味	苦	
	功效特点	苦泻心	清热凉血，除烦解毒
		苦补肾	治淋证涩痛
		苦燥脾	治湿热黄疸

好了，这就是生姜和栀子的五行属性和主导药味，它们属于比较简单的单一药味的情况。看懂了这两个药的内容，也就入门了还原中药五行属性的初级阶段。

下节课，我们重点讲一种更为复杂的高级类型，也就是五行互含和复合药味的情况。

第七讲

五行互含和复合药味

上一节课，我们给大家讲解了生姜和栀子的五行属性，其中，生姜的五行属性为木，主导药味是辛味；栀子的五行属性为水，主导药味是苦味。

同时，根据生姜在《辅行诀》中"木中土"的记载，结合生姜的功能主治，我们认为这里的"土"，可能指代的就是生姜的主要作用靶位——脾土。类似的，我们也可以根据栀子主要作用于心火的功效靶位，将其界定为"水中火"。

也就是说，前位属性代表主导药味，后位属性代表主要作用靶位。

但是呢，关于"木中土"和"水中火"，还有另一种解释。

大家看，《辅行诀》说"味甘皆属土"，既然生姜的五行属性是"木中土"，有木也有土，那就意味着，生姜在辛味之外，应该具有一定的甘味。《辅行诀》又说"味咸皆属火"，既然栀子的五行属性是"水中火"，有水也有火，那就意味着，栀子在苦味之外，也应该具有一定的咸味。

换句话说，前位属性代表主导药味，后位属性代表同时兼有的另一种主导药味。

所以，这就形成了两种解释。

怎么解决这个问题呢？

很简单，进行取舍。两种"木中土"的解析方式，只能保留一种。权衡利弊之后，我们决定采取后一种解析方式，即"木中土"所代表的是既有木味（辛味）又有土味（甘味）的复合药味。

当然，前面说过，五行属性本身就囊括了主导药味和作用靶位（归经）的信息。所以，从深层次上看，这两种解析并不矛盾。在这里，我们不做过多解释，下篇讲到具体中药时我们再展开。

好，这里的第二种解析方式，就是我们本节课要重点讲述的五行互含和复合药味。

五行互含，就是指"木中土""金中水"这样的五行之中亦分五行的描述方式，其本质就是一种以木火土金水五要素进行事物认知的分类方法。

大家看，从五行的角度认识世界，万事万物就可以分为木火土金水5类。但是呢，这样的分类有些粗糙，只能了解一个大概，不能进行更精准的识别。这个时候怎么办呢？对！就是在五行之中再分五行。如此一来，5类就变成了25类，就可以做到较为精准地认知和识别。如果25类依然不能满足认识世界的需要呢？对！那就再向下分类。把25类的每一个类别，再分为木火土金水。这就形成了125类。如此循环往复，再多的分类需要都能满足。

所以，五行互含的本质，就是一种认识世界的分类方法学。我们用"木中木""木中土"等名称，来描述最终形成的25个类别。

如果严格地按照木、火、土、金、水的逻辑顺序来排列组合，就可以得到如下的集合。

表 五行互含分类

木中木	木中火	木中土	木中金	木中水
火中木	火中火	火中土	火中金	火中水
土中木	土中火	土中土	土中金	土中水
金中木	金中火	金中土	金中金	金中水
水中木	水中火	水中土	水中金	水中水

关于这个表，我们需要注意三点。

第一点，这个表与第一讲里面列的二十五味药精的描述顺序表不完全一样。不一样的地方，是这个五行互含表的每一横行均按照木火土金水的顺序排列。而《辅行诀》在描述二十五味药精时，是将"木中木""土中土""金中金"等代表性中药放在对应横行的首位来讲。

两者只是前后顺序不同，没有本质区别。

第二点，从五行互含分类表上可以看出，这25个类别可以分为两类。其一是"木中木""火中火""土中土""金中金"和"水中水"，这些类别名称的特点是，前位属性与后位属性相同。其二就是"木中土""金中水""水中火"等，这些类别名称的特点是，前位属性与后位属性不同。

那么，自然而然地，换算成主导药味之后，前者就是单一药味，后者就是复合药味。五行属性为前者的中药是单一药味中药，而五行属性为后者的中药，就是复合药味中药。

第三点，在全部25个五行互含关系换算的主导药味中，药味属性单一者只有5个，而药味属性复杂者有20个。

这似乎提示，单一药味的中药少，复合药味的中药多。在全部中药里，真正典型的单一药味中药可能也就是1/5，其余更多更常见的，都是复合药味中药。

所以，我们接下来要讲的中药五行属性，会涉及很多的复合药味，以及对复合药味中药性效特点的阐释，这应该会成为未来中医临床诊疗和合理用药的重点。

接下来，我们具体举一个复合药味的中药例子，巴戟天。

巴戟天不在《辅行诀》二十五味药精的记载中，没有五行属性的记载。

根据《中国药典》，巴戟天的五味记载是"甘、辛"，真实滋味是"味甘而微涩"。那么，从五行属性和主导药味的角度看，巴戟天应该是怎样的一味中药呢？

首先，我们来看功效。

根据《中国药典》的记载，巴戟天的功效是"补肾阳，强筋骨，祛风湿。用于阳痿遗精，宫冷不孕，月经不调，少腹冷痛，风湿痹痛，筋骨痿软"，是一个比较典型的补肾阳中药。

肾主骨，司生殖，所以，阳痿遗精、宫冷不孕、腰膝酸软、骨痛骨痿的问题，当责之于肾，而且以肾虚为主。根据《辅行诀》小补肾汤用于治疗"虚劳失精，腰痛"，大补肾汤用于治疗"精血虚少，骨痿腰痛，虚热冲逆"的记载，就能够看出来。

同时，从法象上看，《新修本草》谓其"叶似茗，经冬不枯"。《本草乘雅半偈》也说："草木至冬，莫不随天地气化而藏，独此不凋，与天相载，当为冬肾之生物也"。既然是"经冬不枯""冬肾之生物"，自然与肾水有关系。

所以，巴戟天当有补肾之功。

根据《辅行诀》的记载，"肾德在坚，以苦补之，以甘泻之，以咸润之"。所以，补肾的巴戟天，主导药味应该是苦味。这种苦味，就像是二十五味药精的"水中水"地黄的苦味一样，是补肾用的。

从五行属性的四气内涵上看，苦味对应的是寒性。也就是说，如果是一个典型的五行属性为水的中药，其四气属性应该是寒性的。就像黄连、黄芩和栀子一样，是苦寒中药。

但是，巴戟天不是寒性的。不仅不是寒性的，而且还是温热性的。所以，这种温热性，用其五行属性为水是不能解释的，这就需要另一个五行属性的加入，也就是说，存在五行互含的情况，存在复合药味的情况。

那么，巴戟天的第二个主导药味是什么呢？对，很有可能是辛味。

首先，辛味本身就是《中国药典》和历代本草对巴戟天药味的定位，我们统计了包括《神农本草经》《本草纲目》在内的 28 部本草书籍对巴戟天药味的记载，其中 24 个均记载有辛味。

其次，木性主升阳，主筋脉，巴戟天既能温阳升阳，治疗少腹冷痛、风寒痹痛等寒性病证，还能够强筋骨，治疗筋脉痿软无力的病证。而这些功效，的确是辛味的典型作用。

综合以上两方面，基本涵盖了巴戟天的全部功效。因此，我们可以将巴戟天的主导药味定为辛苦兼有，把巴戟天的五行属性定为"木中水"。这种五行属性体现在临床上，即：补肝为主的调肝汤里有巴戟天，补肾为主的巴戟天丸里也有巴戟天。

这是一个典型的复合药味中药，它具有典型的五行互含属性。

我们把它的信息列在下面。

表 巴戟天的五行属性和功效特点

认识来源	项目	内容	说明
传统认识	五味记载	甘、辛	《中国药典》
	真实滋味	味甘而微涩	《中国药典》
"汤液经法图"体系的认识	五行属性	木（木中水）	
	生长习性	叶似茗，经冬不枯	《新修本草》
	饮片颜色	断面紫色或淡紫色	紫色接近青色与黑色
	主导药味	辛苦	
	功效特点	辛补肝	温阳，强筋，祛风
		苦补肾	补肾壮骨，治不孕不育
		苦燥脾	祛湿

第八讲

"木中水"还是"水中木"？

在上一讲，我们以巴戟天为例，讲了五行互含和复合药味的确定方法。简单地说，因为巴戟天既具有补肾的作用，又具有补肝的作用，所以我们把它的主导药味定义为辛苦，把它的五行属性定义为"木中水"。

说到这里，也许有朋友会问金老师，为什么定为"木中水"而不是"水中木"呢？按理说，"木中水"是辛苦兼有，"水中木"也是辛苦兼有呀？

这个问题非常好，它能促进我们把"汤液经法图"理论规范成一个逻辑严谨、完美的理论体系。

本节课，我们就来分析这个问题，并且顺带着，讨论其他一些给中药确定五行属性时需要用到的原则。

首先，关于"木中水"和"水中木"的区别，其实很好理解，加入一个主次关系即可。

"木中水"就是以木为主、以水为辅的属性，就是以辛味为主、以苦味为辅的复合药味。"水中木"就是以水为主、以木为辅的属性，就是以苦味为主、以辛味为辅的复合药味。

接下来的问题就是，我们怎么确定这个主次地位。

其实，主次地位的确定，依然属于中药五行属性的确定。那些适用于内在五行本质确定的外在表现指标，依然是可以用的，例如功效、四气、归经、法象、医家解说，等等。

具体到巴戟天第一主导药味的确定，我们实际上更多地参考了这个中药的四气，也就是它的温性。

巴戟天的温性，是它的重要药性，在临床使用过程中发挥着重要作用。《中华本草》在巴戟天的使用注意中说"阴虚火旺及有湿热之证禁服"，《本草经疏》中说"凡病相火炽盛，思欲不得，便赤口苦，目昏目痛，烦躁口渴，大便燥闭，法咸忌之"，就是在提示巴戟天温性的重要意义。

从五行角度看，这是属木的辛味补肝升阳药的禁忌，不是属水的苦味补肾填精药的禁忌。所以，我们把巴戟天的五行属性定义为"木中水"而不是"水中木"。

在《辅行诀》记载的二十五味药精中，"木中水"是附子，"水中木"是黄芩。大家想想，巴戟天的性效特点，是和附子比较像呢？还是和黄芩比较像呢？显然是附子。所以，将巴戟天定义为"木中水"，也符合二十五味药精的定位思路。

大家注意，我们在上一讲给巴戟天确定五行属性和主导药味时，基本上依据的是藏象学说和本草文献的内容，而没有直接用《辅行诀》二十五味药精里的中药去对比分析。

为什么要这样做呢？

因为我们想告诉大家，我们不能拘泥于《辅行诀》，不能过分依赖其中的内容，而是要做到活学活用，要通过《辅行诀》和"汤液经法图"，看透中医药起源时代的思维方法。有了这个思维方法，任何新老问题都能有相应的解决办法。

这就是，执古之道，以御今之有。"执"的是"道"，是一种思维和方法。

有了五行互含，有了复合药味，有了主次关系，有了内外之辨，有了对立统一，就有了思维和方法。再加上现有的关于中药性效记载的丰富资料，我们就能界定中药的五行属性。古人就是这么做的，我们也可以这么做。只不过，我们面临的情况更为复杂、更为混乱，所以我们要更加小心谨慎。

好，这就是巴戟天被定位为"木中水"的原因。

当然，讨论巴戟天的意义其实不仅限于巴戟天，而是通过巴戟天获得了一个佐证中药五行属性的通用原则，那就是，通过中药的四气记载来佐证。

在第三讲中，我们说中药的五行属性囊括了四气的内涵，四气就是五行属性在寒热维度的外在表达。具体的对应关系是，辛对温，咸对热，甘对平，酸对凉，苦对寒。所以，温热性中药，它的主导药味可能包括辛或咸。寒凉性中药，它的主导药味可能包括苦或酸。而平性中药，它的主导药味可能包括甘。

为什么是"可能"而不是"一定"呢？因为我们确定中药主导药味的立论依据，主要还是功效。在没有功效支持的情况下，单凭寒热温凉就确定主导药味，可能并不合理。

好，按照这个思路，按照前位属性为主、后位属性为辅的主次关系，按照温性与热性合并为热、寒性与凉性合并为寒的简化操作，我们梳理了25 个五行互含类型的寒热趋势，具体结果列表如下。

表　五行互含类型的寒热趋势

木中木 （温热）	木中火 （温热）	木中土 （热多平少）	木中金 （热多寒少）	木中水 （热多寒少）
火中木 （温热）	火中火 （温热）	火中土 （热多平少）	火中金 （热多寒少）	火中水 （热多寒少）
土中木 （平多热少）	土中火 （平多热少）	土中土 （平）	土中金 （平多寒少）	土中水 （平多寒少）
金中木 （寒多热少）	金中火 （寒多热少）	金中土 （寒多平少）	金中金 （寒凉）	金中水 （寒凉）
水中木 （寒多热少）	水中火 （寒多热少）	水中土 （寒多平少）	水中金 （寒凉）	水中水 （寒凉）

接下来，我们根据《中国药典》，把《辅行诀》1965 年范志良抄本中的二十五味药精的寒热属性记载都标注出来，分析一下与上述寒热趋势的相符度。结果如下。

表 二十五味药精的寒热趋势对照

五行互含类别	寒热趋势	二十五味药精所载中药	寒热属性	是否相符
木中木	温热	桂（肉桂、桂枝）	肉桂大热，桂枝温	相符
木中火	温热	椒（辣椒）	热	相符
木中土	热多平少	姜（生姜、干姜）	生姜微温，干姜热	相符
木中金	热多寒少	细辛	温	相符
木中水	热多寒少	附子	大热	相符
火中木	温热	大黄	寒	不相符
火中火	温热	旋覆花	微温	相符
火中土	热多平少	泽泻	寒	不相符
火中金	热多寒少	厚朴	温	相符
火中水	热多寒少	硝石（芒硝）	寒	部分相符
土中木	平多热少	甘草	平	相符
土中火	平多热少	大枣	温	相符
土中土	平	人参	微温	不相符
土中金	平多寒少	麦冬	微寒	相符
土中水	平多寒少	茯苓	平	相符
金中木	寒多热少	枳实	微寒	相符
金中火	寒多热少	豉（淡豆豉）	凉	相符
金中土	寒多平少	芍药（白芍、赤芍）	白芍微寒，赤芍微寒	相符
金中金	寒凉	五味子	温	不相符
金中水	寒凉	薯蓣（山药）	平	不相符
水中木	寒多热少	黄芩	寒	相符
水中火	寒多热少	黄连	寒	相符
水中土	寒多平少	术（白术、苍术）	白术温，苍术温	不相符
水中金	寒凉	竹叶（淡竹叶）	寒	相符
水中水	寒凉	地黄（生地黄、熟地黄）	生地黄寒，熟地黄微温	部分相符

统计一下，我们发现，二十五味药精五行属性所对应的寒热趋势与现行《中国药典》的四气记载相对比，其中 19 个中药是相符或部分相符的，只有 6 个中药是不相符的。不相符的中药分别是大黄、泽泻、人参、五味子、山药和术。

这个结果提示了以下几点信息。

第一，从占比上看，两者一致的情况占多数。但并不是所有的中药都一致。

第二，造成不一致的原因比较复杂，可能是《辅行诀》传抄本的错漏，可能是现行四气记载的错漏，还可能是在长期的传承演变过程中，中药基原品种发生了变化。

第三，为了还原一个结构完整、逻辑严谨的中药五行属性理论体系，我们需要取舍和调整，哪怕是对原有二十五味药精所列中药的五行属性进行调整。当然，我们会保留调整的痕迹，记录完整的信息。

好，本节课就到这里。

第九讲

五行生克与五味配伍转化

我们采用五行属性来进行中药分类，不是为了哗众取宠，而是为了与"汤液经法图"适配，是为了"汤液经法图"的临床应用。所以，除了基于五行的分类，我们还要重点关注一个问题，那就是基于五行的配伍。

这样做的原因很简单。基于五行的分类是静态的、不变的，而基于五行的配伍则是动态的、变化的。我们只有搞清楚了基于五行的配伍这种"运动规律"，才能够为临床上中药配伍组方提供思路和依据。

好在，"汤液经法图"本身就记载了这种"运动规律"，也就是我们之前反复提到的五味配伍化合理论，或者叫五味配伍转化理论。

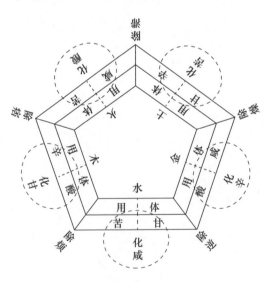

图 汤液经法图的五味配伍化合区域

五味配伍转化理论的内容很简单，总结起来就是 20 个字：辛酸化甘，咸苦化酸，甘辛化苦，酸咸化辛，苦甘化咸。

然而，其中的内涵并不简单。

大家知道，传统的中药药性理论主要讲了五味的作用，比如辛能散能行，咸能软能下。也讲了五味与阴阳的关系，比如辛甘发散为阳，酸苦涌泻为阴。但是，唯独没有讲五味之间的转化关系。

所以，五味配伍转化理论的内容，其本质就是五味之间的转化关系，是三个药味之间的转化关系（如辛甘化酸）。

别看这种转化关系只是简单的几个字，但是它的价值非常大。最直接的价值，就是为复杂组方的分析提供了简化和降维的工具。

一个中药复方的组成，可以是简单的，由单一药味或两种药味构成。例如，栀子豉汤就是一个简单组方，由苦酸两种药味构成，栀子味苦泻心，豆豉味酸收心。

同时，一个中药复方的组成也可以是复杂的，由三种以上药味构成。例如，小建中汤就是一个复杂组方，由辛酸甘三种药味构成，桂枝和生姜味辛，芍药味酸，饴糖、甘草和大枣味甘。

当然，实际临床诊疗时开具的处方，可能就更为复杂，往往是五味俱全的。

这种五味俱全的方子，按照"汤液经法图"的思路，实际上是可以作用于各个脏腑的，是一种"霰弹枪"。那么，我们怎么把握它的主导功效方向呢？对，就是利用五味配伍转化理论，减少药味数目，进行降维处理，以便于功效聚焦。

所以，化繁为简，执简驭繁，才是真正有价值的理论学说。反过来，变简为繁的理论学说，其实是把问题复杂化了，有时候反而掩盖了问题的真相。我们传承发展中医药，不需要变简为繁，而是要化繁为简。

好，确定了五味配伍转化理论的价值，我们接下来就会问，这个理论正确吗？它的本质是什么呢？在"汤液经法图"第一阶段的研究过程中，我们重点对这个问题进行了分析。

怎么分析的呢？采用数学语言进行分析。

大家知道，数学语言的特点就是确定性，一环扣一环。所以，我们采用数学语言来分析，就是为了证明辛酸化甘、咸苦化酸这样的化合关系的确定性。换句话说，就是为了证明辛酸不化辛、不化酸、不化苦、不化咸而只能化甘的确定性。

于是，我们基于五行的相生相克关系建立了一个五维空间向量的模型。

在这个五维空间向量模型里，每一个维度代表一个药味，每一个药味只在一个维度有表达，而在其他维度没有表达。同时，这五个维度的向量之间，满足五行生克的关系。

在这样的前提下，如果我们用向量的积来代表药味之间的配伍，那么，根据向量积的数学计算结果，我们就可以看到一个很清晰的配伍转化关系，即代表辛味的向量与代表酸味的向量做外积的运算之后，得到的就是代表甘味的那个向量。

这个向量外积的算法，完全是数学上的界定，得到什么样的结果，也是数学上早就确认的逻辑。这就说明，在五行生克关系已知的前提下，五味配伍化合关系的结果是确定的。

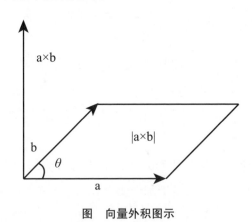

图　向量外积图示

除了五维空间向量积的算法，我们还用矩阵穷举法和一笔画法，发现了其中蕴含的辛酸化甘、咸苦化酸、甘辛化苦、酸咸化辛和苦甘化咸规律，证明了这种药味配伍转化关系的确定性。

这些研究，都已经公开发表在学术期刊上，每一步都写得很详细，感兴趣的朋友可以去看看。

所以，我们说五味配伍转化关系是具有严谨逻辑性和数学确定性的规律，是可以用于临床实践的理论。而且，这种五味配伍转化关系不是凭空产生的，它所内含的本质，其实就是五行之间的相生相克关系。它是以另外一种方式所表达的五行生克关系。

所以，只要五行生克关系是成立的，五味配伍转化关系就是成立的，二者同宗同源。

当然，认识到五味配伍转化关系的正确性，也只是万里长征第一步。关于这个转化关系在临床上的具体应用，其实还存在很多疑惑。

➤ 是不是所有的中药都满足这个规律？

➤ 是不是任意的咸味药和苦味药配伍都可以转化为酸味？

➤ 这种配伍转化是不是必须要在水煎液中才可以发生？

➤ 这种配伍转化的前提条件是什么？有没有用量和药力均衡方面的要求？

➤ 这种配伍转化的程度是多少？100%还是50%？

➤ 这种配伍转化是不是可逆的？转化之后，原有的药味是否还发挥作用？

➤ 存在多种转化方向的复杂组方，究竟会产生怎样的结果？

➤ 直接在组方中使用甘味药，与使用辛味药和酸味药进行辛酸化甘相比，功效特点和强度是不是一样？

➤ 这种五味配伍转化关系，有没有可能发生在单一的复合药味中药身上？

诸如此类问题，都需要我们认真思考和不断实践才能搞明白。所以，还是那句话，我们希望大家都能参与到"汤液经法图"的学习和研究中来，群策群力，众人拾柴火焰高。

接下来，金老师谈谈自己对于上述这几个问题的认识，供大家参考。

其一，关于五味配伍转化的发生条件，我认为应该是需要加水煎煮这样一个过程。原因也很简单，两种化合物的化学反应一般都需要适当的溶媒，这样才能保证两种化学物质均匀分布和广泛接触。我们认为，五味配伍转化也需要这样一个溶媒，最常见的溶媒就是水，最常见的形式就是水煎液。

这可能也是伊尹命名"汤液经法"的原因，水这个溶媒得参与其中。

其二，这种配伍转化过程应该是可逆的，其转化程度与全方所有药味所构成的五味环境有关。

因为配伍转化过程是可逆的，所以，在辛酸化甘之后，全方既能表达甘味补脾或泻肾的作用，同时也还具有原本辛味补肝和酸味泻肝的调肝作用。

因为转化程度与全方药味有关，所以，全方中甘味药占比高时，辛酸化甘的转化程度就高，全方的主导药味就向甘味聚焦。而全方中甘味药占比低时，辛酸化甘的转化程度就低，全方的主导药味就停留在辛酸。

辛酸化甘配伍转化程度高的例子，就是小建中汤。它的配伍结构为"三甘二辛一酸"，白芍加为六两后，桂枝、生姜与白芍的用量均衡，实现辛酸化甘，转化为补脾的甘味，这也符合小建中汤补益的功能定位。

辛酸化甘配伍转化程度低的例子，就是葛根汤。它的配伍结构为"四辛一酸二甘"，虽然也含有甘味药，但显然辛味补肝的作用更强，且辛酸用量不均衡。所以，葛根汤中辛酸化甘的程度低，全方依然是解表舒筋的功能定位。

这也提示我们，中医组方配伍的加减，不仅仅会带来加减药物的功效增减，而且会影响原方其他药物的配伍转化，会带来额外的功效增量。可谓是，牵一发而动全身。

其三，五味配伍转化是否发生，还需要中药功效的配合。

换句话说，并不是所有的辛味药与酸味药任意配伍，就会出现辛酸化甘。辛味药和酸味药在临床配伍应用过程中，能够发挥类似甘味补脾或甘味泻肾的功效，是发生辛酸化甘的有力依据。

其他的配伍转化关系，咸苦化酸、甘辛化苦、酸咸化辛和苦甘化咸亦同理。

我们举两个苦甘化咸的例子。苦杏仁是苦味药，能够降气止咳平喘；甘草是甘味药，同样能够祛痰止咳。这两个药配伍在一起，一苦一甘，均能够用于咳嗽，所以苦甘化咸，泻肺止咳平喘。

同样，黄连是苦味药，能够清热解毒，可以用于心烦失眠；阿胶是甘味药，能够滋阴养血，但同样可以用于心烦失眠。这两个药配伍在一起，一苦一甘，均能用于心烦失眠，所以苦甘化咸，补心安神。

其四，复合药味的一个中药内部，可能不会发生配伍转化关系。

原因也简单，这里只有一个中药，复合药味是在其生长过程中形成的，如果两者要相互影响，也已经是在生长过程中调和过了。就像是从小青梅竹马的两个朋友，大家是什么性格特点都已经很熟悉了，在一起是否融洽也是知道的。而如果是从来不认识的两个人相亲，那之前是完全不了解的，见面后才知道性格是否融洽。

所以，单一中药的复合药味就是青梅竹马，而不同中药的五味配伍转化就是一场相亲，两者还是不一样的。

以上就是我们现阶段对五味配伍转化关系的理解，供大家参考。

第十讲

求同存异，把中药五行属性做成
持续改进的知识体系

看完了前面的内容，相信大家已经明白我们为什么要还原中药的五行属性了，也对还原的方法和立论的依据有了基本的认识。接下来，在下篇中，我们会一类一类地给大家讲解常用中药。

在正式讲解之前，还需要说清楚这样几个问题。

第一，就是持续改进的问题。

我们已经知道，中药存在五行属性记述法，中药的五行属性是更为本原的性效表达方式。但是，由于该体系几近失传，所以，现在的一切工作都是模拟，都有一个逐步完善的过程。我们已想方设法把错误降到最低，但是错误仍然难以完全避免。

所以，我们需要建立一个持续改进的知识体系。

我们在现有资料的基础上，负责搭建初始版本的中药五行属性知识体系，同时，欢迎热爱中医药的朋友们积极参与，如果大家对哪个中药的五行属性和主导药味有疑问，都可以提出自己的理由和依据，我们会认真考虑和研究。

初始版本的中药五行属性知识体系建成后，随着中药品种基源和生长环境的变迁，具体中药的五行属性还有可能会发生变化，这些变化也是需要认真考虑和研究的内容。当然，这些工作就不是金老师能完成的，需要我们的继承者一代一代地做下去。

为了这件事，我们给每一个中药建立了五行属性信息表，具体格式就是在第六讲、第七讲使用过的中药五行属性表格基础上，加以改进形成的。1.0 版本的中药五行属性信息主要包括两方面内容：一是现行中药药性理论的认识，包括四气记载、五味记载、归经记载、真实滋味记载和功效记载等；二是"汤液经法图"体系的认识，包括五行属性、主导药味和功效特点，以及能够提示五行属性的典型依据和必要的备注信息等。

这样设计有助于朋友们同时了解这两方面的信息，也便于对比分析。相信大家阅读过后就会发现，其实两者很多时候是不矛盾的，是统一的。只不过，"汤液经法图"体系的理论架构和逻辑性更好，按照五行属性调整过的中药性效特点会更有说服力，更容易记忆。

按照这个思路，巴戟天的五行属性信息就是这样的。

表　巴戟天五行属性信息

巴戟天（茜草科植物巴戟天 *Morinda officinalis* How 的干燥根）			
项目		内容	说明
传统性效认识	五味记载	甘、辛	摘自 2020 版《中国药典》
	真实滋味	味甘而微涩	
	四气记载	微温	
	归经记载	归肾、肝经	
	功能主治记载	补肾阳，强筋骨，祛风湿。用于阳痿遗精，宫冷不孕，月经不调，少腹冷痛，风湿痹痛，筋骨痿软。	
"汤液经法图"体系的认识	五行属性	木（木中水）	
	生长习性	叶似茗，经冬不枯	《新修本草》
	饮片颜色	断面紫色或淡紫色	紫色接近青色与黑色
	主导药味	辛苦	
	功效特点	辛补肝	温阳，强筋，祛风
		苦补肾	补肾，壮骨
		苦燥脾	祛湿

如果未来要调整巴戟天的五行属性，在这个表里直接增加内容即可（见下表）。例如，可以拓展五行属性和主导药味项目的内容，并且标注修改的年代。

表 巴戟天五行属性信息增补

	五行属性	木（木中水）	2023 年金锐
		×（××）	××年××
	生长习性	叶似茗，经冬不枯	659 年《新修本草》
		×××	×××
	饮片颜色	断面紫色或淡紫色	紫色接近青色与黑色
"汤液经法图" 体系的认识	×××	×××	×××
	主导药味	辛苦	2023 年金锐
		××	××年××
	功效特点	辛补肝	温阳，强筋，祛风
		辛××	×××
		苦补肾	补肾，壮骨
		苦燥脾	祛湿

　　好，有了这样一个基本框架，我们就可以把中药五行属性做成一个持续改进的知识体系，不断地完善它，不断地使它更接近于各个中药真实的五行本质。

　　第二，就是求同存异的问题。

　　1955 年 4 月 18 日，周恩来总理率领中国代表团参加了万隆会议，提出了"求同存异"的方针，成了当时中国外交政策的基本原则之一，也推动了中国与世界各国建立平等互助的国际关系。

　　这对于不同国家之间建立平等的外交关系很有帮助，至今都是世界各国的普遍共识。

　　同样，"汤液经法图"作为一个历史悠久的"新"学说，其表述形式也与传统中药性效理论有诸多不同，甚至有一些颠覆性的观点。尽管这样，我们还是希望大家能够以求同存异的思维看待"汤液经法图"，寻找共同点，保留不同意见。

　　随着"汤液经法图"理论的阐释和发展，随着越来越多的人加入"汤液经法图"的理论研究和临床实践队伍，大家的共同点越来越多，就能形成一些基本认可。所以，为了寻找共同点，我们就要试着理解它；而如果只是盯着不同点，就只剩下反驳和攻击。无论对人，还是对事，其实都是一样的。所谓的同理心，就是寻找共同点。

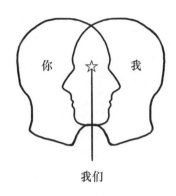

图　同理心与共同点

其实，对于中医基本理论中的五行观，在早期本就有很多不同的观点。

例如，五行与五脏的配属关系，在不同的古籍中有不同的记载。根据邓铁涛老先生主编的《中医五脏相关学说研究：从五行到五脏相关》的统计，五脏与五行的配属曾经有多种观点，列表于下。

表　五脏与五行的各种配属关系

来源	木	火	土	金	水
《黄帝内经》	肝	心	脾	肺	肾
《礼记·月令》《吕氏春秋》	脾	肺	心	肝	肾
《管子·水地》	脾	肝	心	肾	肺
《管子·四时》	肾	肺	脾	肝	心
《太平御览》	肺	肝	心	脾	肾

这些观点各有各的依据，各有各的道理。近代章太炎在谈到五行学说时，依然提出了一个问题，即"五行之说……本非诊治之术，故随其类似皆可比附。就在二家之外，别为配拟，亦未必不能通也"。

尽管当时观点众多，但是中医界的主流认识，依然是《黄帝内经》的五脏五行配属关系。而最终形成这种主流认识，可能就是求同存异和持续改进的结果。

"汤液经法图"的五行观，与《黄帝内经》的五脏五行配属关系是完全一致的。这也从另一个角度证明，"汤液经法图"理论就是源自传统医学体系的一部分。

再如，关于五行与五味的配属关系也是类似的，也有不同的观点。即使是在《黄帝内经》这一本书中，不同章节也有不同的观点。

一方面，《素问·宣明五气篇》说"五味所入，酸入肝，辛入肺，苦入心，咸入肾，甘入脾"。《灵枢·五味》说"谷气有五味，其入五脏……谷味酸，先走肝；谷味苦，先走心；谷味甘，先走脾；谷味辛，先走肺；谷味咸，先走肾"。这些章节的配属关系是一致的，也就是我们现在熟悉的一对一的五味五脏配属。

在这种配属模式中，苦味与心火配属。

另一方面，在《素问·脏气法时论篇》中就有不一样的记载，"心欲软，急食咸以软之，用咸补之，甘泻之""心苦缓，急食酸以收之"。在这一段描述中，无论是"咸补之""甘泻之"还是"酸收之"，都没有苦味的参与。

也就是说，在这种配属模式下，苦味与心没有配属关系。

第三方面，在《素问·脏气法时论篇》和《灵枢·五味》中还有"肝色青，宜食甘，……心色赤，宜食酸，……脾色黄，宜食咸，……肺色白，宜食苦，……肾色黑，宜食辛"。

在这种配属模式中，酸味才是与心火配属的。

所以，我们可以这样说，《黄帝内经》并没有形成关于五味与五行五脏配属的一致意见，虽然后世医家有各种各样的解读，但至今没有统一，至今都有争议。

既然有争议，我们就可以本着求同存异的方针，对这个问题进行深入细致地研究。

从我们的角度来看，"汤液经法图"提供了一种逻辑更为严谨、更有临床应用价值的五味五行五脏配属关系。这种配属关系与传统的五行观有诸多相同点，也能更好地解释五味作用与五脏生理功能的关联性。

希望大家都能本着求同存异和持续改进的原则来看待"汤液经法图"和中药五行属性，携手为中医药的传承创新和发展振兴添砖加瓦。

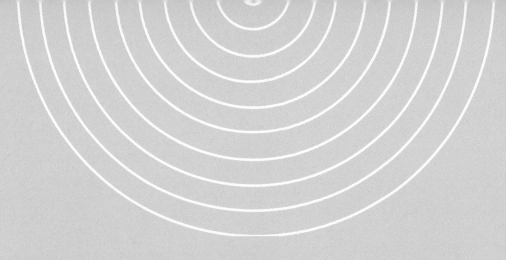

下篇

各论

味辛皆属木者三十四*

第十一讲

五行属木中药的代表，是发汗温经助阳的桂枝（木中木）

从下篇开始，我们来讲具体的中药。第一味中药，就是桂枝。

桂枝是樟科植物肉桂的干燥嫩枝，属于常用中药，是二十五味药精中记载的木中木，是《辅行诀》小补肝汤和大补肝汤的君药。所以，桂枝五行属木，应该是没有问题的。

根据 2020 版《中国药典》的记载，桂枝的药性记载为"辛、甘，温，归心、肺、膀胱经"，桂枝的功效记载为"发汗解肌，温通经脉，助阳化气，平冲降气。用于风寒感冒，脘腹冷痛，血寒经闭，关节痹痛，痰饮，水肿，心悸，奔豚"。

那么，桂枝的功效，符合其五行属木的特点吗？我们一起来看看。

大家知道，历代医家对某个中药的功效描述，并不是整齐划一的，不同时代、不同本草书籍有不同的说法。我们把这些说法总结起来，再加上我们这个时代的理解，就形成了《中国药典》的功效。

所以，了解中药的功效，不能只看资料，而是要多方位地验证；不能只看字面意思，而是要通过文字表述看透背后的含义。

---

* 注：本章讲了三十三味辛味药，第三十四味辛味药桃仁见第七十八讲。

桂枝发汗解肌的作用，实际上就是解表而治疗风寒感冒的功效。这个功效，是典型的辛味补肝作用。大家知道，肝木应风，肝木升阳，所以，补肝的辛味既能祛风解表也能温阳散寒，合二为一就是祛风散寒。

也就是说，一个辛味，就同时具有祛风与散寒的功效。

桂枝温通经脉和助阳化气的作用，实际上也是温阳散寒的作用。只不过，这种温阳散寒作用的靶位，不是肌表，而是体内，例如治疗风寒侵犯关节造成的关节痹痛，风寒侵犯中焦造成的脘腹冷痛，或者风寒侵犯胞宫造成的血寒痛经等。

也就是说，桂枝辛味祛风散寒的作用靶位很多。不仅仅可以解表，而且还可以作用于肝（肝主筋，足厥阴肝经过小腹），治疗关节痹痛和少腹冷痛；还可以作用于脾（脾位于中焦），治疗脘腹冷痛。

实际上，从"汤液经法图"的角度看，辛味的三个作用，辛补肝、辛泻脾和辛散肺，恰好就是这三个靶位。从历代本草书籍的记载中也可以看出辛味桂枝作用于肝、肺和脾的功效特点。

《名医别录》："主心痛胁痛胁风，温筋通脉，止烦出汗。"

其中，胸胁部位对应的是肝，祛风对应的是肝，温筋对应的是肝，出汗对应的是肝肺。

《本草经疏》："实表祛邪。主利肝肺气，头痛，风痹骨节挛痛。"

其中，明确提示桂枝利肝肺气，而且从对应关系看，头痛对应的是肝，风痹对应的是肝，拘挛疼痛对应的还是肝。

《本草汇言》："散风寒，逐表邪，发邪汗，止咳嗽，去肢节间风痛之药也。气味虽不离乎辛热，但体属枝条，仅可发散皮毛肌腠之间，游行臂膝肢节之处。"

其中，肺主皮毛，肝主筋脉，所以，逐表发汗对应肺，肢节风痛对应肝，发散皮毛肌腠对应肺，游行臂膝肢节对应肝。

大家看看，这不都是辛味的作用吗？而且，桂枝的辛味更侧重于补肝和散肺，对吗？

好，接下来我们看看桂枝的另一个功效，那就是平冲降气，治疗奔豚。

说实话，从表面上看，这个功效与桂枝的辛味是格格不入的。因为辛味的药势是向上的，而平冲降气显然是向下的，所以，两者近乎相反。

那么，怎么理解这个问题呢？

首先，平冲降气是一个很少见的功效，似乎是桂枝独有的，其他中药很少提到这个功效。这就提示，平冲降气的背后，应该还藏有更为基本的功效。

目前来看，现在常用于奔豚或气上冲心的中药复方主要包括桂枝加桂汤、茯苓桂枝甘草大枣汤、奔豚汤等。从"汤液经法图"角度看，桂枝加桂汤的配伍结构为"二辛一酸二甘"，茯苓桂枝甘草大枣汤的配伍结构为"一辛三甘"，奔豚汤的配伍结构为"四辛二甘二苦一酸"，都有辛味药的参与。《辅行诀》所载小补肝汤和大补肝汤也能够治疗气上冲心，而这两首方剂都是以辛味为主导药味的。所以，平冲降气的功效的确应该与辛味有关。

什么关系呢？我们认为，这应该与气郁暴发有关，类似五运六气理论中的木郁之发。

这种气上冲心的表现，其本质依然是气滞气郁。气郁之后，正常的气机升降运动受阻，只能在某一个特殊的时间，突然一下暴发出来，形成奔豚表现。而要治疗这种气上冲的症状，依然是疏肝理气，解决气郁的状态。所以，治疗上依然以辛味药补肝行气为主。

也就是说，桂枝平冲降气的功效，依然是辛味补肝作用的表达。《医学衷中参西录》说"桂枝……善理肝木之郁，使之条达也"，《长沙药解》说"桂枝……善解风邪，最调木气……入肝胆而散遏抑"，均是此意。

最后，我们来说说桂枝治疗水饮的功效。

一般在提到桂枝治疗水饮的功效时，大家往往会以小青龙汤、苓桂术甘汤、桂枝生姜枳实汤、五苓散等为例。但是，在这些方剂中，要么本就含有利水消肿的中药，例如茯苓、猪苓、防己等；要么是存在"汤液经法图"所示辛酸化甘泻肾的配伍组合，例如干姜＋芍药、桂枝＋枳实、桂枝＋五味子等。所以，我们认为，桂枝温阳没问题，但其化饮消肿的作用，可能是与酸味药配伍之后产生的。

所以，在桂枝主导药味的确定上，我们依然是以辛味这个单一药味为主，而不增加泻肾利水的甘味。综合以上信息，我们得到桂枝的五行属性信息如下。

表 桂枝的五行属性信息

桂枝（樟科植物肉桂 *Cinnamomum cassia* Presl 的干燥嫩枝）			
项目		内容	说明
传统性效认识	五味记载	辛、甘	摘自 2020 版《中国药典》
	真实滋味	味甜、微辛	
	四气记载	温	
	归经记载	归心、肺、膀胱经	
	功能主治记载	发汗解肌，温通经脉，助阳化气，平冲降气。用于风寒感冒，脘腹冷痛，血寒经闭，关节痹痛，痰饮，水肿，心悸，奔豚。	
"汤液经法图"体系的认识	五行属性	木（木中木）	
	采收季节	春、夏二季采收	春天应肝木
	主导药味	辛	
	功效特点	辛补肝	祛风，温经助阳，平冲
		辛散肺	发汗解表
		辛泻脾	温中，用于脘腹冷痛

第十二讲

肉桂（木中木）与桂枝（木中木）的
相同与不同

上一节课，我们讲了桂枝。从桂枝的功效可以看出，它是一个典型的辛味药，能补肝祛风，能散肺解表，能泻脾止痛。其中，尤其以发汗解表、温经通脉的功效为最突出。因为桂枝的药用部位是嫩枝，所以，它升发温通、走散四肢的作用比较明显。这一点，与肉桂不同。

肉桂与桂枝一样，它也源于樟科的药用植物肉桂。但与桂枝不同的是，它的药用部位是树皮，而不是嫩枝。它的采收季节一般在秋季，而不是在春夏季。这样的药用部位和采收时节决定了肉桂的升发温通走散作用不会太明显。

所以，临床用药时，我们会根据桂枝与肉桂的功效差异进行选择。那么，这种功效和临床应用的差异，是五行属性和主导药味的差异吗？

答，可能不是。我们说，桂枝与肉桂虽然有差异，但其相同点依然是主要方面。它们两者之间的差异，不是主导药味的差异，而是主导药味体现形式的差异。

怎么理解这句话呢？接下来，我们分析一下。

桂枝是辛味药，这一点没问题。而且，桂枝这个辛味药，既可以补肝，也可以散肺，还可以泻脾。具体内容，见上一讲的知识。

同样，肉桂也是辛味药，这一点也是没问题的。

根据《中国药典》，肉桂"辛、甘，大热。归肾、脾、心、肝经。补火助阳，引火归元，散寒止痛，温通经脉。用于阳痿宫冷，腰膝冷痛，肾虚作喘，虚阳上浮，眩晕目赤，心腹冷痛，虚寒吐泻，寒疝腹痛，痛经经闭"。

其中，补火助阳功效是补肝的作用体现，肝木主阳气升发，补肝则升发阳气，同时能够散寒，用于阳痿宫冷、腰膝冷痛、心腹冷痛、寒疝腹痛和痛经。当然，同样是升发阳气，桂枝侧重于升发表阳，而肉桂侧重于培植里阳。所以，肉桂经常与其他一些合并有苦味的补肾药联用，例如附子、巴戟天、熟地黄等。

也正因为这一点，肉桂的归经记载中，直接是记载归肾经的。而桂枝只是归心、肺和膀胱经，没有归肾经。

同时，肉桂还能够散寒，用于虚寒性的吐泻，这是辛味泻脾的作用体现。脾实则腹满飧泄，辛味泻脾，则能治疗腹胀腹满和呕吐腹泻。肉桂还能用于肾虚喘咳，这就是辛味散肺的作用体现。肺实则喘咳、凭胸仰息，辛味散肺，虚实同调，就能治疗喘咳。

从《中华本草》能看出，肉桂还常常用于阴疽，漫肿顽硬，或痈肿脓成不溃，例如阳和汤、内托黄芪散和保元汤等。肉桂味辛散肺，而肺主皮毛，所以，上述这些皮肤疾病的治疗，也与肉桂的辛味密切相关。

通过以上分析可以看出，肉桂与桂枝一样，也是辛味药，也具有补肝、泻脾和散肺的作用，这是两者的共性。但是，同中有异，虽然都是辛味药，但它们辛味作用的表现形式不同。

其一，肉桂补肝与桂枝补肝不同。桂枝补肝侧重于升发表阳，而肉桂补肝则侧重于培植里阳。升发表阳的桂枝，就容易与辛味散肺的作用结合起来，形成散寒解表的功效，常用于风寒感冒。而培植里阳的肉桂，就容易与苦味补肾的作用联合起来，子能令母实，肝肾同补，常用于肾阳虚证。

简单地看，桂枝补肝多走肺，肉桂补肝多走肾。

其二，肉桂泻脾与桂枝泻脾不同。桂枝泻脾治疗脘腹冷痛，常常与酸味芍药配伍，例如小建中汤、桂枝芍药当归汤等。此类方中有辛酸化甘补脾之意，治疗中焦虚寒证。而肉桂泻脾治疗的不仅有脘腹冷痛，还有虚寒吐泻，肉桂常常与干姜、附子等配伍用于久寒积冷所致腹泻，也可与黄连、滑石等配伍用于下痢赤白。

简单地看,桂枝泻脾止痛,多配伍酸味芍药;肉桂泻脾止泻,多配伍辛味干姜、附子或苦味黄连。

其三,肉桂散肺与桂枝散肺亦不同。桂枝散肺作用的表达,最主要的就是辛温解表。而肉桂散肺作用的表达,基本没有辛温解表,而是主要用于虚寒喘咳和阴疽漫肿。很多治疗阴疽疮痛的治疗方都含有肉桂,即是明证。

简单地看,桂枝散肺多解表,而肉桂散肺则长于平喘咳和解阴疽。

这就是桂枝与肉桂的相同与不同,虽然都是木中木,但此木非彼木,此辛非彼辛,具体落实到功效层面的表达形式是不同的。

最后,我们来说"引火归元"。

肉桂有一个几乎独有的功效,叫作"引火归元",用于虚阳上浮。一般来看,对于这个功效的理解,我们会说:造成虚阳上浮的原因是命门火衰,肉桂辛热助阳,能用于肾阳不足,能补命门之火,所以就用于虚阳上浮。

这个解释呢,听起来没问题,但仔细想想,还是有问题。

假如虚阳上浮的主要病因,真的是命门火衰,那么,我们在治疗时,就应该以补命门之火为最主要的治疗方向,应该使用大队辛热药来补火,对吧?可实际上,《医方集解》记载的"六味地黄丸加肉桂名七味地黄丸,能引无根之火,降而归元",只是在大队苦酸药中增加一味肉桂。治疗心肾不交的交泰丸,也是黄连六钱、肉桂一钱的配比关系。这就说明,治疗虚阳上浮的主导药味依然是苦酸,而辛热药肉桂在全方中只是佐使的地位。

说实话,在主导药味以苦酸泻火为主的方子里,增加一些辛味,其实不会改变这个方子的主要治疗方向。所以,如此关注肉桂的地位和作用,可能是没有必要的。也就是说,对于此类患者的治疗,与其关注有没有肉桂,不如关注全方的主导药味是否切中患者的病因病机。

任何时候,我们都要分清楚主次关系,对吧?

好,最后,我们来看看肉桂的五行属性信息。

表 肉桂的五行属性信息

肉桂（樟科植物肉桂 *Cinnamomum cassia* **Presl** 的干燥树皮）			
项目		内容	说明
传统性效认识	五味记载	辛、甘	摘自 2020 版《中国药典》
	真实滋味	气香浓烈，味甜、辣	
	四气记载	大热	
	归经记载	归肾、脾、心、肝经	
	功能主治记载	补火助阳，引火归元，散寒止痛，温通经脉。用于阳痿宫冷，腰膝冷痛，肾虚作喘，虚阳上浮，眩晕目赤，心腹冷痛，虚寒吐泻，寒疝腹痛，痛经经闭。	
"汤液经法图"体系的认识	五行属性	木（木中木）	
	主导药味	辛	
	功效特点	辛补肝	补火助阳，温通经脉，止痛
		辛散肺	止咳喘，解阴疝
		辛泻脾	散寒，用于虚寒吐泻

第十三讲

长于散肺的辛味药麻黄（木中木）

今天，我们讲另外一个经典的辛味药，麻黄。

麻黄虽然不在二十五味药精中，但是从历代的药性记载和功效记载来看，麻黄应该是辛味药无疑。而且，在补肝、泻脾和散肺的功效中，麻黄之辛长于散肺。

为什么这么说呢？我们来一起看一下麻黄的功效。

根据《中国药典》的记载，麻黄的功效是"发汗散寒，宣肺平喘，利水消肿。用于风寒感冒，胸闷喘咳，风水浮肿。蜜麻黄润肺止咳。多用于表证已解，气喘咳嗽"。

我们来分析一下麻黄的功效。

第一，发汗散寒是辛味药的功效表达。肺主皮毛，发汗就是宣肺散肺的一种体现。要想散寒就需要温热性的中药，而肝木升阳，辛味补肝，所以，发汗散寒就是辛味药补肝散肺的具体作用体现。

在功效方向上，麻黄与桂枝是完全一样的。只不过，在功效强度上不一样。麻黄补肝散肺的作用，要强于桂枝。我们常说麻黄用于风寒表实证，就是说它散肺祛邪的作用强，王好古也说"夫麻黄治卫实之药，桂枝治卫虚之药"。

在临床上，麻黄与桂枝经常联合使用，以增强发汗散寒的效果。

第二，麻黄还具有宣肺平喘的作用，这也是辛味药散肺的功效表达。

肺司呼吸，咳喘诸症皆与肺有关。根据"汤液经法图"，酸味补肺，咸味泻肺，辛味散肺，所以，咸味药、酸味药和辛味药都具有入肺治肺的作用。而麻黄，就是辛味散肺治咳喘的代表药，可以配伍用于肺虚证、肺实证或虚实夹杂证。

正是因为味辛散肺可用于虚实诸证的定位，麻黄在治疗咳喘方面的适应面很广。《中华本草》所载"麻黄辛散轻浮，能散邪宣肺以平喘止咳，故邪壅于肺、肺气不宣的咳嗽气喘，无论寒、热、痰、饮及有无表证均可应用"，就是这个意思。当然，具体使用过程中还需要根据不同病证类型配伍其他药物。

综合以上两方面，因为麻黄较强的发汗解表作用，因为麻黄能够用于各种咳喘，所以，我们说，麻黄是长于散肺的辛味药。

同时，虽然《中国药典》的功效记载里没有讲麻黄对于皮肤相关疾病的治疗作用，但是由于肺主皮毛，而麻黄味辛，主打的就是散肺，所以，它很可能对一些皮肤病有效。

事实也的确是这样的。

根据《中华本草》的统计，麻黄可以用于阴疽、流注等阳虚寒凝之证，就是发生在皮肉部位的脓肿，代表方就是《外科全生集》的阳和汤。同样，麻黄还可以用于风疹、疥疮等皮肤病，主要还是发挥祛风解肌的作用，代表方有《医学心悟》的麻黄膏。另外，《医宗金鉴》还有一个麻黄宣肺酒，用麻黄和麻黄根煮酒，就可以治疗酒渣鼻。

以上这些功效，也都是麻黄味辛散肺的体现。

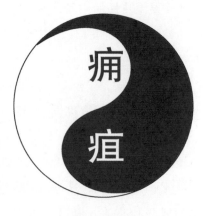

图 痈和疽

接下来，我们来说麻黄的第三个功效，利水消肿。

从五味的作用上看，利水消肿不是辛味的作用，而是甘味的作用。甘味泻肾，对应的肾实证的表现之一，就是水肿。那么，这是不是意味着，麻黄也兼有甘味呢？

关于这个问题，我们是这样想的。

首先，体现麻黄能够利水消肿的代表方，是《金匮要略》中治疗"风水恶风，一身悉肿"的越婢汤。这个方子的组成为麻黄六两、石膏半斤、生姜三两、大枣十五枚和甘草二两，组方配伍结构是"二辛一酸二甘"。

在这个方子里，本就含有甘味药。同时，辛味药与酸味药的配伍，可通过辛酸化甘从而表达出甘味的作用。所以，越婢汤的泻肾利水作用，并不一定要通过麻黄的甘味来实现。

其次，早期本草书籍中并未记载麻黄利水行水的功效。例如，《神农本草经》记载麻黄"主中风，伤寒头痛，温疟。发表出汗，去邪热气，止咳逆上气，除寒热，破癥坚积聚"，《药性论》记载麻黄"治身上毒风顽痹，皮肉不仁。主壮热，解肌发汗，温疟，治温疫"。

再者，麻黄中的有效成分之一麻黄碱，能够升压、平喘止咳、缓解鼻塞，还能够用于荨麻疹和血管神经性水肿等皮肤过敏反应，服用过量了还会导致心悸和兴奋，这其实都是辛味中药的药理表达。但是呢，麻黄碱并没有利尿作用，不仅不利尿，还可能会增加尿液排出的阻力，导致排尿困难。

所以，结合这些内容，我们暂不赋予麻黄甘味，而只是以辛味作为它的主导药味。

最后，我们来看一下麻黄的炮制品，蜜麻黄。

由于麻黄是辛味药，而蜂蜜是甘味为主的，所以，蜜麻黄就是在辛味的基础上，增加了甘味。增加的这个甘味，有三方面的作用。

第一，甘味具有缓肝的作用，也就是缓急、缓和。所以，增加了甘味的蜜麻黄，其补肝散寒的作用以及散肺发汗平喘的作用，都会变得缓和。也就是说，变得柔和了。所以，我们才会在儿童、老年人等体质虚弱者的选药上，选择蜜制的麻黄而不是生麻黄。

第二，甘味具有补脾的作用，也就是补中益气。这是蜂蜜本身的甘味的功效体现。

第三，甘味也增加了苦甘化咸的可能性，使得蜜麻黄更适用于肺实喘咳的治疗。

大家知道，在治疗咳喘的复方中，很多时候都会配伍苦味药，例如苦杏仁、枇杷叶、桔梗等，这些苦味药只有在与甘味药配伍的时候，才会苦甘化咸，更好地发挥味咸泻肺的作用，从而治疗肺实喘咳。

所以，蜜麻黄的出现，天然地就为这些苦味药提供了配伍的可能性。也许正是因为这样，蜜麻黄才更常用于咳喘的治疗。

这就是蜜麻黄，是麻黄与蜂蜜的"复合体"。这个炮制品的主导药味，应该是辛甘。其实，很多加了辅料的中药炮制品，都是两个药味的结合，而且常常是两种具有补泻矛盾关系的药味的结合，这样才能更好地缓和药性和佐制药性。

好了，最后，我们将麻黄的五行属性信息列于下。

表　麻黄的五行属性信息

麻黄（麻黄科植物草麻黄 *Ephedra sinica* Stapf、中麻黄 *Ephedra intermedia* Schrenk et C. A. Mey. 或木贼麻黄 *Ephedra equisetina* Bge. 的干燥草质茎）

项目		内容	说明
传统性效认识	五味记载	辛、微苦	摘自 2020 版《中国药典》
	真实滋味	气微香，味涩、微苦	
	四气记载	温	
	归经记载	归肺、膀胱经	
	功能主治记载	发汗散寒，宣肺平喘，利水消肿。用于风寒感冒，胸闷喘咳，风水浮肿。蜜麻黄润肺止咳。多用于表证已解，气喘咳嗽。	
"汤液经法图"体系的认识	五行属性	木（木中木）	
	原植物形态	绿色的草质茎	绿色近青色应木
	主导药味	辛	
	功效特点	辛补肝	散寒
		辛散肺	发汗解表，宣肺平喘
		辛酸化甘	与酸味药配伍利水消肿

第十四讲

长于泻脾的辛味药生姜和干姜（木中木）

五味是中药的共性，而功效是中药的个性。有共性，有个性，就构成了丰富多彩的中药世界。说完了长于散肺的辛味药麻黄，我们再来说说长于泻脾的辛味药生姜和干姜。

有时候，我们喜欢强调生姜和干姜的不同，因为炮制方式不一样，所以功效不一样。

这个意思是没错的。但是我们要知道，整体上看，生姜和干姜的相同点是主要的，不同点是次要的，而泻脾就是生姜和干姜的相同点。这也就是生姜和干姜最重要的功效。

什么是泻脾呢？就是能够治疗脾实证的功效。什么是脾实证呢？就是以腹满、呕吐和腹泻为主要表现的一类脾胃疾病。

《辅行诀》记载了"脾实则腹满，飧泄；虚则四肢不用，五脏不安"。同时，小泻脾汤的主治证为"下利清谷，里寒外热，腹冷，脉微"，大泻脾汤的主治证为"腹中胀满，干呕，不能食，欲利不得，或下利不止"。所以，如果要用4个字来概括脾实证的临床表现，那就是腹满吐泻。而生姜和干姜，就是专治腹满吐泻的中药。

在学习《中药学》的时候，为了加强记忆，我们通常会给一些在某方面功效上非常强的中药，贴上一些标签。生姜就是这样的一个中药，我们给它贴的标签就是"呕家圣药"。因为生姜适用于多种呕吐证，尤其以胃寒呕吐最宜。

同样，干姜也可以用于呕吐，而且，如果是由于脾胃虚寒引起的呕吐腹泻，干姜比生姜更合适。原因就在于干姜的温热性更强，温中散寒的功效也更强。所以，干姜在《中药学》的分类定位不是解表药，而是温里药，这个温里药的作用靶位就是脾胃。

所以，无论是适用于各种呕吐的生姜，还是温中助阳的干姜，其实说的都是它们泻脾的功效，这就是生姜和干姜最大的功效侧重点。

说到这里，可能有些朋友会有这样的疑惑：生姜和干姜泻脾，治疗的是脾实证，用它们治疗脾胃实寒引起的吐泻是可以理解的，为什么也可以治疗脾胃虚寒引起的吐泻呢？

关于这个问题，建议大家不要直接把平时我们所说的虚实概念，直接套用在"汤液经法图"的虚实概念上。这两者的内涵有时相同，而更多时候不同。像呕吐腹泻的临床表现，既有可能是脾实证，也有可能是脾虚证，这需要从症状发作情况、患者兼有的其他症状等角度来判断。

也就是说，现在通常所说的脾胃虚寒证，在"汤液经法图"体系下很有可能就是脾实证。如果没有乏力倦怠这样的气虚表现，而只是以脘腹冷痛、呕吐腹泻为主，又是急性发作的，那就是脾实证，就需要泻脾来治疗。

所以，对于"汤液经法图"五脏虚实的认识，大家要多从临床症状表现的角度来理解。

好，说完了生姜和干姜泻脾的功效，我们再来看看，作为辛味药的生姜和干姜，是否还同时具有辛味补肝和辛味散肺的作用。

也是有的。在《中药学》里，生姜本身就位列解表药的章节，具有解表散寒的作用，常用于治疗风寒感冒。同时，生姜还具有化痰止咳的作用，用于寒痰咳嗽。而干姜具有回阳通脉的作用，用于肢冷脉微，这是辛味补肝升阳的体现。干姜还具有温肺化饮的作用，用于寒饮喘咳，这是辛味散肺平喘的体现。

所以，生姜和干姜都是典型的同时具有补肝、泻脾和散肺三种作用的辛味中药。我们在上篇中，也是以生姜为例来说明药味与功效的关系。

姜是功效如此全面的辛味药，我们还可以对它的功效进行一些联想。比方说，肝主筋应风，脾土应湿，辛味又能散寒，所以，生姜或干姜应该具有一定的祛风寒湿的作用，对于筋骨痹痛有疗效。再比方说，肺主皮毛，生姜或干姜又能温阳散寒，所以，也应该具有一定的治疗寒性皮肤病的功效。《神农本草经》记载干姜能"逐风湿痹"，《中华本草》记载生姜能用于痈疽初起、冻疮或跌扑伤痛，正是此意。

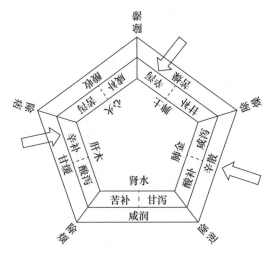

图　辛味补肝、泻脾和散肺

最后，我们再来说说《辅行诀》中关于姜的记载。

大家知道，在《辅行诀》二十五味药精中是有姜的，它的定位是"木中土"。关于这个五行互含的解读，我们在上篇也提供了两种不同的观点。

一种观点认为，"木中土"的前位属性指代药味，后位属性指代作用靶位。按照这种观点，姜就是辛味且作用于脾土的中药。另一种观点认为，"木中土"的前位属性和后位属性均指代药味，这是一个辛甘兼有的中药。

前一种观点似乎很符合生姜和干姜的主导药味和功效定位。但是，无论是生姜还是干姜，都不是只作用于脾土，而是同样作用于肝木和肺金。所以，"木中土"中的后位属性，只能提供一种主要靶位，而不是全部靶位。这就带来一定的模糊性和不确定性。因为哪个是主要靶位，哪个是次要靶位，其实是主观认定的。

而且，因为五行属性自带定位内涵，所以，如果以"木中土"的前位属性"木"来定位，那么"木"之味辛味对肝木、脾土和肺金的定位，直接就可以完美地解释姜的作用靶位，根本不需要后位属性"土"参与。

所以，为了避免这种混乱和模糊，我们就采取了后一种观点，也就是前位属性和后位属性均指代药味的方法，来解读和诠释五行互含。

这样一来，在《辅行诀》中记载的"木中土"姜，其药味在理论上就是辛甘兼有。但是，从上面的功效分析看，生姜在脾土方面的作用，基本上没有甘味补脾的作用，它既不能用于倦怠乏力，也不能用于身重足痿。而且，在临床上治疗脾虚证造成的吐泻时，不能只用生姜，一定要配伍党参、甘草、白术、大枣这样的健脾益气中药。

鉴于这种情况，我们只能是统一思路，将姜的五行属性从"木中土"调整为"木中木"。当然，原来"木中土"的记载依然能够为我们提供一定的作用靶位信息。

好，明白了这些内容，我们将生姜和干姜的五行属性信息列于下。

表　生姜的五行属性信息

生姜（姜科植物姜 *Zingiber officinale* Rosc. 的新鲜根茎）			
项目		内容	说明
传统性效认识	五味记载	辛	摘自 2020 版《中国药典》
	真实滋味	气香特异，味辛辣	
	四气记载	微温	
	归经记载	归肺、脾、胃经	
	功能主治记载	解表散寒，温中止呕，化痰止咳，解鱼蟹毒。用于风寒感冒，胃寒呕吐，寒痰咳嗽，鱼蟹中毒。	
"汤液经法图"体系的认识	五行属性	木（木中木）	
	真实滋味	味道辛辣	口尝辛辣
	主导药味	辛	
	功效特点	辛泻脾	止呕，解鱼蟹毒
		辛补肝	散寒，温阳
		辛散肺	解表，化痰止咳

表　干姜的五行属性信息

干姜（姜科植物姜 *Zingiber officinale* **Rosc.** 的干燥根茎）			
项目		内容	说明
传统性效认识	五味记载	辛	摘自 2020 版《中国药典》
	真实滋味	气香、特异，味辛辣	
	四气记载	热	
	归经记载	归脾、胃、肾、心、肺经	
	功能主治记载	温中散寒，回阳通脉，温肺化饮。用于脘腹冷痛，呕吐泄泻，肢冷脉微，寒饮喘咳。	
"汤液经法图"体系的认识	五行属性	木（木中木）	
	真实滋味	味道辛辣	口尝辛辣
	主导药味	辛	
	功效特点	辛泻脾	止呕止泻，温中止痛
		辛补肝	回阳散寒
		辛散肺	温肺化饮

第十五讲

行气止痛的辛温药木香、香附、沉香和吴茱萸，是木中木

在第十一讲中，我们讲了木中木的代表，也就是辛味药桂枝。

可能很多朋友不理解，为什么桂枝就成了典型的木中木呢？按理说，从藏象学说上看，肝主疏泄，肝郁气滞，治疗肝木疾病应该与调畅气机密切相关。而桂枝并没有明显的行气理气作用呀？

这样说呢，也有一定道理。不过，人体气机周而复始的圆运动，可能不只是肝木一个脏的作用，而是五脏的协调作用。当然，肝木的疏泄作用，依然是人体气机运动的主要推动力。

本节课，我们就给大家介绍一些常见的补肝理气中药，具体品种包括木香、香附、沉香和吴茱萸。

第一，我们来说木香。

木香是一味很常用的中药，具有特异香气。根据《中国药典》，木香能够"行气止痛，健脾消食。用于胸胁、脘腹胀痛，泻痢后重，食积不消，不思饮食"。

其中，木香行气止痛、用于缓解胸胁胀痛的功效，就是典型的辛味补肝作用。从气机运动角度看，肝木的疏泄作用减弱就会造成气滞，进一步的气滞就会造成疼痛，而辛味药补肝，能够恢复肝脏的疏泄能力，减轻气滞疼痛。

同时，木香消食止泻、用于食积和泻痢的功效，其实是辛味泻脾的作用。从"汤液经法图"角度看，食积、腹满和吐泻都属于脾实证的范畴，

而辛味泻脾，能缓解上述症状。

好，这就是辛味药木香的功效特点，补肝与泻脾兼具。

第二，我们来说香附。

香附也是一个常用的理气止痛药，尤其在妇科疾病上用得多。根据《中国药典》，香附能够"疏肝解郁，理气宽中，调经止痛。用于肝郁气滞，胸胁胀痛，疝气疼痛，乳房胀痛，脾胃气滞，脘腹痞闷，胀满疼痛，月经不调，经闭痛经"。

其中，香附行气止痛并用于缓解胸胁胀痛、疝气疼痛、乳房胀痛和脘腹胀痛的功效，也是辛味补肝的作用。只不过，与木香相比，香附的辛味补肝作用可能更强。因为香附治疗的气滞疼痛，除了胸胁胀痛，还包括与足厥阴肝经有关的疝气疼痛、乳房胀痛和少腹痛。

香附治疗月经不调的功效，也与其辛味有关。一方面，辛味能够行气止痛，对于气滞血瘀型的月经不调，尤其是伴有痛经的月经不调，香附有很好的治疗作用。另一方面，辛味能够升阳散寒，对于寒凝血瘀型的月经不调，尤其是伴有寒凝腹痛的月经不调，香附也有很好的治疗作用。

除此之外，从《中华本草》的记载来看，香附的辛味还具有泻脾和散肺的作用。例如，香附可以治疗嗳气吞酸和妊娠呕恶，这是辛味泻脾止呕的作用。香附与乌药、砂仁、甘草配伍后可治疗"大便多秘"，这是辛味散肺通便的作用。

好，这就是辛味药香附的功效特点，长于补肝理气止痛。

第三，我们来说沉香。

沉香也是代表性的辛味药，这一点，从其功效就能看出来。根据《中国药典》，沉香"行气止痛，温中止呕，纳气平喘。用于胸腹胀闷疼痛，胃寒呕吐呃逆，肾虚气逆喘急"。

其中，行气止痛、用于治疗胸腹胀痛的功效，是沉香辛味补肝的作用；温中止呕、用于治疗呕吐呃逆的功效，是沉香辛味泻脾的作用；纳气平喘、治疗气逆喘急的功效，是沉香辛味散肺的作用。所以，沉香这一味中药，兼具辛味药的三类功效。

关于沉香入肾补肾的功效，我们认为，可能还是其辛味作用的体现。

沉香治疗肾不纳气之咳喘，其本质还是在平喘，而辛味散肺足以平喘。沉香治疗肾阳虚衰之精冷早泄，其本质还是在温阳，而辛味补肝足以温阳。从"汤液经法图"角度看，辛味既能治肺，又能治肝，而肾水夹于肺金与肝木之间，所以，沉香很可能是通过肺肾同治和肝肾同治，来体现其入肾治肾的效果。

好，这就是辛味药沉香的功效特点，补肝、泻脾与散肺兼具。

第四，我们来看吴茱萸。

吴茱萸也是行气止痛的代表中药，药性温热，具有小毒。根据《中国药典》，吴茱萸能够"散寒止痛，降逆止呕，助阳止泻。用于厥阴头痛，寒疝腹痛，寒湿脚气，经行腹痛，脘腹胀痛，呕吐吞酸，五更泄泻"。

其中，散寒止痛（用于头痛和各类腹痛）的功效，就是辛味补肝的作用。吴茱萸一方面助阳散寒，一方面行气止痛，用于寒凝气滞所致的各类疼痛。而止呕止泻（用于呕吐泄泻）的功效，就是辛味泻脾的作用。

可以看出，吴茱萸的止痛作用也是比较广泛的，与香附类似，不仅对胸胁疼痛，而且对疝气疼痛和经行腹痛，都有比较好的治疗效果。另外，吴茱萸的温热之性也是比较显著的，所以它的止泻叫作助阳止泻，专门用于阳气衰微所致的五更泄泻。

好，这就是辛味药吴茱萸的功效特点，长于补肝止痛和泻脾止泻。

我们列出这四味中药的五行属性信息。

表　木香的五行属性信息

木香（菊科植物木香（*Aucklandia lappa* Decne. 的干燥根）			
项目		内容	说明
传统性效认识	五味记载	辛、苦	摘自 2020 版《中国药典》
	真实滋味	气香特异，味微苦	
	四气记载	温	
	归经记载	归脾、胃、大肠、三焦、胆经	
	功能主治记载	行气止痛，健脾消食。用于胸胁、脘腹胀痛，泻痢后重，食积不消，不思饮食	

项目		内容	说明
"汤液经法图"体系的认识	五行属性	木（木中木）	
	主导药味	辛	
	功效特点	辛补肝	行气，止痛
		辛泻脾	消食，止泻

表　香附的五行属性信息

香附（莎草科植物莎草 *Cyperus rotundus* L. 的干燥根茎）			
项目		内容	说明
传统性效认识	五味记载	辛、微苦、微甘	摘自 2020 版《中国药典》
	真实滋味	气香特异，味微苦	
	四气记载	平	
	归经记载	归肝、脾、三焦经	
	功能主治记载	疏肝解郁，理气宽中，调经止痛。用于肝郁气滞，胸胁胀痛，疝气疼痛，乳房胀痛，脾胃气滞，脘腹痞闷，胀满疼痛，月经不调，经闭痛经。	
"汤液经法图"体系的认识	五行属性	木（木中木）	
	主导药味	辛	
	功效特点	辛补肝	疏肝解郁，理气，止痛
		辛泻脾	用于嗳气吞酸和呕恶
		辛散肺	用于便秘

表　沉香的五行属性信息

沉香［瑞香科植物白木香 *Aquilaria sinensis*（Lour.）Gilg 含有树脂的木材］			
项目		内容	说明
传统性效认识	五味记载	辛、苦	摘自 2020 版《中国药典》
	真实滋味	气芳香，味苦	
	四气记载	微温	
	归经记载	归脾、胃、肾经	
	功能主治记载	行气止痛，温中止呕，纳气平喘。用于胸腹胀闷疼痛，胃寒呕吐呃逆，肾虚气逆喘急。	

项目		内容	说明
"汤液经法图"体系的认识	五行属性	木（木中木）	
	主导药味	辛	
	功效特点	辛补肝	行气止痛，温阳
		辛泻脾	温中止呕
		辛散肺	纳气平喘

表　吴茱萸的五行属性信息

吴茱萸 ［芸香科植物吴茱萸 *Euodia rutaecarpa*（Juss.）Benth.、石虎 *Euodia rutaecarpa*（Juss.）Benth. var. *officinalis*（Dode）Huang 或疏毛吴茱萸 *Euodia rutaecarpa*（Juss.）Benth. var. *bodinieri*（Dode）Huang 的干燥近成熟果实］			
项目		内容	说明
传统性效认识	五味记载	辛、苦	摘自 2020 版《中国药典》
	真实滋味	气芳香浓郁，味辛辣而苦	
	四气记载	热	
	归经记载	归肝、脾、胃、肾经	
	功能主治记载	散寒止痛，降逆止呕，助阳止泻。用于厥阴头痛，寒疝腹痛，寒湿脚气，经行腹痛，脘腹胀痛，呕吐吞酸，五更泄泻。	
"汤液经法图"体系的认识	五行属性	木（木中木）	
	真实气味	气芳香，味辛辣	辛味药的共性特征
	主导药味	辛	
	功效特点	辛补肝	散寒止痛，助阳
		辛泻脾	降逆止呕，止泻

第十六讲

化湿止吐泻的辛温药广藿香、砂仁和豆蔻，可能也都是木中木

在"汤液经法图"中，辛味有三方面的作用，补肝、泻脾和散肺。前面我们讲了，补肝的代表药是桂枝，泻脾的代表药是生姜和干姜，散肺的代表药是麻黄。

但是，我们在临床上用药，不只用代表药，其他同类药也可以用。所以，我们需要拓展这些补肝、泻脾和散肺的辛味药。上一讲，我们拓展了辛味的补肝药，例如木香和香附。那么，这一讲，我们就来拓展辛味的泻脾药，具体品种是广藿香、砂仁和豆蔻。

接下来，我们就从性效角度，帮大家梳理一下。

第一味药，是广藿香。

中药里有两个品种，一个叫作藿香，另一个叫作广藿香，两者的基源和功效是相似的，但不完全相同。临床常用的是广藿香，《中国药典》里收载的是广藿香，藿香正气水里用的也是广藿香。所以，我们今天要讲的是广藿香。

根据《中国药典》，广藿香能够"芳香化浊，和中止呕，发表解暑。用于湿浊中阻，脘痞呕吐，暑湿表证，湿温初起，发热倦怠，胸闷不舒，寒湿闭暑，腹痛吐泻，鼻渊头痛"。

广藿香的适应证，是以脾胃疾病为主的。从"汤液经法图"角度看，以脾实证为主。为什么呢？因为《辅行诀》记载"脾实则腹满飧泄，虚则四肢不用、五脏不安"。我们之前也说过，急性的腹满腹痛、呕吐泄泻类

的疾病，属于脾实证的范畴。当然，我们现在不用"脾实证"这样的概念，而是用湿阻中焦这样的概念。既然是脾实证，就需要用辛味泻脾。所以，广藿香治疗脘痞呕吐、腹痛吐泻的功效，就是辛味泻脾的作用。

除了泻脾的作用之外，广藿香的辛味还可以补肝散肺，补肝方面就是祛风散寒、行气止痛，散肺方面就是解表开窍。所以，广藿香的适应证里，也有寒湿闭暑、胸闷不舒、头痛、发热、暑湿表证和鼻渊。

广藿香本身就是一个非常好的辛温解表药，对于风寒感冒所致的发热、鼻塞和头痛，具有良好的效果。所以，藿香正气水是可以治疗风寒感冒的。

结合上面的作用，就形成了广藿香对湿温初起和暑湿表证的治疗。无论是湿温还是暑湿，其实都属于外感病的范畴。治疗这一类外感病的思路，就是祛邪。肺主皮毛，辛味散肺，所以辛味祛邪。脾土应湿，辛味泻脾，所以辛味祛湿。这两点一结合，就形成了对湿邪外感的治疗。无论是寒湿、暑湿还是湿温，只要是以湿邪为主的外感，广藿香都可以治疗。

当然，从广藿香性温的角度看，治疗寒湿可以单用，但治疗湿温和暑湿，还需要配伍其他清热解暑祛湿药。

第二味药，是砂仁。

砂仁与广藿香一样，属于《中药学》教材传统分类中的化湿药。根据《中国药典》，砂仁能够"化湿开胃，温脾止泻，理气安胎。用于湿浊中阻，脘痞不饥，脾胃虚寒，呕吐泄泻，妊娠恶阻，胎动不安"。

其中，辛味泻脾，用于治疗脾实证。这就表现为化湿开胃、温脾止泻，用于脾胃虚寒引起的脘痞不饥、呕吐泄泻的功效。其中，就包括妊娠恶阻引起的呕吐，以及妊娠腹痛和胎动不安。

大家注意，无论是脾胃虚寒引起的呕吐和腹痛，还是妊娠引起的呕吐和腹痛，本质上都属于脾实证的表现，也就需要辛味泻脾药的治疗。砂仁作为一个药食两用的非毒性中药，可能安全性较好，治疗吐泻的效果也较好，所以常用于妊娠期间的脾实证。

《济生方》中治疗妊娠气逆呕吐不食的缩砂散，就是砂仁研细加生姜汁不拘时服。《苍生司命》中治疗妊娠腹痛（因气血滞涩）的砂仁葱白汤，就是砂仁捶碎后用葱白汤送服。

好，这就是砂仁的主导药味和功效特点。

第三味药，是豆蔻。

中药里面有三种豆蔻，一是姜科植物白豆蔻的果实，叫作豆蔻；二是姜科植物草豆蔻的种子，叫作草豆蔻；三是肉豆蔻科植物肉豆蔻的种仁，叫作肉豆蔻。

从名称上看，这三个药很像；从功效上看，这三个药也很像。

根据《中国药典》，豆蔻能够"化湿行气，温中止呕，开胃消食。用于湿浊中阻，不思饮食，湿温初起，胸闷不饥，寒湿呕逆，胸腹胀痛，食积不消"，草豆蔻能够"燥湿行气，温中止呕。用于寒湿内阻，脘腹胀满冷痛，嗳气呕逆，不思饮食"，肉豆蔻能够"温中行气，涩肠止泻。用于脾胃虚寒，久泻不止，脘腹胀痛，食少呕吐"。

总体来看，虽然论述方式不太一样，但是这些适应证大多还是同属于脾实证的范畴，例如腹胀腹痛、嗳气呃逆和腹泻。从病因病机上看，现在一般从寒湿阻滞中焦的角度来理解这些病证，辛味药既能补肝升阳散寒，又能泻脾燥湿行气，自然就能对抗和治疗寒湿。

这就说明，无论是豆蔻、草豆蔻还是肉豆蔻，它们的主导药味都是辛味，它们的主导功效都是泻脾，用于治疗脾实证。当然，不同的药物侧重点不同，豆蔻兼有一定的消食功效，草豆蔻长于温中止呕，而肉豆蔻则长于温中止泻。这就叫作大同小异，同中有异。

好，最后，我们列出广藿香、砂仁和豆蔻的五行属性信息。

广藿香 [唇形科植物广藿香 *Pogostemon cablin*（Blanco）Benth. 的干燥地上部分]			
项目		内容	说明
传统性效认识	五味记载	辛	摘自 2020 版《中国药典》
	真实滋味	气香特异，味微苦	
	四气记载	微温	
	归经记载	归脾、胃、肺经	
	功能主治记载	芳香化浊，和中止呕，发表解暑。用于湿浊中阻，脘痞呕吐，暑湿表证，湿温初起，发热倦怠，胸闷不舒，寒湿闭暑，腹痛吐泻，鼻渊头痛。	
"汤液经法图"体系的认识	五行属性	木（木中木）	
	主导药味	辛	
	功效特点	辛补肝	祛风散寒，行气止痛
		辛泻脾	祛湿，用于腹满吐泻
		辛散肺	解表，通鼻窍

表　砂仁的五行属性信息

砂仁（姜科植物阳春砂 *Amomum villosum* Lour.、绿壳砂 *Amomum villosum* Lour. var. *xanthioides* T. L. Wu et Senjen 或海南砂 *Amomum longiligulare* T. L. Wu 的干燥成熟果实）			
项目		内容	说明
传统性效认识	五味记载	辛	摘自 2020 版《中国药典》
	真实滋味	气芳香而浓烈，味辛凉、微苦	
	四气记载	温	
	归经记载	归脾、胃、肾经	
	功能主治记载	化湿开胃，温脾止泻，理气安胎。用于湿浊中阻，脘痞不饥，脾胃虚寒，呕吐泄泻，妊娠恶阻，胎动不安。	
"汤液经法图"体系的认识	五行属性	木（木中木）	
	主导药味	辛	
	功效特点	辛泻脾	化湿，温中，安胎，用于腹满吐泻，妊娠恶阻

豆蔻（姜科植物白豆蔻 *Amomum kravanh* Pierre ex Gagnep. 或爪哇白豆蔻 *Amomum compactum* Soland ex Maton 的干燥成熟果实）			
项目		内容	说明
传统性效认识	五味记载	辛	摘自 2020 版《中国药典》
	真实滋味	气芳香，味辛凉略似樟脑	
	四气记载	温	
	归经记载	归肺、脾、胃经	
	功能主治记载	化湿行气，温中止呕，开胃消食。用于湿浊中阻，不思饮食，湿温初起，胸闷不饥，寒湿呕逆，胸腹胀痛，食积不消。	
"汤液经法图"体系的认识	五行属性	木（木中木）	
	主导药味	辛	
	功效特点	辛补肝	行气止痛，用于胸闷
		辛泻脾	化湿，消食，用于呃逆腹胀

广藿香

砂仁

豆蔻

第十七讲

辛夷和细辛，药如其名（木中木）

前面我们讲了长于散肺的辛味药麻黄，说麻黄解表发汗、宣肺平喘的功效是典型的辛味散肺的作用。

当然，如果在这句话后面加上"之一"，即解表发汗、宣肺平喘的功效是典型的辛味散肺的作用之一，就会更准确。因为除此之外，辛味散肺的作用还有很多其他体现，比如说我们今天要讲的通鼻窍。

为了讲好通鼻窍这样一种辛味散肺的功效，我们选择了两味药，一味是辛夷，一味是细辛。

为什么选择这两味药？因为它们的名字里面都有"辛"字。我们认为，在中药命名时，如果直接采用了辛、咸、甘、酸和苦这五味属性中的某个字，应该是与这个五味属性有关。例如，甘草、苦参、酸枣仁，不都是这样吗？所以，辛夷和细辛的主导药味，应该是辛味。

接下来，我们就详细看看。

辛夷，是木兰科植物望春花等的干燥花蕾，一般在春季初期开放。既然在这个季节开放，就是应春气而生。而春季对应的就是木气，就是肝木。所以，从法象药理上看，辛夷是与肝木相对应的。

根据《中国药典》记载，辛夷能够"散风寒，通鼻窍。用于风寒头痛，鼻塞流涕，鼻鼽，鼻渊"。

这里面有两个功效，一个是散风寒，一个是通鼻窍。其中，散风寒是辛味补肝的作用，肝属木应风，所以辛味补肝能祛风；肝应春升阳，所以辛味补肝能够散寒。而通鼻窍就是辛味散肺的作用表达了。这一点也很好理解，肺开窍于鼻，鼻塞就是窍闭状态，辛味散肺开宣，就能通鼻窍，缓解鼻塞。由于鼻鼽、鼻渊等很多鼻病都有鼻塞状态，所以，运用辛味药散肺通鼻窍，在很多鼻病的治疗中很常见。

从"汤液经法图"角度看，咸味泻肺，酸味补肺，而辛味散肺。辛味药可以与酸味药配伍用于肺虚证，也可以与咸味药配伍用于肺实证，当然还可以同时与两类药物配伍用于虚实夹杂证。所以，我们说辛味药在鼻病的治疗中使用很广泛。

但是呢，使用广泛，不代表只用辛味药就可以。毕竟辛味对于肺金疾病没有补泻的倾向，但任何一种鼻病都会有虚实的倾向。所以，治疗鼻病的关键，不在于用辛味药，而是在辛味药之外，应该配伍什么药味的中药。这一点，可能是很多鼻病（例如过敏性鼻炎）等治疗的关键。把握不好这个关键，治疗效果就会打折扣。

好，这就是辛夷，非常简单易懂的一味中药。

接下来我们看看细辛。

细辛其实是一味比较出名的中药，出名的原因，在于其中含有的马兜铃酸。由于中药关木通不合理使用导致的肾损伤事件，国家药品监督管理局曾经对所有含有马兜铃酸的中药提出关注，这里面就有细辛。

但是，关木通导致的肾损伤事件，马兜铃酸固然是一个因素，而更重要的原因是不合理用药，超长时间的不对证用药才是罪魁祸首。所以，中药要对证用药，要管控疗程，不建议大家长期自行用药。

根据《中国药典》记载，细辛能够"解表散寒，祛风止痛，通窍，温肺化饮。用于风寒感冒，头痛，牙痛，鼻塞流涕，鼻鼽，鼻渊，风湿痹痛，痰饮喘咳"。

我们看，与辛夷相比，细辛的功效是更为丰富的。

第一，祛风散寒是辛味补肝的作用，这一点前面反复讲过，就不再赘述。细辛具有这方面的作用，就能够用于风寒感冒的治疗。同时，细辛祛风散寒的作用应该比较强，强到可以止痛，可以治疗风寒外感引起的头痛、牙痛和痹痛。

大家想想，辛温燥烈比较明显的羌活和独活，是不是也具有类似的止痛作用？

第二，解表、通窍和温肺化饮，就是辛味散肺的作用。解表不用说了，温肺化饮治疗的就是痰饮喘咳，一方面治疗咳喘，一方面治疗痰饮。大家注意，辛味药治疗痰饮的功效，可能是其辛味泻脾祛湿的作用表达，也可能是其与酸味药配伍后，辛酸化甘，泻肾逐水的作用表达。《伤寒论》里面的小青龙汤和《金匮要略》的苓甘五味姜辛汤，都有细辛与酸味药的配伍。

当然，细辛散肺的作用，还包括通鼻窍的功效，也能广泛地用于以鼻塞为主的各种鼻病。

好，这就是辛夷和细辛，味辛散肺通鼻窍的常用中药。

我们再仔细分析一下，既然辛夷和细辛同时具有补肝的作用，而肝开窍于目，那么，此二者是不是可以治疗眼病呢？

是的。我们平时更多地关注了二者通鼻窍的功效，而忽视了二者对眼病的治疗。实际上，《神农本草经》和《日华子本草》都记载了辛夷"明目"的功效，《本草经集注》和《药性论》也记载了细辛"明目"的功效。《秘传眼科龙木论》中还记载了治疗风眼泪下、目生翳障的细辛丸。

所以，虽然药典中没有明确提到，但是辛味补肝药对眼病的治疗是应该被肯定的，这是一种内生的关联性，能够为临床用药提供诸多思路。这也是"汤液经法图"本身的魅力和潜力。

好，最后，我们来看辛夷和细辛的五行属性信息。

表　辛夷的五行属性信息

辛夷（木兰科植物望春花 *Magnolia biondii* Pamp.、玉兰 *Magnolia denudata* Desr. 或武当玉兰 *Magnolia sprengeri* Pamp. 的干燥花蕾）			
项目		内容	说明
传统性效认识	五味记载	辛	摘自 2020 版《中国药典》
	真实滋味	气芳香，味辛凉而稍苦	
	四气记载	温	
	归经记载	归肺、胃经	
	功能主治记载	散风寒，通鼻窍。用于风寒头痛，鼻塞流涕，鼻鼽，鼻渊。	

项目		内容	说明
"汤液经法图"体系的认识	五行属性	木（木中木）	
	生长特点	早春出蕾	应春季
	主导药味	辛	
	功效特点	辛补肝	祛风，散寒
		辛散肺	通鼻窍

表　细辛的五行属性信息

细辛［马兜铃科植物北细辛 *Asarum heterotropoides* Fr. Schmidt var. *Mandshuricum*（Maxim.）Kitag.、汉城细辛 *Asarum sieboldii* Miq. var. *seoulense* Nakai 或华细辛 *Asarum sieboldii* Miq. 的干燥根和根茎]

项目		内容	说明
传统性效认识	五味记载	辛	摘自 2020 版《中国药典》
	真实滋味	气辛香，味辛辣、麻舌	
	四气记载	温	
	归经记载	归心、肺、肾经	
	功能主治记载	解表散寒，祛风止痛，通窍，温肺化饮。用于风寒感冒，头痛，牙痛，鼻塞流涕，鼻鼽，鼻渊，风湿痹痛，痰饮喘咳。	
"汤液经法图"体系的认识	五行属性	木（木中木）	
	真实滋味	辛辣，麻舌感	辛味药的共性特点
	主导药味	辛	
	功效特点	辛补肝	祛风，散寒，止痛
		辛散肺	解表，通窍，温肺化饮
		辛酸化甘	泻肾逐水

第十八讲

入血活血的当归和川芎，都是辛咸兼有（木中火）

众所周知，当归和川芎，都是具有活血作用的辛味药。

说它们具有辛味，一方面是由于历代本草书籍的记载，另一方面，是由于药材本身就具有的特殊香气。当归有当归的特殊香气，川芎有川芎的特殊香气，这些特殊香气也是鉴别药材的关键指标。

我们平时总说，香辛料，香辛料，能够发出香味的自然物，大多具有一定的辛味。从现代中药化学角度看，这些香味往往是挥发性成分的体现，而挥发性成分本就契合了辛味发散的作用。

所以，当归和川芎的辛味，应该是没问题的。

但是，当归和川芎的功效，却是比较特殊的。

我们先来看看，《中国药典》对于这两个中药的性效记载。

"当归，甘、辛，温，归肝、心、脾经。补血活血，调经止痛，润肠通便。用于血虚萎黄，眩晕心悸，月经不调，经闭痛经，虚寒腹痛，风湿痹痛，跌扑损伤，痈疽疮疡，肠燥便秘。酒当归活血通经，用于经闭痛经，风湿痹痛，跌扑损伤。"

"川芎，辛，温，归肝、胆、心包经。活血行气，祛风止痛。用于胸痹心痛，胸胁刺痛，跌扑肿痛，月经不调，经闭痛经，癥瘕腹痛，头痛，风湿痹痛。"

大家看，这两个辛味中药的功效特点，在于活血止痛，在于能够治疗月经不调、经闭痛经和癥瘕腹痛。也就是说，它们能够入血分，治疗血瘀所致的妇科疾病。

理论上，五脏中与血分关系最紧密的有三脏，第一个是肝（肝藏血），第二个是心（心主血），第三个是脾（脾统血）。一般来看，脾统血的生理功能往往与气虚出血类疾病相关，而不是当归和川芎所对应的血瘀类疾病，所以在此暂不考虑。

于是，肝藏血和心主血就是当归和川芎基本功效的主要靶位。

两个中药皆有辛味，而辛能补肝，所以，说当归和川芎能补肝活血，于理可通。而且，《辅行诀》在肝木病证中也有"肝病者，必两胁下痛，痛引少腹"的记载，足厥阴肝经也过小腹和胁肋部，用药入肝以治痛经腹痛，也是没有问题的。

那么，这两味中药是否入心治心呢？

看到这个问题，也许有朋友会说，金老师，药典记载的当归入心经，川芎入心包经，当然是可以入心治心啦。大家注意，根据"汤液经法图"理论体系，单纯的辛味药是不入心的，它只入肝、脾和肺，这是我们需要遵循的严谨逻辑。所以，如果我们想让当归和川芎入心治心，那就得标定能够入心治心的药味。也就是说，得把当归和川芎的单一药味，变成复合药味。

能够入心治心的药味有三个，咸味（补心），苦味（泻心），酸味（收心）。既然当归和川芎没有清热作用，同时也都是温性中药，那么，从药味与四气的对应关系看，其最有可能的兼有药味，是咸味。

那么，这种情况有没有可能呢？接下来，我们就来分析这种可能性。

其一，单纯从理论上看，心主血，而咸味补心，所以，咸味就能够补血，治疗血虚证的中药，应该都带有咸味才对。当然，现在我们不这样讲了，现在我们把具有补血作用的中药，依然是按照"甘能补"的思路，给它们赋予甘味。这可能也就是《中国药典》中，当归有甘味而川芎没有甘味的原因，因为当归能够补血而川芎不能。

但是，我们之前也说过，认为补气、补血、补津液的中药一概都具有甘味本身就是一种不够精确的模糊概念。既然气、血、津液各有各的生理特点，那么补气、补血和补津液的中药药味，也应该有所区别才对。

从这个角度看，甘味补脾补气，咸味补心补血，酸味补肺补津液，似乎是更精准的药味配对逻辑。

其二，当归治疗的血虚证，代表性的症状是面色萎黄和眩晕心悸。虽然这里记载的是"血虚萎黄"，但是大家知道，一般的红细胞生成不足所致的贫血，脸色更多的是苍白。只有在溶血性贫血的时候，由于红细胞被大量破坏形成胆红素，才会有皮肤黄染的表现。所以，以生成不足为主的血虚，更可能是脸色苍白，也就是俗称的"没有血色"。

病理状态是脸色苍白，通过中药补血的治疗之后就能恢复脸色红润，红色是五行属火的颜色，《辅行诀》在心火病证中也有"虚则血气少"的记载。

所以，从改善"面色苍白"的症状上看，补血就是补心补火。

血虚证的另一个代表性症状是眩晕心悸。眩晕与肝木有关，这一点没有问题。但心悸却是明明白白的心火疾病表现。我们说，《辅行诀》的小补心汤治疗的就是"血气虚少，心中动悸"，《辅行诀》肝心同补的大补肝汤适应证比单纯补肝的小补肝汤的适应证就多了一个"心悸"，这些信息都提示我们，心悸是典型的心火病证，而且血虚造成的心悸就是心虚证。

所以，从改善"心悸"的症状上看，补血也是补心补火。

同理，川芎治疗的血虚型的胸痹心痛，不也正是《辅行诀》大小补心汤的适应证吗？

所以，认为当归和川芎的功效是在补心，有理有据。既然是补心，自当兼有咸味。

其三，当归和川芎还经常用于另外一个病证，癥瘕。在现行药典记载中，川芎的适应证就有癥瘕。在《中华本草》记载中，当归的适应证也有癥瘕。

什么是癥瘕？癥者，坚硬不移，痛有定处；瘕者，推之可移，痛无定处。也就是说，这是一类坚硬或柔软的肿块类疾病，现代医学上的子宫肌瘤和卵巢囊肿等，经常以此论治。

那么，既然是包含坚硬的肿块类疾病，那就要软坚散结。什么药味能够软坚散结呢？对了！是咸味。所谓，心德在耎，以咸补之。当归和川芎能治疗癥瘕，能软坚消癥，自然是具有咸味的。

《本草发挥》说当归梢"主癥癖，破恶血……去诸疮疡肿结"，《医学启源》说当归"可能溃坚"，《日华子本草》说川芎"破癥结宿血……瘰疬瘿赘"，不都是这个意思吗？

其四，我们找了一个代表性的咸味软坚药——土鳖虫，《中国药典》记载其味咸性寒，能够"破血逐瘀，续筋接骨。用于跌打损伤，筋伤骨折，血瘀经闭，产后瘀阻腹痛，癥瘕痞块"。

大家看看，土鳖虫的功能主治，与当归和川芎是不是很像？这里的血瘀经闭、瘀阻腹痛和癥瘕痞块，是不是都在当归和川芎的适应证里出现过呢？

如果基于现有功效做一个聚类分析的数据挖掘，我相信，我们都会看到土鳖虫这样的咸味药与当归、川芎的紧密关联。

基于以上这些原因，我们把当归和川芎界定为辛咸兼有的复合药味，五行属性为木中火。当然，辛咸兼有的中药，既可以定为木中火，也可以定为火中木，由于长期以来此二者都是辛味活血药的代表，就暂定为木中火吧！

好，最后给出这两味药的五行属性信息。

表 当归的五行属性信息

当归 ［伞形科植物当归 *Angelica sinensis*（Oliv.）Diels 的干燥根］			
项目		内容	说明
传统性效认识	五味记载	甘、辛	摘自 2020 版《中国药典》
	真实滋味	有浓郁的香气，味甘、辛、微苦	
	四气记载	温	
	归经记载	归肝、心、脾经	
	功能主治记载	补血活血，调经止痛，润肠通便。用于血虚萎黄，眩晕心悸，月经不调，经闭痛经，虚寒腹痛，风湿痹痛，跌扑损伤，痈疽疮疡，肠燥便秘。	

项目		内容	说明
"汤液经法图" 体系的认识	五行属性	木（木中火）	
	真实气味	有浓郁香气	辛味发散
	主导药味	辛咸	
	功效特点	辛补肝	散寒，祛风，活血，止痛
		咸补心	补血，活血，软坚，止痛
		辛散肺，咸泻肺	润肠通便

表　川芎的五行属性信息

川芎（伞形科植物川芎 *Ligusticum chuanxiong* Hort. 的干燥根茎）			
项目		内容	说明
传统性效认识	五味记载	辛	摘自 2020 版《中国药典》
	真实滋味	气浓香，味苦、辛，稍有麻舌感，微回甜	
	四气记载	温	
	归经记载	归肝、胆、心包经	
	功能主治记载	活血行气，祛风止痛。用于胸痹心痛，胸胁刺痛，跌扑肿痛，月经不调，经闭痛经，癥瘕腹痛，头痛，风湿痹痛。	
"汤液经法图" 体系的认识	五行属性	木（木中火）	
	真实滋味	有麻舌感	部分辛味药的共性
	采收季节	夏季采挖	夏季应火
	主导药味	辛咸	
	功效特点	辛补肝	散寒，祛风，行气，活血，止痛
		咸补心	活血，软坚，止痛
		辛散肺	解表

第十九讲

温燥祛痰散结的半夏和天南星（木中火），
可能也是辛咸兼有

　　我们来看两个温性的毒性中药，一个是半夏，一个是天南星。由于毒性很大，因此生半夏和生天南星在临床少用，而它们的炮制品在临床多用。

　　这两个中药非常像，都是温性中药，都是毒性中药，都能够燥湿化痰散结。所以，我们把两者放在一起说。

　　那么，半夏和天南星，是什么样的五行属性呢？

　　这一次，我们换个思路，不从功效开始，而从四气开始。大家知道，四气与五行是有对应关系的，我们之前描述过这种关系，即木对应温，火对应热，土对应平，金对应凉，水对应寒。

　　因为半夏和天南星都是温性的中药，而且是偏性比较大、程度比较强的温性中药，所以，这两个中药的五行属性，不会是金，也不会是水，只能是在木、火和土之间排列组合。

　　木味为辛，火味为咸，土味为甘，半夏和天南星的主导药味，只能是在辛、咸与甘之间排列组合。再考虑这两个中药的功效，并不能补中益气。所以，大概率的主导药味，就是辛咸，而没有甘。

　　接下来，我们再从功效角度，论证这种结果。

　　辛味药的作用，以补肝为最正统。因为辛味主升主散，又与春天相配属，这都是肝木之性的表现。这种补肝作用，体现在一般的中药功效里，往往是散寒升阳和疏肝行气。半夏和天南星虽然有温热之性，虽然可以散寒，但是，它们最主要的功效表达，却是化痰散结止呕。

所以，半夏与天南星之辛，不是侧重于补肝之辛，而是侧重于泻脾散肺之辛。

既然是泻脾，就是作用于脾胃，就是治疗脾土相关疾病。既然是散肺，就是作用于肺金，就是治疗肺金相关疾病。所以，我们看到半夏能够治疗的寒痰证和湿痰证，是"脾不化湿，聚湿为痰，痰湿阻肺之咳嗽"，这是《中药学》教材对于半夏治疗寒痰证、湿痰证的解释。

大家看看，在这样的解释中，正好提到了两个脏腑，一个是脾，另一个是肺。脾土主湿，脾湿所在就是脾实；肺金主咳，咳嗽所在就是肺实。这恰好就是咸味泻肺和辛味泻脾散肺的联合表达，也是半夏辛咸兼有的最佳证据。换句话说，既治湿痰又治咳嗽的中药，就是辛咸兼有的中药。

这类中药的典型代表，就是半夏和天南星。

除了治疗湿痰咳嗽之外，其他功效同样也能印证这一点。

比如说，半夏还有一个经典功效，叫作降逆止呕，用于胃气上逆所致的呕吐。大家知道，脾土虚实证的表现不同，脾实则腹满吐泻，脾虚则倦怠乏力。所以，治疗呕吐，就是泻脾的功效表达。

半夏不仅能治疗呕吐，而且还可以用于各种类型的呕吐。与生姜配伍，二辛联用，组成小半夏汤治疗胃寒呕吐。与黄连、竹茹配伍，一辛二苦，治疗胃热呕吐。与人参配伍，一辛一甘，泻中有补，治疗胃气虚呕吐。与麦冬配伍，一辛一酸，酸咸化辛，治疗胃阴虚呕吐。

再比如说，咸味除了泻肺治咳喘之外，还能补心，治疗心虚证。

那么，半夏和天南星有没有补心的功效呢？我们来看看《中国药典》对半夏的功效记载就知道了。

《中国药典》对半夏的功效记载为"燥湿化痰，降逆止呕，消痞散结。用于湿痰寒痰，咳喘痰多，痰饮眩悸，风痰眩晕，痰厥头痛，呕吐反胃，胸脘痞闷，梅核气；外治痈肿痰核"。

其中，治疗湿痰寒痰，是辛味泻脾的作用。治疗咳喘痰多，是辛味泻脾和咸味泻肺的作用。这两点，刚才已经说过了。治疗痰饮眩悸呢？大家注意，眩晕一般是从肝木辨治的，这属于辛味补肝的作用。治疗风痰眩晕和痰厥头痛呢？也是属于辛味补肝的作用。所以，虽然我们说半夏不侧重于补肝之辛，但是它的辛味依然能够入肝补肝，治疗头痛眩晕，只不过，这种头痛眩晕是与湿痰寒痰相关的，是与半夏泻脾祛痰湿相关的。

接下来，重点来了。半夏的主治证里，包括胸脘痞闷和眩悸。之前提到，大补肝汤的适应证里的心悸，就是半夏补肝同时补心的证据，所以，心悸是典型的心火病，而且惊悸怔忡这样的表现，是典型的心虚证。同时，胸部痞闷也是心火病的表现。

其实，《中国药典》的记载弱化了半夏治疗心病的作用，如果看《中药学》教材就会更清楚。在《中药学》教材里，半夏的临床应用中专门有一个小标题，叫作"用于胸痹，结胸，心下痞"，对应的方剂，也就是大家熟知的瓜蒌薤白半夏汤、小陷胸汤、半夏泻心汤等。

这些方子都是治疗心火病证的代表方，而辛味是不能入心治心的，所以，答案只有一个，作为这些方剂里重要成员的半夏，是以其咸味入心治心的。

天南星虽然很少用于胸痹心痛，但却经常用于癫痫，具有祛风痰止痉的作用。癫痫的发病状态是全身抽搐强直，这属于肝木所主的筋脉拘挛。但同时伴有的意识丧失和失神发作，则属于心火所主的神明失位。

其实，肝为心之母，心为肝之子，肝木疾病和心火疾病往往相伴而生，肝木疾病的进展恶化状态往往就是心火疾病。肝木应风，中风属于肝木病，半身不遂和口眼㖞斜也属于肝木病，但急性发作后造成的高热和意识障碍，可能就是肝病及心的表现。所以，治疗此类疾病的中药，可能也是肝心同治的，也是辛咸兼有的。

除此之外，半夏和天南星还有一个咸味的作用表达，那就是软坚散结，治疗瘿瘤瘰疬。

咸味能软，这是传统中药药性理论的内容；心德在耎，而咸味补心，这是《辅行诀》和"汤液经法图"的内容。两者同宗同源，并不矛盾。而半夏和天南星都具有软坚散结的作用，能够治疗瘿瘤瘰疬和痈疽肿毒。而且在临床使用时，经常配伍海藻、川贝母等化痰软坚药一起用，代表方就是海藻玉壶汤。

海藻是什么药味？咸味。川贝母是什么药味？咸味。所以，我们的半夏和天南星，也是以咸味的身份与这些咸味药配伍，增强软坚散结之功。这就叫作"物以类聚"。

另外，还有一些法象药理方面的印证。

比如，半夏的命名，《本草纲目》有记载："《礼记·月令》五月半夏生，盖当夏之半也，故名。"夏季应火，既然是夏之半而生，自然有火性。味咸皆属火，故而有咸味。天南星的命名，《本草纲目》亦有记载："南星因根圆白，形如老人星状，故名南星。"虽然这里面没有明确提示"南"字何来，但毕竟南方属火，以"南"命名，是否自带火意？

另外，半夏和天南星都有治疗毒蛇咬伤的功效，天南星还有"蛇芋""蛇包谷"之名，而在十二生肖中，巳蛇午马应南方属火，这是否也提示了一些蛛丝马迹呢？

当然，功效药理是我们界定中药五行属性和主导药味的主要依据，而法象药理只是一些印证和补充，究竟是否如此，有待进一步研究。

好，最后，我们来看半夏和天南星的五行属性信息。由于内服的天南星一般是制天南星，因此我们列出的是制天南星的五行属性信息。

表　半夏的五行属性信息

半夏 [天南星科植物半夏 *Pinellia ternata*（Thunb.）Breit. 的干燥块茎]			
项目		内容	说明
传统性效认识	五味记载	辛	摘自 2020 版《中国药典》
	真实滋味	气微，味辛辣、麻舌而刺喉	
	四气记载	温	
	归经记载	归脾、胃、肺经	
	功能主治记载	燥湿化痰，降逆止呕，消痞散结。用于湿痰寒痰，咳喘痰多，痰饮眩悸，风痰眩晕，痰厥头痛，呕吐反胃，胸脘痞闷，梅核气；外治痈肿痰核。	

项目		内容	说明
"汤液经法图"体系的认识	五行属性	木（木中火）	
	真实滋味	味道辛辣	口尝辛辣刺喉
	生长时节	五月半夏生，盖当夏之半也	夏季应火
	主导药味	辛咸	
	功效特点	辛泻脾	燥湿化痰，止呕
		辛散肺	用于咳嗽
		辛补肝	用于风痰眩晕，头痛
		咸泻肺	用于咳喘
		咸补心	软坚，消痞散结

表 制天南星的五行属性信息

制天南星 ［天南星科植物天南星 *Arisaema erubescens*（Wall.）Schott、异叶天南星 *Arisaema heterophyllum* Bl. 或东北天南星 *Arisaema amurense* Maxim. 的干燥块茎的炮制加工品］			
项目		内容	说明
传统性效认识	五味记载	苦、辛	摘自 2020 版《中国药典》
	真实滋味	气微，味涩，微麻	
	四气记载	温	
	归经记载	归肺、肝、脾经	
	功能主治记载	燥湿化痰，祛风止痉，散结消肿。用于顽痰咳嗽，风痰眩晕，中风痰壅，口眼㖞斜，半身不遂，癫痫，惊风，破伤风；外用治痈肿，蛇虫咬伤。	
"汤液经法图"体系的认识	五行属性	木（木中火）	
	真实滋味	味道辛辣	生品辛辣，制品微麻
	名称	南	南方应火
	主导药味	辛咸	
	功效特点	辛泻脾	燥湿化痰
		辛补肝	祛风止痉，用于眩晕偏瘫
		辛散肺	用于咳嗽，皮肤痈肿
		咸补心	软坚散结，用于癫痫
		咸泻肺	用于咳喘

第二十讲

辛咸兼有的麝香和蟾酥，是温开的代表药（木中火）

前面讲了辛咸兼有的当归、川芎、半夏和天南星，它们有一个共同点，都是植物药。本节课呢，我们来讲两个辛咸兼有的动物药，一个是麝香，另一个是蟾酥。

麝香和蟾酥，在现行的药典记载中都是辛味药。我们将它们定义为辛咸，这就相当于，在这两个药的辛味基础上，为它们赋予了咸味。

为什么要赋予咸味呢？其实，我们简单地从这两个中药的功效特点就能看出来。在《中药学》教材中，麝香和蟾酥都属于开窍药，也就是说，主要用于窍闭证。什么是窍闭证呢？对，昏迷状态就是最典型的窍闭证。

大家想想，从中医藏象角度看，心主神志，而窍闭昏迷状态肯定是神志不清的状态，这种疾病状态就应该与心火有关，而且很有可能是心虚证。

正是这个原因让我们想到，麝香和蟾酥这两个开窍药，是不是在辛味基础上还有咸味呢？

当然，单有推测还不够，我们还需要从不同的角度去论证它。

第一个论证角度，是寒热属性。

我们之前说过，辛味对应温性，咸味对应热性，这是木性和火性本来的寒热特点。如果麝香和蟾酥是在辛味基础上兼有咸味，那么，从整体上看，辛咸兼有的中药，一定还是温热性的中药。

事实上，根据《中国药典》记载，麝香和蟾酥的四气都是温性，这就符合辛咸兼有药味的寒热特点。

第二个论证角度，是功效特点。

功效是中药五行属性和主导药味的集中体现。只有分析透了一个中药的功效特点，并且与主导药味进行了关联，才能够说，我们对这个中药的五行属性有了一个基本的认识。

《中国药典》记载麝香能够"开窍醒神，活血通经，消肿止痛。用于热病神昏，中风痰厥，气郁暴厥，中恶昏迷，经闭，癥瘕，难产死胎，胸痹心痛，心腹暴痛，跌扑伤痛，痹痛麻木，痈肿瘰疬，咽喉肿痛"。

在麝香的功能主治里，有这样几个适应证非常引人关注，例如中风痰厥和癥瘕瘰疬。我们说，外感六淫都有自己的五行属性，风对应的就是肝木。所以，单纯中风病的治疗就是在肝木。从"汤液经法图"角度看，辛味补肝泻脾，能够祛风疏风，也能够祛痰化湿，所以，治疗中风痰厥主要就是辛味药的作用。

癥瘕瘰疬，是癥瘕与瘰疬的结合。我们说，这两个词的组合，简直就是一个符号，它标志着这个中药具有咸味的软坚散结的作用。因为这种实体的肿块结节类疾病，只能由咸味药来治疗。

所以，看到这两个功效，其实我们就能理解麝香的辛咸之味了。其他的胸痹心痛、痹痛麻木、中恶昏迷等，只不过是麝香补肝或补心作用的拓展罢了。

也许有朋友会说，金老师，麝香是温性药，为什么能够治疗热病神昏和咽喉肿痛呢？这不是火上浇油吗？

嗯，我们要注意。麝香治疗热病神昏，重在开窍，没有神昏的一般热病，麝香是不适合的；麝香治疗咽喉肿痛，重在消肿，没有肿胀的一般咽痛，麝香也是不适合的。

接下来，我们看看蟾酥。

根据《中国药典》，蟾酥能够"解毒，止痛，开窍醒神。用于痈疽疔疮，咽喉肿痛，中暑神昏，痧胀腹痛吐泻"。

其中，蟾酥能够开窍醒神，用于中暑神昏和腹痛腹泻的治疗，这是辛味补肝泻脾的作用。而蟾酥能够解毒散结，用于痈疽疔疮和咽喉肿痛，这就是咸味软坚的作用。实际上，虽然药典没有写，但是在《中华本草》的记载中，蟾酥是消肿止痛的外科要药，常用于瘰疬痰核和诸恶疮。

所以，蟾酥治疗疮痈肿毒的功效，其实重点还是在咸味的软坚消肿散结上。对于热性的阳疮，就需要配伍清热解毒药；但对于寒性的阴疮，蟾酥就更合适，或者配伍其他辛温散结药。前者例如《外科正宗》的蟾酥丸和《喉科心法》的六神丸，后者例如《外科大成》的离宫锭子和现代的蟾酥镇痛膏。

所以，蟾酥的辛咸兼有，也可以从功效的角度得到印证。

第三个论证角度，是法象药理。

大家知道，鹿的五行属性是火，我们后面要讲的鹿茸就是咸味的，而麝香来源于鹿科动物林麝、马麝或原麝成熟雄体香囊中的干燥分泌物。所以，麝香可能会自带鹿科动物的火性，从而具有咸味。

蟾酥是中华大蟾蜍或黑眶蟾蜍耳后腺及皮肤腺分泌的白色浆液加工干燥而成的，而根据《中华本草》记载，取浆时间一般是在每年的 5～8 月。这段时间正是北半球的夏季，而夏季应火。既然这个白色浆液是在夏季大量分泌，那么，它的五行属性是不是与火有关呢？

所以，这就是法象药理的印证和提示。

好，最后，我们列出麝香和蟾酥的五行属性信息。

表　麝香的五行属性信息

麝香（鹿科动物林麝 *Moschus berezovskii* Flerov、马麝 *Moschus sifanicus* Przewalski 或原麝 *Moschus moschiferus* Linnaeus 成熟雄体香囊中的干燥分泌物）			
项目		内容	说明
传统性效认识	五味记载	辛	摘自 2020 版《中国药典》
	真实滋味	气香浓烈而特异，味微辣、微苦带咸	
	四气记载	温	
	归经记载	归心、脾经	
	功能主治记载	开窍醒神，活血通经，消肿止痛。用于热病神昏，中风痰厥，气郁暴厥，中恶昏迷，经闭，癥瘕，难产死胎，胸痹心痛，心腹暴痛，跌扑伤痛，痹痛麻木，痈肿瘰疬，咽喉肿痛。	

项目		内容	说明
"汤液经法图"体系的认识	五行属性	木（木中火）	
	真实滋味	味道微辣带咸	辣应辛味，咸为咸味
	基源动物	鹿科动物	鹿五行属火
	主导药味	辛咸	
	功效特点	辛补肝	开窍，行气血，通痹，止痛
		辛泻脾	祛痰
		咸补心	醒神，软坚，消肿散结

表　蟾酥的五行属性信息

蟾酥（蟾蜍科动物中华大蟾蜍 *Bufo bufo gargarizans* **Cantor** 或黑眶蟾蜍 *Bufo melanostictus* **Schneider** 的干燥分泌物）

项目		内容	说明
传统性效认识	五味记载	辛	摘自 2020 版《中国药典》
	真实滋味	气微腥，味初甜而后有持久的麻辣感	
	四气记载	温	
	归经记载	归心经	
	功能主治记载	解毒，止痛，开窍醒神。用于痈疽疔疮，咽喉肿痛，中暑神昏，痧胀腹痛吐泻。	
"汤液经法图"体系的认识	五行属性	木（木中火）	
	真实滋味	口尝麻辣感	辛味药的共性特征
	饮片颜色	棕红色或棕褐色	红色属火
	取浆时间	5~8 月（夏季）	夏季应火
	主导药味	辛咸	
	功效特点	辛补肝	开窍，行气血，止痛
		辛泻脾	祛暑，止吐泻
		咸补心	醒神，消肿散结

麝香

蟾酥

醋制柴胡，是为了保留其辛酸之味（木中金）

本节课，我们讲一味辛酸兼有的中药，这个中药非常常用，那就是柴胡。

一般认为，柴胡是一味辛凉解表药，主要用于风热表证。从"汤液经法图"角度看，辛味具有补肝祛风的作用，苦味具有泻心清热的作用。所以，将柴胡标定为辛苦兼有的中药，似乎是没问题的。

但是，《辅行诀》里面的一句话，引起了我们的注意。

这句话就是在"二旦四神汤"之后的"弘景曰：阳旦者，升阳之方，以黄芪为主；阴旦者，扶阴之方，以柴胡为主"。

大家注意，在这段描述中，黄芪和柴胡是阴阳属性相对的两个药。黄芪我们说过了，它的五行属性是土中木，主导药味是甘辛兼有，一方面补肝升阳，一方面补脾益气。那么，木对应金，所以，与带有木性的黄芪相对的柴胡，就应该带有金性。也就是说，柴胡的主导药味至少应该包括酸味。

这就是柴胡味酸的最主要提示。接下来，我们需要从临床功效角度，论证这种酸味。

柴胡的临床功效，根据《中国药典》的记载，是"疏散退热，疏肝解郁，升举阳气。用于感冒发热，寒热往来，胸胁胀痛，月经不调，子宫脱垂，脱肛"。

从理论上看，疏肝解郁和升举阳气的功效，一般是辛味补肝的作用。

因为肝应春天，主阳气升发，主气机运动，所以，升举阳气治疗子宫脱垂和脱肛应该是辛味补肝升阳的作用，而疏肝解郁治疗胸胁胀痛就是辛味补肝行气的作用。

所以，说柴胡是辛味药，很好理解，我们不再展开。

那么，柴胡的酸味怎么理解呢？

按照"汤液经法图"理论，酸味具有补肺、泻肝和收心的作用，既然柴胡是扶阴之主，那柴胡的酸味就应该以补肺之酸为主。也就是说，如果柴胡是酸味药，它就应该能够治疗肺虚证。

《辅行诀》里以补肺为主的治疗方包括小补肺汤、大补肺汤、小阴旦汤、大阴旦汤、小白虎汤、大白虎汤和宁气补肺汤，它们的主治证就是以肺虚为主的病证。其中，小补肺汤治疗"烦热汗出，口渴，少气不足息，胸中痛，脉虚者"，大补肺汤治疗"烦热汗出，少气不足息，口干，耳聋，脉虚而快者"，小阴旦汤治疗"天行身热，汗出，头目痛，腹中痛，干呕，下利者"，大阴旦汤治疗"头目眩晕，咽中干，每喜干呕，食不下，心中烦满，胸胁支满，往来寒热者"，小白虎汤治疗"天行热病，大汗出不止，口干舌燥，饮水数升不已，脉洪大者"，大白虎汤治疗"天行热病，心中烦热，时自汗出，舌干，渴欲饮水，时呷嗽不已，久不解者"，而宁气补肺汤治疗"烦热，汗出，口舌燥渴"。

虽然上述方剂的组成不同，各自肺虚表现的侧重点也不同，但是，我们依然能够看到一些肺虚病证的典型症状。

比如说，烦热和口干口渴。

柴胡能治疗烦热吗？能。

在单味药功效记载方面，《名医别录》记载其"除伤寒心下烦热，诸痰热结实"，《药性论》记载其"治热劳骨节烦疼，热气"，《医学启源》记载其"除虚劳烦热，解肌散热，去早晨潮热"。在组方功效方面，以柴胡为君药的小柴胡汤的主治证，就有"心烦""胸中烦""身有微热"等。《太平圣惠方》里面治疗肺疟、烦热呕逆的方子，也是以柴胡为主药。

柴胡能治疗口干口渴吗？也能。

在单味药功效记载方面，《日华子本草》记载其"润心肺"。在组方功效方面，以柴胡为君药的小柴胡汤可以治疗口苦咽干和口渴，《太平惠民和剂局方》的柴胡散可以治疗口干烦渴，《太平圣惠方》的柴胡散可以治疗鼻中干燥和身热疼闷。

当然，柴胡治疗烦热和口干口渴，单用的情形少，与其他酸味药配伍使用的情形多。《辅行诀》收录的大阴旦汤里是有芍药的，这就是柴胡与芍药的配伍。刚才提到的《太平圣惠方》中治肺疟的方子也有柴胡与麦冬的配伍，《太平惠民和剂局方》的柴胡散中还有柴胡与石膏、葛根的配伍。

所以，虽然柴胡具有酸味，但是养阴补肺的作用并不强，需要与其他养阴作用更强的酸味中药配伍使用。

其实，说柴胡是辛酸兼有的中药，还有一个依据，那就是其治疗往来寒热的功效。

往来寒热，是柴胡主治病证的代表性特点，考试就这么考，临床也这么用。我们一般会从和解少阳的角度，来理解柴胡治疗往来寒热的内涵。但是，如果从五行五味的角度看，这种功效特点说明，柴胡与单纯治疗寒证或单纯治疗热证的中药都不一样，它具有跨界属性。

怎么跨界呢？如果治疗寒证的中药，以辛味补肝升阳为主，治疗热证的中药，以酸味补肺敛阴为主，那么，柴胡就是辛酸兼有，这就是跨界。

可能有朋友会说，金老师，我们可以理解柴胡的跨界属性。但是，为什么一定是辛酸兼有，而不是辛苦兼有呢？按理说，苦味也能清热，也能补肾水，也能解释柴胡的上述跨界功效呀！

是的，酸味补肺，苦味补肾，肺肾应秋冬，都代表寒冷。从寒热的角度看，在某些特殊情况下，我们的确难以区分，具有寒凉性清热作用的中药，究竟是酸味药还是苦味药。柴胡，似乎就是遇到了这样一个特殊情况。

这个时候，我们就需要用到酸味和苦味的定位信息了。

从"汤液经法图"角度看，酸味补肺，酸味泻肝，酸味收心，酸味药的定位是肺肝心。而苦味泻心，苦味补肾，苦味燥脾，苦味药的定位是心肾脾。两者相比较，相同的定位是心，不同的定位是，酸味在于肺肝，苦味在于心肾。

那么，柴胡所表现出来的功效，是在肺肝多一点，还是在心肾多一点呢？根据历代本草书籍的记载，应该是前者。

例如，在《神农本草经》的记载中，柴胡还有"去肠胃中结气，饮食积聚"和"推陈出新"的功效。在《名医别录》的记载中，柴胡还有"除大肠停积"的功效。在《本草正》中还记载"热结不通者，用之佐以当归、黄芩"，"性滑，善通大便，凡溏泄脾薄者当慎用之"。

上述信息，都提示柴胡可能具有通大便的作用。而肺与大肠相表里，便秘的问题，亦可责之于肺。

又如，除了疏肝解郁、治疗胸胁胀痛之外，根据《中华本草》的记载，柴胡还可以用于黄疸（肝黄、劳黄等）和目赤肿痛。《太平圣惠方》里的治疗黄疸的柴胡散，《圣济总录》里的治疗眼赤痛微肿的柴胡洗眼汤，都是代表性的组方。

上述信息，都提示柴胡对肝胆疾病的治疗。肝开窍于目，眼病的治疗也是责之于肝。

再如，在日本曾经发生过因为不对证地滥用小柴胡汤而造成的一起国际知名的药害事件。在这起药害事件里，小柴胡汤被长期用于治疗慢性肝炎和肝纤维化，导致的不良反应是间质性肺炎。所以，与小柴胡汤关联的脏腑，一个是肝，另一个是肺。

所以，我们说，柴胡的药味归属，以辛酸兼有为主。因为在目前的临床应用中，常用柴胡之辛而少用柴胡之酸，故将其定为"木中金"，以辛味为主。

可能是功效描述的习惯，可能是药材的变迁，总之，目前柴胡之酸并不显著。而现代常用醋柴胡这样一个加酸制作的炮制品，或许就是对其酸味不足的一种补充吧。

最后，我们来看看柴胡的五行信息属性表。

表　柴胡的五行属性信息

柴胡（伞形科植物柴胡 *Bupleurum chinense* DC. 或狭叶柴胡 *Bupleurum scorzonerifolium* Willd. 的干燥根）			
项目		内容	说明
传统性效认识	五味记载	辛、苦	摘自 2020 版《中国药典》
	真实滋味	气微香，味微苦	
	四气记载	微寒	
	归经记载	归肝、胆、肺经	
	功能主治记载	疏散退热，疏肝解郁，升举阳气。用于感冒发热，寒热往来，胸胁胀痛，月经不调，子宫脱垂，脱肛。	
"汤液经法图"体系的认识	五行属性	木（木中金）	
	主导药味	辛酸	
	功效特点	辛补肝	祛风，疏肝解郁，升阳举陷
		辛散肺	解表退热，通便
		酸补肺	扶阴退热，治咽干口苦
		酸泻肝	治目赤肿痛

第二十二讲

解肌生津的葛根，可能是木中金

本节课，我们讲一味辛酸兼有的中药——葛根。

葛根自古就是一味解表发散药，也就是"风药"。例如《本草纲目》说："本草十剂云：轻可去实，麻黄、葛根之属……二味药皆轻扬发散，而所入迥然不同也。"又如《本草备要》说："风药多燥，葛根独能止渴者，以能升胃气，入肺而生津耳。"再如《本草汇言》也说："尝观发表散邪之药，其品亦多……而葛根之发散，亦入太阳，亦散风寒，又不同矣。"

这些论述，基本都表达了两层含义。

第一层，葛根是解表发散药，简称"风药"。

第二层，葛根与其他解表发散药不同，它有自己的特点。

至于是什么特点，不同医家有不同的论述。有些从太阳经与阳明经的不同来解释，有些从性凉的角度来解释，有些从"枝茎蔓延，入土最深"的法象药理来解释，众说纷纭。实际上，从"汤液经法图"角度看，就是单一药味与复合药味的问题，非常容易理解。

解表散邪，是辛味药的作用；生津止渴，是酸味药的作用。既能解表散邪，又能生津止渴的葛根，就是辛酸兼有。

其他的解表药，麻黄、桂枝、白芷、生姜、紫苏等，都是单一的辛味药。而葛根是一味辛酸兼有的中药，这就是它们之间的区别。这种区别背后的五行本质，就是木中木与木中金的区别。

本节课，我们就来梳理一下葛根的五行属性。

在《中国药典》里，葛根的功能主治表述为"解肌退热，生津止渴，透疹，升阳止泻，通经活络，解酒毒。用于外感发热头痛，项背强痛，口渴，消渴，麻疹不透，热痢，泄泻，眩晕头痛，中风偏瘫，胸痹心痛，酒毒伤中"。

在这个表述里，属于辛味的作用有三。

第一，解肌退热。

一般情况下，我们会把解肌退热等同于解表，认为解肌退热也是典型的辛味作用，是通过辛味散肺，开腠理泄内热，来治疗外感发热。但是，这种想法，可能不够准确。

更准确的想法是，葛根的解肌退热，已经不仅是单一辛味药的作用，而是辛味与酸味的联合作用。

为什么这么说呢？

大家知道，葛根发挥解肌退热作用的代表方就是葛根汤，而葛根汤的适应证特点，是在一众外感症状的基础上，伴有"项背强几几"，也就是项背僵硬难受。

葛根为什么对于项背僵硬难受有独特的效果？对！因为它除了辛味还有酸味，因为肝主筋，而抽筋、痉挛等一系列筋脉不利的疾病，都类似于肝实证，都需要酸味泻肝。所以，葛根的酸味是可以泻肝舒筋的，而这个舒筋的作用，就是解肌的内涵。

第二，透疹。

这一点比较好理解。肺主皮毛，麻疹不透是肺金疾病，而辛味散肺，辛味药就具有透疹解表的作用。

第三，升阳止泻。

这一点也比较好理解，脾土疾病分虚实，脾虚则倦怠乏力，脾实则腹满吐泻。所以，泄泻是需要从脾实证的角度来认识的，而辛味泻脾，所以辛味的葛根可以治疗泄泻痢疾。

至于眩晕头痛、中风偏瘫和胸痹心痛，可能与葛根的现代研究和临床应用有关。葛根里面有葛根素，是一种具有扩张血管和解痉止痛作用的异黄酮类活性物质。在高血压、冠心病和各类眼病的治疗上都有应用。其实，葛根素的扩张血管和解痉止痛作用，依然是葛根辛酸复合药味的作用表达，只不过是换成了现代医学术语来表述。

好，接下来，我们看看葛根属于酸味的作用。

第一，生津止渴。

在"汤液经法图"体系中，生津止渴是最典型的酸味作用，没有之一。为什么呢？因为酸味能够补肺，肺金又主阴气收敛，所以，改善津伤口渴这种阴虚状态的药效，就是典型的酸味药效。而且，《辅行诀》大小补肺汤的适应证，都有烦热、汗出和口渴的临床表现。

所以，葛根治疗口渴消渴的功效，就是酸味补肺作用的体现。

第二，解酒毒。

众所周知，葛根和葛花能够解酒，但其中的原因众说纷纭。从"汤液经法图"角度看，葛根是一味酸味药，能够生津止渴，而大量饮酒后一般都会出现口干口渴的症状，符合葛根的主治证。同时，葛根的辛味与酸味似乎可以配伍化合为甘味，也就具有一定的泻肾利尿作用，这有利于促进酒精排出。

所以，饮酒后不仅要多喝水，有条件的可以适量服用葛根茶或者新鲜葛根汁。

好，这就是葛根功效中的辛味作用和酸味作用。理解了这些功效的内涵，理解了这些功效与药味的关联性，也就能更好地认识和使用葛根。

也许有朋友会说，金老师，葛根是一味凉性药，为什么不是金中木而是木中金呢？

关于这个问题，我们是这样想的。虽然现行《中国药典》里面标注的葛根是凉性，但是《中华本草》《中药大辞典》《全国中草药汇编》里的葛根，都是平性药。从历代本草书籍的记载来看，有一些本草记载的是"性寒"或"性微寒"，但依然有其他药性的记载。例如，《神农本草经》记载的是"性平"，《本草再新》记载的是"性温平"，《珍珠囊》记载的是"纯阳"。所以，我们认为，葛根的凉性是有待商榷的。

同时，现在的葛根药材主要有野葛和粉葛两类，野葛又叫干葛，纤维性很强，看起来、摸起来都是干巴巴的。这种形态特征的中药材，与质润的酸味药麦冬、五味子不同，所以，我们将葛根的第一药味定为辛味，将其第二药味定为酸味。

或者说，纤维性不同的野葛和粉葛，药味侧重点可能不一样；普通的干燥饮片和特殊的鲜品饮片，药味侧重点可能也不一样。我们在这里不展开，感兴趣的朋友可以自己思考一下。

好，最后，我们来看看葛根的五行属性信息。

表　葛根的五行属性信息

葛根〔豆科植物野葛 *Pueraria lobata*（**Willd.**）**Ohwi** 的干燥根〕			
项目		内容	说明
传统性效认识	五味记载	甘、辛	摘自 2020 版《中国药典》
	真实滋味	气微，味微甜	
	四气记载	凉	
	归经记载	归脾、胃、肺经	
	功能主治记载	解肌退热，生津止渴，透疹，升阳止泻，通经活络，解酒毒。用于外感发热头痛，项背强痛，口渴，消渴，麻疹不透，热痢，泄泻，眩晕头痛，中风偏瘫，胸痹心痛，酒毒伤中。	
"汤液经法图"体系的认识	五行属性	木（木中金）	
	主导药味	辛酸	
	功效特点	辛散肺	解表，透疹
		辛补肝	升阳，定眩
		辛泻脾	止泻
		酸补肺	生津止渴，解酒
		酸泻肝	舒筋，解痉止痛

第二十三讲

陈皮辛多酸少，青皮酸多辛少（木中金）

本节课，我们再来讲两味辛酸兼有的中药。

这两味中药属于同一基源的药用植物，只不过采收季节不同，一个是在果实成熟后采收，另一个是在果实未成熟时就采收。相同的植物基源，使得它们具有一些相同的功效；不同的采收季节，又使得它们具有不同的功效侧重点。

说了这么多，大家猜出它们是谁了吗？对，陈皮和青皮。

陈皮，是芸香科植物橘及其栽培变种的干燥成熟果皮。青皮，是芸香科植物橘及其栽培变种的干燥幼果或未成熟果实的干燥果皮。

看到陈皮和青皮的药用来源，其实我们就可以通过自己的日常生活经验，来做出一些推测。比如说，总体来看，橘子的味道是酸甜的，那么陈皮和青皮的药味，大概率会与酸甘有关。再比如说，没成熟的橘子，肯定是酸味要更多一些。所以，可以推测青皮的酸味要比陈皮更明显。

其实，这些生活经验都是对的，都与陈皮和青皮的五行属性和主导药味对得上。所以，我们一直和大家说，中医中药不仅仅是一门关于医学的学问，更是一门把医学与万事万物联系起来的学问。这里面的内容，非常深奥。

明白了这些内容，我们再来看陈皮和青皮的五行属性和主导药味。

根据《中国药典》的记载，陈皮"苦、辛，温。归肺、脾经。理气健脾，燥湿化痰。用于脘腹胀满，食少吐泻，咳嗽痰多"。

从功效上看，陈皮的最主要功效，就是理气行气，治疗气滞证的脘腹胀满，这种理气的功效，其实就是辛味补肝的作用。肝主疏泄，肝虚则气机不利，辛味补肝，也就能行气理气，用于气滞证。

前几节课讲到的木香和香附，也是辛味补肝行气的代表中药。

在辛味补肝行气的基础上，陈皮的辛味还能泻脾，这种泻脾作用就体现为祛湿燥湿，治疗呕吐腹泻。同时，陈皮的辛味还能散肺，这就体现为止咳化痰，治疗咳嗽痰多。所以，可以这样说，陈皮也是典型的辛味药，既能够补肝，也能够泻脾和散肺。

另外，陈皮还具有一定的甘味。虽然很弱，但是从药典记载来看，陈皮的确具有一定的补脾作用，在脘腹胀满和食少吐泻的治疗中，甘味是发挥了作用的。

好，这就是陈皮的主导药味和功效特点。在这个主导药味里，并没有酸味。那么，陈皮的酸味去哪儿了呢？要回答这个问题，我们先来看看青皮。

青皮，根据《中国药典》记载，"苦、辛，温。归肝、胆、胃经。疏肝破气，消积化滞。用于胸胁胀痛，疝气疼痛，乳癖，乳痛，食积气滞，脘腹胀痛"。

从功效上看，青皮与陈皮一样，也具有行气理气的功效，只不过，青皮的行气理气作用要强于陈皮。这种强弱差异，从陈皮功效为"理气"，而青皮功效为"破气"就能看出来。

所以，与陈皮一样，青皮的辛味作用，既体现在补肝上，也体现在泻脾上。既体现在破气导滞的功效上，用于胸胁胀满和疝气；也体现在消积化滞的功效上，用于食积。不过，这种作用依然是辛味的作用，而不是酸味的作用。

那么，青皮的酸味体现在哪里呢？对！体现在青皮止痛的功效上。

大家知道，《辅行诀》小泻肝汤以酸味为主，治疗胸胁疼痛和少腹疼痛。《伤寒杂病论》芍药甘草汤以酸味和甘味为主，治疗拘挛疼痛。这些复方之所以能够治疗疼痛，就是因为其中的酸味药白芍、枳实等，具有泻肝作用，能够舒筋止痛。

同样，青皮治疗胸胁胀痛、疝气疼痛、乳房胀痛和脘腹胀痛，也是其酸味泻肝作用的表达。虽然在青皮的功效表述中，并没有明确的"止痛"功效，但是从适应证角度看，给青皮增加"止痛"功效，既符合青皮的主治证，也更符合青皮的主导药味。

当然，这个主导药味，不是药典的"苦、辛"记载，而是从"汤液经法图"角度赋予青皮的酸味。

《医学入门》记载青皮"泻肝气，治胁痛、疝气，及伏胆家动火惊症"，明确提到泻肝，也明确提到胁痛和肝火上炎诸症，这都是青皮味酸的有力依据。

所以，青皮是以辛味为主、辛酸兼有的中药。青皮的辛味体现在破气导滞，青皮的酸味体现在止痛。

理解了这一点，我们再来说陈皮的酸味。其实，从《中华本草》的记载看，陈皮治疗的气滞诸症也不乏疼痛表现。例如，陈皮与枳实、木香配伍，常用于脘腹胀痛；陈皮与枳实、生姜配伍，可用于胸痹心痛；陈皮与柴胡配伍，可用于乳房胀痛；陈皮与当归、延胡索配伍，可用于痛经等。

所以，陈皮的酸味，一是与辛味配伍化甘之酸，二是行气止痛之酸。

好，最后来看看陈皮和青皮的五行属性信息。

表　陈皮的五行属性信息

陈皮（芸香科植物橘 *Citrus reticulata* Blanco 及其栽培变种的干燥成熟果皮）			
项目		**内容**	**说明**
传统性效认识	五味记载	苦、辛	摘自 2020 版《中国药典》
	真实滋味	气香，味辛、苦	
	四气记载	温	
	归经记载	归肺、脾经	
	功能主治记载	理气健脾，燥湿化痰。用于脘腹胀满，食少吐泻，咳嗽痰多。	

项目		内容	说明
"汤液经法图"体系的认识	五行属性	木（木中金）	
	主导药味	辛酸	
	功效特点	辛补肝	理气，行气
		辛泻脾	燥湿
		辛散肺	止咳化痰
		辛酸化甘	健脾
		酸泻肝	止痛

表　青皮的五行属性信息

青皮（芸香科植物橘 *Citrus reticulata* Blanco 及其栽培变种的干燥幼果或未成熟果实的果皮）			
项目		内容	说明
传统性效认识	五味记载	苦、辛	摘自 2020 版《中国药典》
	真实滋味	气香，味苦、辛	
	四气记载	温	
	归经记载	归肝、胆、胃经	
	功能主治记载	疏肝破气，消积化滞。用于胸胁胀痛，疝气疼痛，乳癖，乳痛，食积气滞，脘腹胀痛。	
"汤液经法图"体系的认识	五行属性	木（木中金）	
	主导药味	辛酸	
	功效特点	辛补肝	疏肝破气
		辛泻脾	消积化滞
		酸泻肝	止痛

第二十四讲

附子（木中水）才是真正的肝肾同补

　　补益肝肾，滋补肝肾，是平时大家经常听到的中药功效。我们熟悉的何首乌、枸杞子、女贞子等都是补肝肾的中药，六味地黄丸则是补肝肾的中成药。

　　那么，这些中药是真的补肝肾吗？

　　如果我们只是泛泛地将滋补类的功效描述为"补肝肾"，那么，上述中药的确能够补肝肾。但是，如果我们更加精准地、更加严谨地定义"补肝肾"，你会发现，上述中药都不是典型的补肝肾中药。

　　为什么这么说呢？

　　大家看，补肝肾的功效，其实是两个功效的组合，一个是补肝，一个是补肾。单纯补肝的中药，不能说可以补肝肾。单纯补肾的中药，也不能说可以补肝肾。只有既能补肝，又能补肾的中药，才能说可以补肝肾。

　　现行的中药功效体系中，极少单独说补肝，要么是补肝肾，要么是补肝血。所以，如果我们单独说补肝的功效，大家反而觉得很奇怪。但是，在"汤液经法图"体系中，五脏补泻功效都是独立的，补肾是补肾，补肝是补肝，补脾是补脾，各有各的内涵，各有各的适应证。

　　所以，在"汤液经法图"体系下，我们就可以更为准确地理解补肝、补肾以及两者兼有的补肝肾。

　　肝木应春天，主阳气生发，补肝就是升阳，补肝就是生发，所以，具有补肝作用的中药，大多是辛温药性。肾水应冬天，主骨司生殖，肾与膀胱相表里，所以，具有补肾作用的中药，大多能治疗骨病、小便病和男科女科病等。

合二为一，能够治疗骨病、小便病和男科女科病的温热性中药，大概率就是"汤液经法图"体系下的补肝肾中药。大家看看，哪一些中药符合这个特点呢？有很多，我们来讲一个最具有代表性的——附子。

选择附子的原因有二：其一，它是《辅行诀》二十五味药精记载的中药（在某些抄本里面有），定位是木中水；其二，附子是一味毒性中药，偏性很强，具有鲜明的功效特点。

在这里，我们再简单说明一下，为什么要用复合药味来解释木中水这样的五行属性，而不用其他方法来解释。

如果用其他方法，例如，将木中水的前位属性定义为药味、后位属性定义为作用靶位的方法，那么，附子就是辛味药，主要功效以补肾水为主，这符合附子的功效特点。但是，实际临床上，附子不仅仅能作用于肾水，也能够作用于脾土（治疗虚寒吐泻），还能够作用于肝木（治疗虚寒厥逆）。所以，这种解释方法，只按照木中水的后位属性"水"来定义作用靶位，是不准确的。

可以预见，如果将木中水的前位属性和后位属性标记为不同内容，那么，大概率还会出现类似上面的悖论。

所以，换一个思路，我们将木中水的前位属性和后位属性统一定义为药味，即木中水附子是辛苦兼有的复合药味中药。这样，也许就能避免上面说的悖论。

那么，附子的功效，是不是符合辛苦兼有的作用呢？这就是接下来我们讨论的重点。

根据《中国药典》的记载，附子的功效为"回阳救逆，补火助阳，散寒止痛。用于亡阳虚脱，肢冷脉微，心阳不足，胸痹心痛，虚寒吐泻，脘腹冷痛，肾阳虚衰，阳痿宫冷，阴寒水肿，阳虚外感，寒湿痹痛"。补充说明一点，临床使用的都是炮制品，也就是制附子。

我们知道，辛味药有三个作用，第一是补肝，第二是泻脾，第三是散肺。

附子能不能补肝？能的！附子助阳散寒的作用，其实就是在补肝升阳，而且，附子可能是补肝升阳作用最强的中药之一。除了回阳救逆，附子这种补肝升阳的作用，也能够解表，治疗阳虚外感，代表方就是麻黄附子细辛汤。

附子也能够泻脾，用于治疗虚寒吐泻和脘腹冷痛。当然，这里面需要注意一个概念的转换。以前我们将治疗虚寒吐泻的功效称为温中温里，这似乎是一种类似补虚的作用。现在呢，按照"汤液经法图"理论，脾实则吐泻。无论是寒证还是热证，吐泻都是脾实的表现，尤其是急性的上吐下泻。所以，治疗虚寒吐泻也是以泻脾为主。

附子能不能散肺呢？应该也是能的。《神农本草经》记载附子"主风寒咳逆邪气"，《药性辑要》记载附子"治虚寒喘"，《中华本草》记载附子能够解凝散肿，治疗阴疽疮疡，这些可能都是附子散肺的体现。

同样，苦味药也有三个作用，第一是补肾，第二是泻心，第三是燥脾。

附子能够补肾阳，能够治疗阳痿宫冷和阴寒水肿，这都是苦味补肾的表现。实际上，从"汤液经法图"体系来看，因为肝木主升阳，所以现在的补肾阳，其实都是肝肾同补。而肺金主敛阴，所以现在的补肾阴，其实都是肺肾同补。

所以，所有以补肾阳为主要功效的中药，基本都自带辛苦兼有的复合药味光环。

附子还能够燥脾。脾主四肢，脾土主湿，附子作用于脾土的功效表达，除了治疗虚寒吐泻之外，还有对四肢寒湿痹痛的缓解。或者说，辛味泻脾，苦味燥脾，辛苦兼有又入脾的附子，完美地达成了泻脾同时燥脾的目的。

最后，苦味入心泻心的作用，在附子身上的表现比较复杂。一方面，最经典的苦味泻心作用，也就是清热泻火，并不体现在附子这个辛苦兼有的中药身上。另一方面，《中国药典》提到的附子治疗心阳不足所致胸痹心痛的作用，可能也不是辛味和苦味的直接作用，而是附子与其他甘味药配伍后，苦甘化咸的补心作用的体现。

代表性的方子就是薏苡附子散。治疗阳不化气、湿阻胸阳所致胸痹心痛的薏苡附子散，就是甘味薏苡仁和苦辛兼有的附子配伍使用。当然，这只是我们的一个初步推测，后续可以进一步讨论。

好了，这就是附子的主导药味和功效特点，我们列出附子的五行属性信息如下。

表　附子的五行属性信息

附子（毛茛科植物乌头 *Aconitum carmichaelii* Debx. 的子根的加工品）			
项目		**内容**	**说明**
传统性效认识	五味记载	辛、甘	摘自 2020 版《中国药典》
	真实滋味	气微，味淡	
	四气记载	大热	
	归经记载	归心、肾、脾经	
	功能主治记载	回阳救逆，补火助阳，散寒止痛。用于亡阳虚脱，肢冷脉微，心阳不足，胸痹心痛，虚寒吐泻，脘腹冷痛，肾阳虚衰，阳痿宫冷，阴寒水肿，阳虚外感，寒湿痹痛。	
"汤液经法图"体系的认识	**五行属性**	**木（木中水）**	
	真实滋味	生品有麻舌感	
	主导药味	**辛苦**	
	功效特点	辛补肝	回阳散寒，用于亡阳厥逆
		辛泻脾	温中，用于虚寒吐泻，脘腹冷痛
		辛散肺	解表，用于阳虚外感，阴疽疮疡
		苦补肾	用于阳痿宫冷，阴寒水肿
		苦燥湿	用于寒湿痹痛

第二十五讲

补肾阳的巴戟天、淫羊藿和续断（木中水）

上一节课，我们重点讲了辛苦兼有的附子。

附子是一味很重要的中药，功效很重要，五行属性也很重要。但是呢，附子有一个特点，它是一味毒性药。无论是生附子还是炮制过的制附子，都是毒性中药。

作为毒性中药，我们在临床使用时，就要更多地考虑患者的基础疾病、肝肾功能和机体耐受能力等，看看用附子是否适宜。换句话说，附子的应用场景是有限的，它具有一定的安全风险。

为什么国家药品监督管理局要求每一种含有附子的中成药，在出厂前都要接受多种乌头碱类化合物的限量检查呢？其实就是通过控制毒性成分乌头碱的摄入量，来降低出现药害事件的风险。

那么，对于一般患者，有没有与附子功效相似的其他非毒性中药可以选择呢？有的，接下来我们就讲其中的三味代表药——巴戟天、锁阳和续断。

首先，我们来说巴戟天。

巴戟天是一味补肾阳的中药，而且不是毒性中药，安全性更好。根据《中国药典》记载，巴戟天能够"补肾阳，强筋骨，祛风湿。用于阳痿遗精，宫冷不孕，月经不调，少腹冷痛，风湿痹痛，筋骨痿软"。

其中，巴戟天补肾阳、强筋骨和祛风湿的功效，能够拆分成六个独立的功效，分别是：补肾、升阳、强筋、强骨、祛风和祛湿。在这六个功效里，补肾是苦味的作用，升阳是辛味的作用，强筋是辛味的作用，强骨是苦味的作用，祛风是辛味的作用，祛湿是苦味的作用。

苦味补肾不必多说了，那为什么升阳是辛味的作用呢？因为肝木应春，春天阳气升发，而辛味补肝。为什么强筋是辛味的作用？因为肝主筋。为什么强骨是苦味的作用？因为肾主骨。为什么祛风是辛味的作用？因为肝木应风，厥阴风木。为什么祛湿是苦味的作用？因为脾土应湿，而苦味燥脾祛湿。

所以，巴戟天的全部功效，都能够用辛味和苦味来解释。也就是说，巴戟天是一味辛苦兼有的中药。

大家注意，我们在界定巴戟天的五行属性和主导药味时，并没有创造新的功效，而只是把既有功效，按照"汤液经法图"的思路分析了一下。这再一次表明，"汤液经法图"理论与现有中药性效理论并不矛盾，"汤液经法图"能够很好地融入中药性效理论中，帮助我们提高临床识药用药的能力。

也正是因为这一点，我们将巴戟天的药味厘定写成了一篇学术文章，发表在了学术期刊上。

接着，我们来说淫羊藿。

淫羊藿也是一个补肾阳的中药，与巴戟天非常像，两者经常相须使用。

根据《中国药典》的记载，淫羊藿能够"补肾阳，强筋骨，祛风湿。用于肾阳虚衰，阳痿遗精，筋骨痿软，风湿痹痛，麻木拘挛"。大家看，淫羊藿的功效也是补肾阳、强筋骨和祛风湿，药性也是温性。所以，我们按照对巴戟天的定位，就可以同样将淫羊藿定为辛苦兼有的中药——辛补肝、苦补肾。

实际上，就辛味补肝的作用来看，巴戟天主要是集中在对风寒湿痹的治疗上，而淫羊藿可能就更为全面。

从《中华本草》的记载中，我们可以看到，淫羊藿配伍其他中药之后，就可以用于"偏风手足不遂、麻木不仁""风走注疼痛、来往不定""目昏生翳"和"伤寒后青盲"的治疗，现代还用于更年期高血压的治疗。而无论是中风所致的手足不遂和全身窜痛，还是眼病和眩晕，其实都是肝木病证，都属于辛味补肝的治疗范畴。

好，这就是淫羊藿的辛苦兼有，而且它的辛味祛风作用还挺有特点。

最后，我们来说续断。

续断是一个常用的骨伤科中药，根据《中国药典》记载，续断"补肝肾，强筋骨，续折伤，止崩漏。用于肝肾不足，腰膝酸软，风湿痹痛，跌扑损伤，筋伤骨折，崩漏，胎漏"。

因为辛补肝，苦补肾，所以补肝肾是辛苦兼有的作用。因为肝主筋，肾主骨，所以强筋骨、治疗筋伤骨折也是辛苦兼有的作用。因为辛补肝祛风，苦燥脾祛湿，所以治疗风湿痹痛还是辛苦兼有的作用。因为肾主生殖，所以止崩漏、治疗胎动不安主要是苦味补肾的作用。

而且，续断与巴戟天一样，药性偏温，这也是典型的辛味补肝药的特征。

大家知道，跌打损伤的本质，其实就是筋骨的断裂或错位，即使我们叫作骨折，但实际上肯定也有筋脉的损伤，这就是肾与肝的关联性，这就是水与木的关联性。当然，这是病理生理方面的关联。如果从药理角度看，这些肝肾同补的辛苦兼有中药，体现的也是一种水与木的关联性。

世界万物就是以各种各样的关联性而共同存在的，我们只有掌握了五行生克的关联性，才能更好地运用五行去解决问题。

好，最后，我们来看看巴戟天、淫羊藿和续断的五行属性信息。

表　巴戟天的五行属性信息

巴戟天（茜草科植物巴戟天 *Morinda officinalis* How 的干燥根）			
项目		内容	说明
传统性效认识	五味记载	甘、辛	摘自 2020 版《中国药典》
	真实滋味	气微，味甘而微涩	
	四气记载	微温	
	归经记载	归肾、肝经	
	功能主治记载	补肾阳，强筋骨，祛风湿。用于阳痿遗精，宫冷不孕，月经不调，少腹冷痛，风湿痹痛，筋骨痿软。	

项目		内容	说明
"汤液经法图"体系的认识	五行属性	木（木中水）	
	主导药味	辛苦	
	功效特点	辛补肝	升阳，强筋，祛风
		辛泻脾	温中，用于少腹冷痛
		苦补肾	壮骨，用于遗精不孕
		苦燥脾	燥湿，用于风湿痹痛

表　淫羊藿的五行属性信息

淫羊藿［小檗科植物淫羊藿 *Epimedium brevicornu* Maxim.、箭叶淫羊藿 *Epimedium sagittatum*（Sieb. et Zucc.）Maxim.、柔毛淫羊藿 *Epimedium pubescens* Maxim. 或朝鲜淫羊藿 *Epimedium koreanum* Nakai 的干燥叶]

项目		内容	说明
传统性效认识	五味记载	辛、甘	摘自 2020 版《中国药典》
	真实滋味	气微，味微苦	
	四气记载	温	
	归经记载	归肝、肾经	
	功能主治记载	补肾阳，强筋骨，祛风湿。用于肾阳虚衰，阳痿遗精，筋骨痿软，风湿痹痛，麻木拘挛。	
"汤液经法图"体系的认识	五行属性	木（木中水）	
	主导药味	辛苦	
	功效特点	辛补肝	升阳，强筋，祛风
		苦补肾	壮骨，用于遗精阳痿
		苦燥脾	燥湿，用于风湿痹痛

表　续断的五行属性信息

续断（川续断科植物川续断 *Dipsacus asper* Wall. ex Henry 的干燥根）

项目		内容	说明
传统性效认识	五味记载	苦、辛	摘自 2020 版《中国药典》
	真实滋味	气微香，味苦、微甜而后涩	
	四气记载	微温	
	归经记载	归肝、肾经	
	功能主治记载	补肝肾，强筋骨，续折伤，止崩漏。用于肝肾不足，腰膝酸软，风湿痹痛，跌扑损伤，筋伤骨折，崩漏，胎漏。	

项目		内容	说明
"汤液经法图"体系的认识	五行属性	木（木中水）	
	主导药味	辛苦	
	功效特点	辛补肝	升阳，强筋，祛风
		苦补肾	强骨，续折伤，止崩漏
		苦燥脾	燥湿，用于风湿痹痛

第二十六讲

桔梗、羌活和独活，展示了不同的辛苦兼有（木中水）

在"汤液经法图"中，辛味既能补肝，又能泻脾，还能散肺；苦味既能补肾，又能泻心，还能燥脾。所以，辛苦兼有的复合药味，其实不止一种作用，而是可以搭配出不同的作用。

在前面两节课，我们给大家讲的辛苦兼有，主要是辛补肝与苦补肾的结合。那么，这节课中，我们就给大家展现另外一些不一样的辛苦兼有。

比如说，辛味可以散肺，苦味可以泻心，这两者结合起来，就会形成另外的一种辛苦兼有。具有这种辛苦兼有药味特点的代表中药，就是桔梗。

桔梗在临床很常用，但是其功效特点，却存在一些看似矛盾之处。根据《中国药典》的记载，桔梗"宣肺，利咽，祛痰，排脓。用于咳嗽痰多，胸闷不畅，咽痛音哑，肺痈吐脓"。

一说到宣肺，我们大概率能想到麻黄，即辛热药。一说到利咽，我们大概率能想到板蓝根，即苦寒药。这样分属于热性药和寒性药的典型功效，同时存在于桔梗身上。

这说明什么呢？这说明，桔梗是具有复合药味的中药，在它的主导药味中，一个具有升阳的属性，另一个则具有敛阴的属性。于是，如果我们把麻黄的辛味与板蓝根的苦味合并，就能得到辛苦兼有的复合药味。

当然，桔梗究竟是不是辛苦兼有，还需要从功效的角度印证一下。

第一，宣肺。其实，将桔梗的功效定义为宣肺，可能并不是很合适。为什么呢？因为在历代本草书籍上记载的这个功效，是"开胸膈""利肺气"和"利膈气"，是"除上气壅"和"下一切气"。由此可知，桔梗宣肺的功效，其实就是通利肺气，不仅仅是向上的宣发，也包括向下的顺降，是一种双向调节作用。

这种双向的宣降理气的作用，不仅能够用于治疗咳嗽，还能够用于治疗气滞所致的胸闷胁痛。这个宣降理气的作用，其实就是桔梗辛味补肝散肺的作用表达。

第二，利咽。桔梗利咽的作用，以及治疗热毒痈肿的作用，其实都是苦味泻心清热的表现。这一点，与清热利咽的牛蒡子和板蓝根，以及清热解毒消痈的鱼腥草和败酱草，都是一致的。

同时，因为桔梗除了苦味还兼有辛味，所以，在桔梗味苦利咽的基础上，其实又增加了味辛开音、味辛祛湿排脓的作用。所以，桔梗在临床上常用于喉痹失音和咽喉红肿化脓的证候类型。

第三，祛痰排脓。无论是痰液还是脓液，其实都是多余的以痰湿为主的病理产物，无论是祛痰还是排脓，其实都是以辛味为主的作用。脾土应湿，辛味泻脾，这就可以祛痰湿；同时，辛味能散肺，也就能祛除肺内痰湿。

所以，我们认为，桔梗祛痰排脓的作用，主要是其辛味泻脾散肺的表现，当然，也可能有苦味燥脾祛湿的参与。

综合以上三方面，我们就能够确认，桔梗的确是辛苦兼有的中药。

除了桔梗之外，我们再来看一组辛苦兼有的中药——羌活和独活。

羌活是传统的辛温解表药，独活是传统的祛风湿药，虽然二者分属于《中药学》教材的不同章节，但是从主导药味角度看，两者是非常相似的，都是以辛味为主的辛苦兼有。

根据《中国药典》，羌活"解表散寒，祛风除湿，止痛。用于风寒感冒，头痛项强，风湿痹痛，肩背酸痛"，独活"祛风除湿，通痹止痛。用于风寒湿痹，腰膝疼痛，少阴伏风头痛，风寒挟湿头痛"。

其中，解表散寒、祛风止痛是标准的辛味作用，因为辛味补肝散肺，补肝就是祛风散寒，散肺就是解表发汗，所以我们说，辛温散寒药就是标准的辛味药。同时，辛味泻脾祛湿，苦味燥脾祛湿，辛苦兼有就能入脾治脾，用于躯干四肢的风寒湿痹证。

同时，辛味补肝可以止痛，尤其是以风邪外感所致的疼痛，集中在上焦。苦味燥脾也可以止痛，尤其是以湿邪内着所致的疼痛，集中在躯干四肢。两者结合后的适应证更加广泛。所以，羌活和独活可以用于风邪头痛、风邪挟湿头痛、风邪肩背疼痛、风湿关节痹痛等各种各样的由风邪、寒邪和湿邪单独或混合引起的疼痛。

也许有朋友会说，金老师，羌活和独活的苦味似乎没有太大意义，因为辛味本身就可以泻脾祛湿，例如半夏、广藿香、砂仁之类。

对，单从药典记载的功效来看，羌活和独活的确没有太多与苦味相关的功效。但是，如果我们从《中华本草》的记载来看，就会发现更多的羌活和独活与肾水的相关性。

比如，根据《中华本草》记载，羌活可以治疗小便不利的水气肿，可以治疗脚气肿痛，也可以治疗耳内流脓水等。独活呢，在止痛方面长于缓解腰膝疼痛和牙齿痛，也可以用于脚弱疼痛等。这些都是肾水疾病的范畴。现在想想，羌活适应证里面的"肩背酸痛"，独活适应证里面的"腰膝疼痛"，其实都提示了苦味补肾入肾的作用。

最后，大家看，辛苦兼有的桔梗，辛苦兼有的羌活和独活，都有着与附子不一样的功效特点。所以，我们在学习掌握中药时，不能只看药味，也不能只看功效，而是要把两者结合起来，这样才是完整的性效。

好，桔梗、羌活和独活的五行属性信息如下。

表 桔梗的五行属性信息

桔梗［桔梗科植物桔梗 *Platycodon grandiflorum*（Jacq.）A. DC. 的干燥根］			
项目		内容	说明
传统性效认识	五味记载	苦、辛	摘自 2020 版《中国药典》
	真实滋味	气微，味微甜后苦	
	四气记载	平	
	归经记载	归肺经	
	功能主治记载	宣肺，利咽，祛痰，排脓。用于咳嗽痰多，胸闷不畅，咽痛音哑，肺痈吐脓。	

项目		内容	说明
"汤液经法图"体系的认识	五行属性	木（木中水）	
	主导药味	辛苦	
	功效特点	辛散肺	宣肺，理气，宽胸，止咳，开音
		辛泻脾	祛痰，排脓
		苦泻心	利咽，清热解毒

表 羌活的五行属性信息

羌活（伞形科植物羌活 *Notopterygium incisum* Ting ex H. T. Chang 或宽叶羌活 *Notopterygium franchetii* H. de Boiss. 的干燥根茎和根）			
项目		内容	说明
传统性效认识	五味记载	辛、苦	摘自2020版《中国药典》
	真实滋味	气香，味微苦而辛	
	四气记载	温	
	归经记载	归膀胱、肾经	
	功能主治记载	解表散寒，祛风除湿，止痛。用于风寒感冒，头痛项强，风湿痹痛，肩背酸痛。	
"汤液经法图"体系的认识	五行属性	木（木中水）	
	主导药味	辛苦	
	功效特点	辛补肝	升阳散寒，祛风止痛
		辛散肺	解表
		辛泻脾，苦燥脾	祛湿，燥湿止痛
		苦补肾	用于水肿，肩背酸痛

表 独活的五行属性信息

独活（伞形科植物重齿毛当归 *Angelica pubescens* Maxim. f. *biserrata* Shan et Yuan 的干燥根）			
项目		内容	说明
传统性效认识	五味记载	辛、苦	摘自2020版《中国药典》
	真实滋味	有特异香气，味苦、辛、微麻舌	
	四气记载	微温	
	归经记载	归肾、膀胱经	
	功能主治记载	祛风除湿，通痹止痛。用于风寒湿痹，腰膝疼痛，少阴伏风头痛，风寒挟湿头痛。	

项目		内容	说明
"汤液经法图"体系的认识	五行属性	木（木中水）	
	真实滋味	麻舌感	辛味药共性特点
	主导药味	辛苦	
	功效特点	辛补肝	升阳散寒，祛风止痛
		辛泻脾，苦燥脾	祛湿，燥湿止痛
		苦补肾	用于腰膝疼痛和牙齿痛

第二十七讲

辛苦兼有的冰片和石菖蒲，是凉开的代表药（木中水）

大家知道，开窍药是一类很特殊的中药，它们具有开窍醒神的功效，往往用于急危重症治疗。

根据寒热属性，我们可以把开窍药分为温开药和凉开药。温开药就是温热性开窍药，凉开药就是寒凉性开窍药。

前面我们给大家讲了两个温开的代表中药——麝香和蟾酥，五行属性是木中火，主导药味是辛咸。接下来，我们给大家讲两味凉开的代表药。

既然是凉开药，那么与温开药相比，就一定是有相同、有不同。既然温开药已经确定为辛咸兼有的复合药味，那么凉开药呢？凉开药与温开药相同的，是开窍这个功效，即辛味的作用；而凉开药与温开药不同的，是寒热属性的相反。温开药是温热性的，以咸味为主；而凉开药是寒凉性的，以苦味为主。

所以，相对于辛咸兼有的温开药，凉开药的主导药味就是辛苦兼有，五行属性就是木中水。

大家注意，虽然凉开药的药性偏寒凉，我们还是将其界定为辛味为主、苦味为辅的辛苦药。这么做的原因，是希望告诉大家，这些药的主要功效都是开窍，而这是辛味的作用表达。

好，我们先来看冰片。

关于冰片，其实有很多内容都可以说。例如，冰片现在分为天然冰片、人工冰片和艾片三种，来源各不相同，但功效大同小异。此外，冰片这味中药，张景岳在《本草正》里说得很清楚，"宜少而暂，多则走散真气，大能损人"。也就是说，冰片不建议长期内服。

其实，冰片的用法一般是不入煎剂的，所以，现在内服冰片的最大可能性就是中成药，而的确有很多治疗心脑血管疾病的中成药含有冰片。很多人都会长期服用这些中成药，这其实是有问题的。所以，我们在2023年组织专家编写了《含冰片中成药临床合理用药与药学评价的专家共识》，重申了此类药物的安全风险。

当然，我们现在讨论的重点不是这个风险，而是冰片的主导药味。

冰片的主导药味是什么呢？我们认为就是辛苦。

根据《中国药典》记载，冰片能够"开窍醒神，清热止痛。用于热病神昏、惊厥，中风痰厥，气郁暴厥，中恶昏迷，胸痹心痛，目赤，口疮，咽喉肿痛，耳道流脓"。

其中，开窍的功效就是辛味补肝的作用，肝主疏泄，用于气滞诸病，辛味走窜开闭，治疗窍闭证。而清热的功效，应该就是苦味泻心的作用。因为心主火，所以苦味泻心的作用，就能清热。至于止痛的功效，一方面，不通则痛，气滞状态就会造成疼痛，辛味行气走窜，缓解气滞的同时就能止痛；另一方面，"诸痛痒疮，皆属于心"，苦味泻心清热的作用，应该也能缓解热证疼痛。

在《中华本草》的记载中，冰片还能"明目退翳"，用于眼赤痛、痘风眼、睛漏疮等眼病，这也符合冰片辛苦的药味特点。辛味补肝，而肝开窍于目，苦味泻心，辛苦兼具，则能治疗多种热性眼病。

好，这就是冰片的主导药味。

接下来，我们看看石菖蒲。

根据《中国药典》的记载，石菖蒲能够"开窍豁痰，醒脑益智，化湿开胃。用于神昏癫痫，健忘失眠，耳鸣耳聋，脘痞不饥，噤口下痢"。

其中，与冰片一样，石菖蒲开窍的功效也是辛味补肝的作用。同时，石菖蒲化湿开胃，治疗脘痞不饥和噤口下痢的功效，也是辛味的作用。只不过，这里不是辛味补肝，而是辛味泻脾，用于治疗消化系统疾病。除此之外，辛味还能散肺。那么，石菖蒲的辛味能不能散肺呢？

能，我们在《中华本草》看到，石菖蒲可以用于"鼻塞窒不得喘息"和"大便不通"，这都是辛味散肺的作用体现。

所以，石菖蒲之辛，既能补肝，又能泻脾，还能散肺。

石菖蒲的苦味也有多方面的作用。首先，虽然在《中国药典》的功效描述中没有体现出石菖蒲清热的作用，但是从《中华本草》的记载看，石菖蒲可以治疗"热病神昏"和"中热癫痫"，这都是泻心清热的表现。其次，石菖蒲的苦味可以燥脾祛湿，苦辛联用，实现治疗湿困中焦的目的。再次，石菖蒲的苦味可以补肾，而肾开窍于耳，耳病从肾治。所以石菖蒲治疗耳鸣耳聋和健忘的功效，其实都与其苦味入肾补肾有关。在《中华本草》的记载中，石菖蒲可以用于牙痛、小便不利等肾水病证，更能佐证其苦味入肾的性效特点。

所以，石菖蒲之苦，既能泻心，又能燥脾，还能补肾。

综合以上认识，我们发现，石菖蒲真是厉害，它的功效涉及肝、心、脾、肺和肾每一个脏腑，这可是不多见。

所以，倪朱谟在《本草汇言》中说："石菖蒲能通心气，开肾气，温肺气，达肝气，快脾气，通透五脏六腑、十二经、十五络之药也。"

好，最后，我们来看看冰片和石菖蒲的五行属性信息。

表　冰片的五行属性信息

冰片［天然冰片为樟科植物樟 *Cinnamomum camphora*（L.）Presl 的新鲜枝、叶经提取加工制成的结晶，主含右旋龙脑；亦有合成龙脑］			
项目		内容	说明
传统性效认识	五味记载	辛、苦	摘自 2020 版《中国药典》
	真实滋味	气清香，味辛、凉	
	四气记载	微寒	
	归经记载	归心、脾、肺经	
	功能主治记载	开窍醒神，清热止痛。用于热病神昏、惊厥，中风痰厥，气郁暴厥，中恶昏迷，胸痹心痛，目赤，口疮，咽喉肿痛，耳道流脓。	

项目		内容	说明
"汤液经法图"体系的认识	五行属性	木（木中水）	
	主导药味	辛苦	
	功效特点	辛补肝	开窍，止痛，明目退翳
		苦泻心	清热，止痛

表　石菖蒲的五行属性信息

石菖蒲（天南星科植物石菖蒲 *Acorus tatarinowii* Schott 的干燥根茎）			
项目		内容	说明
传统性效认识	五味记载	辛、苦	摘自 2020 版《中国药典》
	真实滋味	气芳香，味苦、微辛	
	四气记载	温	
	归经记载	归心、胃经	
	功能主治记载	开窍豁痰，醒神益智，化湿开胃。用于神昏癫痫，健忘失眠，耳鸣耳聋，脘痞不饥，噤口下痢。	
"汤液经法图"体系的认识	五行属性	木（木中水）	
	主导药味	辛苦	
	功效特点	辛补肝	开窍
		辛泻脾，苦燥脾	化湿开胃，豁痰，消痞止痢
		辛散肺	用于鼻塞
		苦泻心	用于热病神昏和中热癫痫
		苦补肾	益智，用于耳病

味咸皆属火者二十八

第二十八讲

五行属火的鹿与五味咸辛的鹿茸（火中木）

本节课开始，我们来讲咸味药。

首先讲的这味咸味药，并不是单纯咸味的中药，而是一味咸辛兼有的中药。为什么我们要先讲咸辛兼有的中药呢？因为这符合我们选择的论述顺序。

本书下篇的整体论述顺序，是辛咸甘酸苦，也就是木火土金水的相生顺序。在对每一类药物进行亚类划分和论述时，同样是辛咸甘酸苦的顺序。也就是说，在论述辛味药时，我们最先讨论的是单纯的辛味药，接下来就是辛咸兼有、辛甘兼有、辛酸兼有和辛苦兼有。到了论述咸味药时，我们最先讨论的就是咸辛兼有，接着讨论单纯的咸味药，然后是咸甘兼有、咸酸兼有和咸苦兼有。以此类推。到了论述苦味药时，最先讨论的就是苦辛兼有，接着是苦咸兼有、苦甘兼有和苦酸兼有，最后才轮到单纯的苦味药。

所以，在咸味药的第一节课，我们来讲咸辛兼有的鹿茸。

鹿茸，是一个传统的补阳药。

首先，从寒热药性上看，鹿茸是热性药，这符合咸味属火和辛味属木的特点。由于木和火都属阳，所以木火兼有的咸辛味中药，一定是温热性的中药。

接着，我们来看看鹿茸的功效。根据《中国药典》的记载，鹿茸能够

"壮肾阳，益精血，强筋骨，调冲任，托疮毒。用于肾阳不足，精血亏虚，阳痿滑精，宫冷不孕，羸瘦，神疲，畏寒，眩晕，耳鸣，耳聋，腰脊冷痛，筋骨痿软，崩漏带下，阴疽不敛"。

我们之前讲过一些补肾阳的中药，例如附子、巴戟天、续断等，这些中药的主导药味，最终确定为辛苦兼有的复合药味，对应的五行属性是木中水。那么，同样能够补肾阳的鹿茸，为什么是咸辛兼有而不是辛苦兼有呢？

要想回答这个问题，就需要我们仔细分辨鹿茸与附子、巴戟天的功效异同。

有什么异同呢？

第一，我们发现，鹿茸在补肾阳的功效基础上，还有益精血的功效。这一点，在附子、巴戟天和续断身上是看不到的。对于鹿茸益精血的解读，以往我们会说，鹿茸是动物药、血肉有情之品，所以能够补益精血，用于治疗精血亏虚。

但从"汤液经法图"角度看，心主血，肾主精，能够补血的中药，其实就是补心；能够填精的中药，其实就是补肾。两者结合起来，苦咸兼有的中药才具有益精血的作用。如果在苦味和咸味中选其一，我想还是咸味更合适。因为苦味泻心，这与一般的补益作用还是不同的。

简单地说，鹿茸应该具有咸味。

第二，我们发现，附子、巴戟天和续断都有祛风除湿、治疗风寒湿痹的功效，但是鹿茸却没有。大家知道，祛湿燥湿的功效，虽然与辛味补木胜湿有关，但同时也与苦味燥脾祛湿有关。在附子、巴戟天和续断的性效特点中，都有苦味燥脾祛湿的作用。

既然鹿茸没有燥脾祛湿的功效，那就说明，鹿茸的苦味作用的表达很弱。

简单地说，鹿茸可能不具有苦味。

第三，我们发现，鹿茸与附子、巴戟天功效的相似之处，其实是它们都能治疗阳痿宫冷、少腹冷痛等一系列寒证。这种温阳作用，其实就是辛味补肝的作用。附子与巴戟天苦辛，鹿茸咸辛，都兼有辛味，也就都具有升阳补火的作用。

其实，鹿茸辛味补肝的作用，除了治疗阳痿宫冷，还能够治疗畏寒肢冷、腰部冷痛，还能够治疗眩晕、耳鸣等阳气不升所致的肝虚证。大家应该还记得，《辅行诀》记载的大补肝汤和小补肝汤的适应证，其实都包含"头目眩晕"。

简单地说，鹿茸应该具有辛味。

接下来，我们再来看看鹿茸的禁忌证，反向佐证一下。

根据《中华本草》的记载，凡阴虚阳亢、血分有热，胃火盛或肺有痰热以及外感热病者均禁用。从"汤液经法图"角度看，阴虚就是肺虚，阳亢就是肝实，酸补肺而酸泻肝，故此类病证应该用酸味药治疗。血分有热、胃火、痰热及外感高热都属于心实，而苦泻心，故此类病证应该用苦味药治疗。

鹿茸以咸辛为主，既无酸味也无苦味，所以，它不能用于上述病证的治疗。

也许有朋友会说，金老师，鹿茸还能托疮毒，治疗阴疽不敛呢。既然鹿茸是咸辛之味，一派升阳助火之势，怎么会治疗疮痈不敛呢？

这个问题非常好。

要回答这个问题，其实就需要搞清楚疮痈的辨证分类。疮痈有阳痈和阴疽之分。大家知道，病机十九条里面提到"诸痛痒疮，皆属于心"，也就是说，治疗疮痈应该从心火入手。但是，心火病证也有虚实之分，血热阳痈属于心实证，以苦味药泻心为主；而阳虚阴疽属于心虚证，以咸味药补心为主。鹿茸咸辛，自然可以治疗以心虚为主的阴疽。

《中华本草》将其描述为"用于阳气不足、精血亏损之阴疽不溃不敛等症"，其实是非常准确的。无论是不溃，还是不敛，还是日久不愈，只要是属于阳气不足、精血亏虚型的疮痈，就可以用鹿茸治疗。

说到底，这其实还是咸辛药味的肝心同补的作用。

最后，从法象药理角度看，鹿的五行属性为火，鹿角的形状与火焰燃烧向上的形势非常像，而未骨化的幼角更是具有更强烈的生长潜能。综合上述因素，中药鹿茸就具有了这种升阳助火的功效，具备了咸辛之味。

好，我们来总结一下鹿茸的五行属性信息。

表　鹿茸的五行属性信息

鹿茸（鹿科动物梅花鹿 *Cervus nippon* Temminck 或马鹿 *Cervus elaphus* Linnaeus 的雄鹿未骨化密生茸毛的幼角）			
项目		内容	说明
传统性效认识	五味记载	甘、咸	摘自 2020 版《中国药典》
	真实滋味	气微腥，味微咸	
	四气记载	温	
	归经记载	归肾、肝经	
	功能主治记载	壮肾阳，益精血，强筋骨，调冲任，托疮毒。用于肾阳不足，精血亏虚，阳痿滑精，宫冷不孕，羸瘦，神疲，畏寒，眩晕，耳鸣，耳聋，腰脊冷痛，筋骨痿软，崩漏带下，阴疽不敛。	
"汤液经法图"体系的认识	五行属性	火（火中木）	
	法象药理	鹿属火，鹿角像火	火性
	真实滋味	微咸	咸味
	主导药味	咸辛	
	功效特点	咸补心	补血，托疮毒，止痛，治阴疽
		咸润肾	补肾，强骨，用于滑精、不孕
		辛补肝	升阳，强筋，用于畏寒、眩晕

第二十九讲

咸辛除滞，说的就是莱菔子和厚朴（火中木）

咸味除了补心，还可以泻肺。辛味除了补肝，还可以泻脾。前一节课，我们讲了补心补肝的辛咸兼有的鹿茸，那么这节课，我们就来讲泻肺泻脾的辛咸兼有的中药。

这类中药也不少，我们选了两个代表性的来讲，一个是莱菔子，一个是厚朴。

先讲莱菔子。

根据《中国药典》的记载，莱菔子能够"消食除胀，降气化痰。用于饮食停滞，脘腹胀痛，大便秘结，积滞泻痢，痰壅喘咳"。

在这个功效里，主要提示了脾土和肺金两方面的疾病。其中，脾土疾病是饮食停滞、脘腹胀痛和积滞泻痢，肺金疾病是痰壅喘咳和大便秘结。

其一，根据《辅行诀》的记载，"脾实则腹满，飧泄，虚则四肢不用、五脏不安"。食积胀满这样的实证，应该属于脾实证范畴。辛味泻脾，所以，治疗食积胀满的莱菔子，应该是一味辛味药。

其二，根据《辅行诀》的记载，"肺虚则鼻息不利，实则喘咳，凭胸仰息"。痰壅喘咳这样的实证，应该属于肺实证范畴。咸味泻肺，所以，治疗痰壅喘咳的莱菔子，应该是一味咸味药。同时，肺与大肠相表里，《辅行诀》大泻肺汤适应证中有"大便闭"的记载，所以，大便秘结也应属于肺实证范畴。既然莱菔子味咸泻肺，那么就也能同时治疗便秘。

大家看，将莱菔子界定为辛味和咸味之后，就能解释莱菔子的全部功效。

确定了主导药味之后，我们再来看看关于莱菔子的其他情况。

按照五味与四气的对应关系，辛味与温性相对应，咸味与热性相对应，辛咸兼有的中药应该是温热性的。从《中华本草》的记载来看，历代本草中，《本草正》认为莱菔子"气温"，《滇南本草》认为莱菔子"性温"，《药品化义》认为莱菔子"性温而锐"，而《玉楸药解》认为莱菔子"热"。

从禁忌证来看，中气虚弱者慎用莱菔子。这一点，从"汤液经法图"角度也很好理解。中气虚弱就是脾虚证，而甘味补脾，辛味泻脾，治疗脾虚证应该以甘味药为主。如果这个时候选择了辛味药，是完全相反的治疗方向。所以，脾虚证患者慎用辛味的莱菔子。

其实，不仅是莱菔子，任何以泻脾作用为主的辛味药，都不应该在脾虚证时服用。

说到这里，我们再拓展一下。

脾实证需要辛味泻脾药治疗，不需要甘味补脾药治疗；脾虚证需要甘味补脾药治疗，不需要辛味泻脾药治疗。这两句话一点没错。那么，虚实夹杂证呢？如果是脾土的虚实夹杂证，显然需要辛味药与甘味药的配伍联用来治疗。具体来说，以虚证为主的虚实夹杂，治疗时以甘味为主、辛味为辅；以实证为主的虚实夹杂，治疗时以辛味为主、甘味为辅。

《辅行诀》里面的小补脾汤，就是以虚证为主的虚实夹杂，所以配伍结构是"二辛一甘一苦"，用甘味的人参、甘草配伍辛味的干姜。而同一章节的小泻脾汤，就是以实证为主的虚实夹杂，所以配伍结构是"二辛一甘"，用辛味的附子、干姜配甘味的甘草。

也就是说，人参与莱菔子不宜同服这句话，其实只说对了一半。

因为人参是以甘味为主的补脾药，莱菔子是以辛味为主的泻脾药，所以，单纯的脾虚证应该用人参，单纯的脾实证应该用莱菔子，两者不宜同服。但是呢，对于复杂的虚实夹杂证，就可以同服，就应该同服，就要通过不同配比来实现对证的治疗效果。

所以，广义地讲，中医药学不存在这个药与那个药不能配伍的问题，而是这个配伍，应该用于什么类型的疾病的问题。

好，这就是莱菔子，咸泻肺，辛泻脾，咸辛兼有。

接着，我们来看看厚朴。

在《中药学》教材中，厚朴属于化湿药。所以，在大家的印象里，厚朴就是与前面讲过的藿香、砂仁类似的一味辛味中药罢了。大家注意，厚朴能够用于湿阻中焦证，这一点与藿香、砂仁类似；但厚朴同样能够用于积滞便秘和痰饮喘咳，这一点，却与藿香、砂仁不同。

无论是积滞便秘还是痰饮喘咳，从脏腑定位上看，都不是脾土的问题，而是肺金的问题，都需要依靠入肺治肺的功效来解决。这一点，便是厚朴味咸的由来。

根据《中国药典》的记载，厚朴能够"燥湿消痰，下气除满。用于湿滞伤中，脘痞吐泻，食积气滞，腹胀便秘，痰饮喘咳"。与本节课前面讲到的莱菔子相比对，就会发现两者非常相似。

相似点一，两者都能治疗脾实证，也就是下气除满，治疗脘痞吐泻和食积气滞的功效。只不过，在莱菔子的这个功效里，我们强调的只是消积导滞，而在厚朴的这个功效里，我们强调的是燥湿行气。

相似点二，两者都能治疗肺实证，也就是消痰通便，治疗腹胀便秘和痰饮喘咳。只不过，从功效强弱角度看：厚朴药性强一些，是峻下剂大承气汤的成员之一；而莱菔子药性弱一些，是缓下剂三子养亲汤的成员之一。

所以，我们就可以根据不同人群和疾病的特点，在选择咸辛兼有的中药治疗时，要么选择厚朴，要么选择莱菔子。

好，这就是厚朴，咸泻肺，辛泻脾，也是咸辛兼有。

通过刚才的论述，不知道大家有没有发现，莱菔子和厚朴的功效描述，有很多次都提到了积滞、食滞、湿滞、气滞等，这说明，这两味中药的功效特点，如果只用两个字来概括的话，那就是除滞。而在"汤液经法图"的五边形顶点上，心火和脾土区域交界点的那个功效描述就是除滞。

准确地说，心火区域（补心的咸味）与脾土区域（泻脾的辛味）所构成的咸辛交接区域的功效描述，就是除滞，我们可概括为咸辛除滞。而作为具有除滞功效的代表性中药，莱菔子和厚朴也的确是咸辛兼有的。我们认为，这两者之间是有关联性的，"汤液经法图"所显示的咸辛除滞，其内涵之一就是指咸辛兼有的中药，或者咸辛中药配伍之后形成的复方，其主导功效就是除滞。

也许有朋友会说，金老师，"汤液经法图"所显示的咸辛除滞，是由补心与泻脾构成的，而不是由泻肺与泻脾构成的呀？

关于这个问题，我们是这样想的。

第一，受五边形描画方式所限，"汤液经法图"无法直观地给出泻肺与泻脾的联合作用，但却可以直观地给出补心与泻脾联合后的可能效果。所以，虽然咸辛除滞描画在补心与泻脾的交接点上，但是不是也能代表其他咸辛组合呢？

第二，根据《中华本草》的记载，厚朴可能具有补心的作用。例如，《神农本草经》记载厚朴能够用于"寒热惊悸"，《名医别录》记载厚朴能够"除惊"，《萃金裘本草述录》记载厚朴"利膈宽胸"。同时，我们也看到很多用莱菔子治疗失眠的案例，这些信息或许可以佐证。

好，最后，我们来看看莱菔子和厚朴的五行属性信息。

表　莱菔子的五行属性信息

莱菔子（十字花科植物萝卜 *Raphanus sativus* L. 的干燥成熟种子）			
项目		内容	说明
传统性效认识	五味记载	辛、甘	摘自 2020 版《中国药典》
	真实滋味	气微，味淡、微苦辛	
	四气记载	平	
	归经记载	归肺、脾、胃经	
	功能主治记载	消食除胀，降气化痰。用于饮食停滞，脘腹胀痛，大便秘结，积滞泻痢，痰壅喘咳。	
"汤液经法图"体系的认识	五行属性	火（火中木）	
	主导药味	咸辛	
	功效特点	咸泻肺	祛痰止咳，通便
		辛泻脾	消食导滞，除胀

表　厚朴的五行属性信息

厚朴（木兰科植物厚朴 *Magnolia officinalis* Rehd. et Wils. 或凹叶厚朴 *Magnolia officinalis* Rehd. et Wils. var. *biloba* Rehd. et Wils. 的干燥干皮、根皮及枝皮）			
项目		内容	说明
传统性效认识	五味记载	苦、辛	摘自 2020 版《中国药典》
	真实滋味	气香，味辛辣、微苦	
	四气记载	温	
	归经记载	归脾、胃、肺、大肠经	
	功能主治记载	燥湿消痰，下气除满。用于湿滞伤中，脘痞吐泻，食积气滞，腹胀便秘，痰饮喘咳。	
"汤液经法图"体系的认识	五行属性	火（火中木）	
	真实滋味	味辛辣	辛味
	主导药味	咸辛	
	功效特点	咸泻肺	祛痰止咳，通便
		辛泻脾	燥湿除滞，下气除胀

莱
菔
子

厚
朴

第三十讲

咸温的旋覆花（火中火），正是五行属火的代表中药

根据现行的药性记载，在所有的中药里，辛味、苦味和甘味是比较多的，酸味和咸味是比较少的。其中，咸味中药尤为少见。

五行循环往复，任何一行都不应该有特殊性。所以，目前咸味中药少见的情况，很大程度上是因为我们的认识不到位造成的。例如说，很多原本应该味咸属火的中药，因为我们认识不到位，所以在传承过程中，就标注了其他药味。随着千百年的积累，慢慢地，这个"错误"的药味认识反而被固定下来，成为"正确"的了。

最经典的例子，就是大黄，我们之前给大家说过。

本节课不讲大黄，而是讲另外一味中药，另外一味更为经典的咸味中药，那就是旋覆花。

旋覆花的药性记载非常有意思。在《神农本草经》中，旋覆花的药性是"味咸、温"，是一味标准的咸味药，而且是单一药味的咸味药。但是到了现在，旋覆花的药性记载就变了。现行的《中国药典》和《中华本草》，对旋覆花的记载都是"苦、辛、咸，微温"。

也就是说，旋覆花从单一的咸味药，变成了苦辛咸兼有的复合药味中药。

为什么会出现这种情况呢？对，就是我们认识得不到位。

大家知道，关于咸味的作用，目前的认识是"咸能软能下"，也就是能够通便泻下和软坚散结。按照这个说法，并不能很好地解释旋覆花的功

效。例如，旋覆花能够行水，能够降气，这都无法从"咸能软能下"的角度解释。

所以，为了更好地解释旋覆花的功效，后世的医家引入了苦味和辛味，形成了现在的复合药味。甚至，历史上还曾经为旋覆花引入过甘味，例如，《药性论》就记载旋覆花"味甘，无毒"。

如果我们从"汤液经法图"的角度，完整地、严谨地认识咸味的作用，并且以这个咸味的作用去理解旋覆花的功效，那么，就会有一个完全不一样的认识。

根据"汤液经法图"，咸味中药具有三方面的功效，其一是补心，治疗心虚病证；其二是泻肺，治疗肺实病证；其三是润肾，治疗肾虚或肾实病证。实际上，旋覆花的功能主治，正好符合咸味药的这三方面功效。或者说，旋覆花是一个既能补心，又能泻肺，还能润肾的标准咸味药。接下来具体看一下。

其一，根据《辅行诀》的记载，小补心汤用于"胸痹不得卧，心痛彻背"，大补心汤用于"心中痞满，气结在胸"，小补心（包）汤用于"心中动悸，时悲泣，烦躁，汗出，气噫"，大补心（包）汤用于"怔忡如车马惊，干呕气噫，时或多唾"，这些都是心虚病证的表现。

旋覆花正好可以用于治疗呕吐噫气和胸痞胁痛，代表性的方子就是旋覆代赭汤。《神农本草经》记载旋覆花"主结气胁下满，惊悸"，《名医别录》记载旋覆花"消胸上痰结，唾如胶漆，心胁痰水"，《药性论》记载旋覆花"主肋胁气"，《汤液本草》记载旋覆花"心下痞，噫气不除者宜此"，都是在描述这个功效。

所以，这些功效就是旋覆花味咸补心的体现。当然，《辅行诀》收录的大小补心（包）汤，组方中就直接使用了旋覆花。

其二，咸味除了能够补心，还能够泻肺，用于肺实证。根据《辅行诀》的记载，"肺虚则鼻息不利，肺实则喘咳，凭胸仰息"，所以，肺实证的临床表现之一，就是咳嗽痰喘。

而旋覆花恰恰具有降气消痰的功效，常用于痰浊阻肺造成的咳嗽。根据患者的寒热表现，临床往往配伍苏子、陈皮、桑白皮、瓜蒌、半夏、前胡等中药，以实现良好的祛痰效果。

这就是旋覆花味咸泻肺的体现。既然是泻肺，那就不能用于肺虚所致的干咳燥咳，所以，《中华本草》记载旋覆花"阴虚劳嗽禁用"。

其三，咸味还具有润肾的作用，用于治疗肾水方面的疾病。那么，旋覆花有没有这方面的功效呢？

有的。《中国药典》记载旋覆花"行水"，《神农本草经》记载旋覆花"除水"，《名医别录》记载旋覆花主"膀胱留饮"，《医学入门》记载旋覆花"逐水"，均提示其能够治疗肾水疾病。《本草汇言》中还记载了一个治疗小便不利的效方，就是用"旋覆花一握，捣汁和白酒服"。

也就是说，旋覆花同样具有味咸润肾的作用。

所以，旋覆花的功能主治，其实都可以用咸味来解释，都是咸味的不同作用表达。这种按照"汤液经法图"的中药性效理解，才是真正到位的理解。

那么，除了功效，旋覆花还有没有其他与火性相关的属性呢？有的。

我们在上篇和大家说了，五味与四气是有对应关系的，具体来看，辛咸偏温热，酸苦偏寒凉，而甘味居中为平。旋覆花不仅是咸味药，而且是温性的咸味药。所以，旋覆花的咸味和温性，均与其五行属性一致，非常典型。

另外，旋覆花的采收季节，《中国药典》记载"夏、秋二季花开放时采收"，《蜀本草》记载"六月至九月采花"，都指向了夏季高温环境，而夏季正与五行之火相对应。

但是，旋覆花的升降浮沉属性有一点特殊。"诸花皆升，旋覆独降"，旋覆花是向下走的，而火性显然是向上走的，在这一点上两者矛盾。不过，关于这句话也有争议。首先，旋覆花的沉降之性应该与其降气消痰行水的功效有关，但其实，那些功效都能用旋覆花的咸味进行解释，并非必须用沉降之性解释。其次，清热凉血的金银花，清泻肝火的槐花，其实更符合沉降之性，却归入了"诸花皆升"中。最后，旋覆花本身偏温性，也不符合沉降之性。

所以我们认为，这句话存在一些疑点，从性效特点和寒热属性上看，旋覆花可能依然是以升浮之性为主。

好，最后，我们列出旋覆花的五行属性信息。

表　旋覆花的五行属性信息

旋覆花（菊科植物旋覆花 *Inula japonica* **Thunb.** 或欧亚旋覆花 *Inula britannica* **L.** 的干燥头状花序）			
项目		内容	说明
传统性效认识	五味记载	苦、辛、咸	摘自 2020 版《中国药典》
	真实滋味	味微苦	
	四气记载	微温	
	归经记载	归肺、脾、胃、大肠经	
	功能主治记载	降气，消痰，行水，止呕。用于风寒咳嗽，痰饮蓄结，胸膈痞闷，喘咳痰多，呕吐噫气，心下痞硬。	
"汤液经法图"体系的认识	**五行属性**	**火（火中火）**	
	采收季节	夏、秋二季花开放时采收	夏季应心火
	主导药味	**咸**	
	功效特点	咸补心	降气消痰（胸膈痞闷，心下痞硬，噫气唾黏）
		咸泻肺	降气消痰（咳嗽，喘咳痰多）
		咸润肾	行水逐水（膀胱留饮）

第三十一讲

既热又毒的巴豆和牵牛子，也可以算
火中火的代表药

上节课，我们讲了一味五行属性为火中火的中药，旋覆花。虽然功效上，旋覆花的确是一味标准的咸味药，但是，我们总觉得，旋覆花缺少那种"火中火"的感觉。至少，旋覆花的寒热属性，没有那么"热辣"。

不过，功夫不负有心人，经过我们的寻找，我们找到了两个符合"火中火"感觉的咸味药。

本节课呢，我们就来说说这两味耳熟能详的中药，一味是巴豆，另一味是牵牛子。

五行与四气的对应关系是，辛对应温，咸对应热，甘对应平，酸对应凉，苦对应寒。所以，一个标准的"火中火"，一定得是一个强烈的热性药。而我们知道，巴豆就是热性药，而且是有大毒的热性药。这就是说，从寒热属性的角度，巴豆符合"火中火"的"热辣"特点。

那么，功效呢？

根据《中国药典》，巴豆入药有两种方式，一种是生巴豆，一种是巴豆霜。生巴豆的毒性很强，强到一般不能内服，只是外用。外用的功效是蚀疮，用于恶疮疥癣和疣疣。而巴豆霜作为一种炮制品，可以入丸散，不过用量也很小，成人每日推荐用量是 0.1～0.3g。

从这一点上可以看出，巴豆的毒烈性的确很强，在临床使用时一定要注意安全性。

巴豆霜外用同样也可以蚀疮，其内服的功效，根据《中国药典》，主要是"峻下冷积，逐水退肿，豁痰利咽。用于寒积便秘，乳食停滞，腹水臌胀，二便不通，喉风，喉痹"。

我们来分析一下。肺与大肠相表里，泻肺就是通便，所以，能够治疗寒积便秘就是咸味泻肺的作用。而且，由于咸味本身能够补心，具有火性，所以，真正的、单纯的咸味泻肺药，其实就是像巴豆这样的热性通便药，而不是像大黄那样的寒性通便药。

也就是说，在泻肺通便的功效上，巴豆比大黄更经典，也更纯粹。

巴豆味咸泻肺的作用，除了通便还能祛痰，治疗喉风喉痹。完整的说法是能治疗痰壅阻闭所致的喉风喉痹，以及痰壅阻闭所致的结胸肺痈。说白了，关键的作用还是泻肺祛痰，用于痰涎壅塞气道所致的呼吸不利、气喘和窒息。

咸味除了泻肺还能润肾，用于肾水疾病的治疗，如腹水臌胀、小便不利。所以，巴豆逐水退肿的功效，其实就是咸味润肾的作用。

咸味除了泻肺润肾还能补心，用于心火疾病的治疗，也就是软坚散结的作用。虽然药典上没有写，但是根据《中华本草》的记载，巴豆可以治疗痞结癥瘕和瘰疬结核，这就是咸味补心的作用。

于是，我们看到，在巴豆这个热性的大毒中药身上，集齐了咸味泻肺、润肾和补心的作用。这样的中药，就是典型的咸味药，而且足够"热辣"。

另一味中药，是牵牛子。

牵牛子与巴豆的功效非常像。巴豆能够峻下冷积，牵牛子能够通便，都可用于便秘；巴豆能够逐水退肿，牵牛子能够利水逐饮，都可用于腹水水肿；巴豆能够豁痰，牵牛子同样能够消痰，都用于痰壅咳喘。不同的是，牵牛子一般不用于癥瘕瘰疬。

当巴豆的功效可以用咸味来解释时，牵牛子的功效同样可以用咸味解释。这就是牵牛子的咸味。

说到牵牛子，有些朋友可能会说，金老师，牵牛子是寒性的，这可不符合火中火的特点啊。是的，从这个角度看，的确是这样的。不过，牵牛子是寒性还是热性，其实存在很多争议。

根据《中华本草》的记载，《本草正》记载牵牛子"味苦、辛，热。气雄，性急疾"，《本经逢原》也记载牵牛子"苦、辛，温"，《本草发挥》也表示："试取尝之，即得辛辣之味，久而嚼之，猛烈雄壮渐渐不绝，非辛如何？续注家乃谓味苦寒，其苦寒果安在哉？"这些都是不认可牵牛子苦寒之性的文献依据。

所以，考虑到巴豆和牵牛子的相似性，我们也是将牵牛子的主导药味定为咸味，将牵牛子的五行属性定为火中火。

大家都知道，在中药学基本理论中有"十八反、十九畏"的说法，其中就有巴豆畏牵牛子。意思是说，巴豆与牵牛子不能一起使用。从"汤液经法图"角度看，巴豆与牵牛子都是泻肺润肾的咸味药，两者联用是增强功效的咸咸联用，在功效上并没有问题。最重要的问题，还是在于二者的药性太峻烈，都是毒性药，是属于毒毒联用的组合，会增加药害风险。

凡事讲究度，太过或不及都不行，火中火与火中火的联用，不是不行，而是需要这种联用的病情太特殊了，一般都见不到。所以，我们才认为巴豆与牵牛子联用可能是一种禁忌。但禁忌都是相对的，明白其中的原理和本质，才能判断什么时候是禁忌，什么时候不是禁忌。

好，今天就讲到这里，最后，我们来看巴豆霜和牵牛子的五行属性信息。

表　巴豆霜的五行属性信息

巴豆霜（大戟科植物巴豆 *Croton tiglium* L. 的干燥成熟果实的炮制加工品）			
项目		内容	说明
传统性效认识	五味记载	辛	摘自 2020 版《中国药典》
	真实滋味	气微，味辛辣	
	四气记载	热	
	归经记载	归胃、大肠经	
	功能主治记载	峻下冷积，逐水退肿，豁痰利咽；外用蚀疮。用于寒积便秘，乳食停滞，腹水臌胀，二便不通，喉风，喉痹；外治痈肿脓成不溃，疥癣恶疮，疣痣。	

项目		内容	说明
"汤液经法图"体系的认识	五行属性	火（火中火）	
	主导药味	咸	
	功效特点	咸泻肺	峻下冷积，豁痰，蚀疮
		咸润肾	逐水退肿
		咸补心	软坚散结，用于癥瘕瘰疬

表　牵牛子的五行属性信息

牵牛子［旋花科植物裂叶牵牛 *Pharbitis nil*（L.）Choisy 或圆叶牵牛 *Pharbitis purpurea*（L.）Voigt 的干燥成熟种子］

项目		内容	说明
传统性效认识	五味记载	苦	摘自 2 《中国药典》020 版
	真实滋味	气微，味辛、苦，有麻感	
	四气记载	寒	
	归经记载	归肺、肾、大肠经	
	功能主治记载	泻水通便，消痰涤饮，杀虫攻积。用于水肿胀满，二便不通，痰饮积聚，气逆喘咳，虫积腹痛。	
"汤液经法图"体系的认识	五行属性	火（火中火）	
	主导药味	咸	
	功效特点	咸泻肺	通便攻积，消痰平喘
		咸润肾	泻水退肿，利小便

第三十二讲

土鳖虫、水蛭、虻虫和斑蝥这四个
虫类药，也是火中火

大家已经知道，咸味能够补心、泻肺、润肾。其中，由于肾主水液代谢，所以，很多作用于肾水的咸味药都是以利水消肿为主要功效，例如旋覆花和巴豆。

那么，除了利水消肿，咸味润肾的作用还有什么样的功效表达呢？今天，我们就来看一看。

根据《辅行诀》的记载，"心德在耎，以咸补之，以苦泻之，以酸收之"。这里的"耎"其实就是柔软的意思。这与传统药性理论所说的咸味能软也是相对应的。所以，咸味展现出的作用，就是心火所发挥的作用。如果只将咸味对应于一个脏腑，一定是对应的心火。

那么，这里的咸软功效，对应的有哪些适应证呢？

大家最熟悉的是癥瘕瘰疬。这种结节肿块类疾病，正好是需要软坚散结的治疗。所以，当我们在一味中药的主治证里看到癥瘕瘰疬时，我们就会想到这味中药具有咸味软坚散结作用的可能性。

前面的麝香和巴豆是这样，后面的海藻和大黄也是这样。

当然，我们今天准备把这个功效进行更为细致的分析。大家看，咸味软坚散结，这个可以从"心德在耎，以咸补之"来理解。但是结节肿块在什么部位呢？这就需要具体分析。

咸味入心，心主血脉，如果结节肿块是在心脏血脉中，形成类似胸痹心痛的疾病，这属于咸味软坚能治疗的范畴。同样，咸味入肾，肾司生殖，肾主骨，如果结节肿块是在女性生殖系统中，形成妇科经、产、带下方面的血瘀腹痛的疾病，或是在跌打损伤中，形成血瘀肿痛的疾病，就都属于咸味软坚能治疗的范畴。最后，咸味还能入肺，而肺主皮毛，所以，如果结节肿块是在皮肤上，形成赘疣痛疮的疾病，同样是咸味软坚能治疗的范畴。

所以，咸味入心补心、入肺泻肺和入肾润肾的另一种表达，就是咸味软坚散结的作用，既可以治疗胸痹心痛，也可以治疗癥瘕腹痛、骨折肿痛和赘疣痛疮。

好，理解了这一点，那么，今天讲的四个虫类药，就非常好理解了。

一句话，它们的主导药味都是咸味，它们的主导功效都是软坚散结，它们主要治疗的就是心火、肾水和肺金方面的结节肿块。

第一个，土鳖虫。

土鳖虫又叫作䗪虫，著名的大黄䗪虫丸，里面的两味关键中药，一味是咸味的大黄，一味是咸味的土鳖虫，可想而知，这个方子的主导作用就是软坚散结。

根据《中国药典》，土鳖虫能够"破血逐瘀，续筋接骨。用于跌打损伤，筋伤骨折，血瘀经闭，产后瘀阻腹痛，癥瘕痞块"。

对比刚才的思路可以看出，土鳖虫用于跌打损伤和筋伤骨折，是咸味润肾而肾主骨的功效表达。土鳖虫用于血瘀经闭、产后瘀阻腹痛和癥瘕痞块，是咸味润肾而肾主生殖的功效表达。

从《中华本草》上看，土鳖虫除了上述功能主治，还能够治疗瘀血攻心、舌肿满口（心开窍于舌）和小儿脐赤肿。这些功效，就是咸味软坚散结在心火和肺金疾病上的运用。尤其是《千金要方》中记载用土鳖虫和盐共煎后含咽用于舌肿满口的治法，可谓是咸上加咸的经典方。

第二个，虻虫。

虻虫未被《中国药典》收录，根据《中华本草》的记载，虻虫能够"破血通经，逐瘀消癥。用于血瘀经闭，产后恶露不尽，干血痨，少腹蓄血，癥瘕积块，跌打伤痛，痈肿，喉痹"。

对比刚才的思路可以看出，与土鳖虫类似，虻虫用于血瘀经闭、产后恶露不尽、少腹蓄血和癥瘕积块，是咸味润肾而肾司生殖的功效表达。虻虫用于跌打伤痛，是咸味润肾而肾主骨的功效表达。虻虫用于痈肿，是咸味泻肺而肺主皮毛的原因。而虻虫用于喉痹，则是咸味补心而手少阴心经过咽喉的功效表达。

实际上，在《名医别录》的记载中虻虫可治"喉痹结塞"，这就更加明显地提示了这种喉痹需要软坚散结的作用。

第三个，水蛭。

根据《中国药典》的记载，水蛭能够"破血通经，逐瘀消癥。用于血瘀经闭，癥瘕痞块，中风偏瘫，跌扑损伤"。

对比刚才的思路可以看出，与土鳖虫和虻虫类似，水蛭用于血瘀经闭和癥瘕痞块，是咸味润肾而肾主生殖的功效表达。水蛭用于中风偏瘫，是咸味补心而心主血脉的原因。水蛭用于跌扑损伤，是咸味润肾而肾主骨的功效表达。

在《中华本草》的记载中，还有外用活水蛭来吸血，治疗痈肿丹毒的方法。活水蛭吸出毒血，血肿即消，这就特别直观地体现出，水蛭作为咸味药能够软坚消肿。现代医学研究发现，水蛭的唾液中含有水蛭素这样一种能够抑制凝血酶的活性物质，用水蛭素制成的药品已经用于各种血栓性疾病和肿瘤的治疗。

从咸味软坚散结的角度看，肿瘤类疾病的治疗中可能需要广泛地用到咸味药，所以，像水蛭、土鳖虫这样的咸味虫类药，可能具有较为广阔的肿瘤治疗开发前景。当然，如果是属于心火、肺金或肾水疾病范畴的肿瘤，可能更为适合。

第四个，斑蝥。

与水蛭素一样，斑蝥的提取物斑蝥素也能用于肿瘤，这同样也是咸味软坚散结作用的体现。

根据《中国药典》的记载，斑蝥能够"破血逐瘀，散结消癥，攻毒蚀疮。用于癥瘕，经闭，顽癣，瘰疬，赘疣，痈疽不溃，恶疮死肌"。对比刚才的思路可以看出，与土鳖虫、虻虫和水蛭类似，斑蝥用于癥瘕经闭，是咸味润肾而肾司生殖的功效表达。与土鳖虫、虻虫和水蛭不同的是，斑蝥还可用于顽癣、赘疣、恶疮死肌等皮肤病，是咸味泻肺而肺主皮毛的功效表达。

换句话说，斑蝥的咸味软坚作用，更为突出地表现在了肺金的角度。

好，这就是主导药味为咸味、五行属性为火中火的四个虫类药，它们的功效是非常接近的。希望大家可以一揽子掌握这些中药。

同时，我们还发现，这四个虫类中药的药性记载也多有咸味。在《中国药典》里，土鳖虫是咸，寒，水蛭是咸、苦，平，斑蝥是辛，热；在《中华本草》里，虻虫也是苦、微咸，凉。这就说明，这四个虫类药的五行属性，多多少少还是通过药性记载保留了一部分。

在临床使用中，我们还需要注意，这四个虫类药都是毒性药，其中斑蝥还是大毒性的中药，这就一定要控制好用法、用量和疗程。从偏性强弱这个角度看，这四个虫类药也是典型的火中火，药性峻烈。

好，最后，我们来列出这四个药的五行属性信息。

表　土鳖虫的五行属性信息

土鳖虫 [鳖蠊科昆虫地鳖 *Eupolyphaga sinensis* Walker 或冀地鳖 *Steleophaga plancyi*（Boleny）的雌虫干燥全体]			
项目		内容	说明
传统性效认识	五味记载	咸	摘自 2020 版《中国药典》
	真实滋味	气腥臭，味微咸	
	四气记载	寒	
	归经记载	归肝经	
	功能主治记载	破血逐瘀，续筋接骨。用于跌打损伤，筋伤骨折，血瘀经闭，产后瘀阻腹痛，癥瘕痞块。	
"汤液经法图"体系的认识	五行属性	火（火中火）	
	主导药味	咸	
	功效特点	咸补心润肾	破血逐瘀，续筋接骨

虻虫（虻科昆虫复带虻 *Tabanus bivittatus* Matsumura 及其同属多种昆虫的雌虫干燥全体）			
项目		内容	说明
传统性效认识	五味记载	苦、微咸	摘自《中华本草》
	真实滋味	气臭，味苦、咸	
	四气记载	凉	
	归经记载	归肝经	
	功能主治记载	破血通经，逐瘀消癥。用于血瘀经闭，产后恶露不尽，干血痨，少腹蓄血，癥瘕积块，跌打伤痛，痈肿，喉痹。	
"汤液经法图"体系的认识	五行属性	火（火中火）	
	主导药味	咸	
	功效特点	咸补心润肾	破血通经，逐瘀消癥
		咸补心泻肺	软坚，用于痈肿，喉痹

表　水蛭的五行属性信息

水蛭（水蛭科动物蚂蟥 *Whitmania pigra* Whitman、水蛭 *Hirudo nipponica* Whitman 或柳叶蚂蟥 *Whitmania acranulata* Whitman 的干燥全体）			
项目		内容	说明
传统性效认识	五味记载	咸、苦	摘自 2020 版《中国药典》
	真实滋味	气微腥	
	四气记载	平	
	归经记载	归肝经	
	功能主治记载	破血通经，逐瘀消癥。用于血瘀经闭，癥瘕痞块，中风偏瘫，跌扑损伤。	
"汤液经法图"体系的认识	五行属性	火（火中火）	
	主导药味	咸	
	功效特点	咸补心润肾	破血通经，逐瘀消癥
		咸补心	破血，用于中风偏瘫

斑蝥（芫青科昆虫南方大斑蝥 *Mylabris phalerata* **Pallas** 或黄黑小斑蝥 *Mylabris cichorii* **Linnaeus** 的干燥全体）			
项目		内容	说明
传统性效认识	五味记载	辛	摘自 2020 版《中国药典》
	真实滋味	有特殊的臭气	
	四气记载	热	
	归经记载	归肝、胃、肾经	
	功能主治记载	破血逐瘀，散结消癥，攻毒蚀疮。用于癥瘕，经闭，顽癣，瘰疬，赘疣，痈疽不溃，恶疮死肌。	
"汤液经法图"体系的认识	五行属性	火（火中火）	
	主导药味	咸	
	功效特点	咸补心润肾	破血通经，消癥
		咸补心泻肺	散结，用于顽癣赘疣、痈疽死肌

第三十三讲

镇惊散瘀利尿的琥珀，也是火中火

我们来讲另一味典型的咸味药，琥珀。

虽然琥珀有很多不同颜色，但正色依然是红色，《中华本草》记载琥珀"以块整齐、色红、质脆、断面光亮者为佳"。对于琥珀的传统称呼，也有血琥珀、红琥珀等。这些信息都说明，琥珀这味中药与心火的关系密切。

既然与心火密切相关，按照"汤液经法图"的理论，主导药味逃不出咸味、苦味和酸味，而且最有可能的就是咸味。因为咸味是补心的药味，是发挥心火功用的"用"味，是最能代表心火特点的本味。

当然，从功效角度看，这一点就会更加明确。

根据《中华本草》的记载，琥珀的功效是"镇惊安神，散瘀止血，利水通淋，去翳明目"。琥珀的主治证是"惊悸失眠，惊风癫痫，血滞经闭，产后瘀滞腹痛，癥瘕积聚，血淋尿血，目生障翳，痈肿疮毒"。

琥珀镇惊安神的代表方，有《景岳全书》中治疗心气不足、健忘恍惚的琥珀多寐丸，有《万病回春》中治疗气虚痰壅、惊悸不安的琥珀定志丸，有《证治准绳》中治疗血不养心、心悸怔忡的琥珀养心丹，有《活幼心书》中治疗惊风痰热、烦热不宁的琥珀抱龙丸。

从这些代表方可以看出，琥珀镇惊安神的大部分场景，依然是围绕着虚烦虚惊这样的虚性证候。如果再结合《辅行诀》小补心汤治疗"心气虚少"所致的"心中动悸"，大补心汤治疗"怔忡如车马惊"的主治证，我们就能明确，琥珀镇惊安神的功效，实际上就是咸味补心的作用。

实际上，重镇安神的中药琥珀、朱砂和磁石，就是咸味补心的代表药。

除了重镇安神，琥珀还能散瘀，主要用于一些因为血瘀造成的妇产科疾病。大家注意，血瘀引起的疾病有很多，有心脑血管疾病，有骨伤类疾病，也有妇产科疾病。以血瘀为主的妇产科疾病有一个特点，那就是往往会以"癥瘕积聚"来描述，即有形的或无形的、痛有定处或痛无定处的肿块类疾病。

那么，治疗这一类"癥瘕积聚"的中药，药味应该是什么呢?

对! 也是咸味。第一，与"癥瘕积聚"相匹配的治法，就是"软坚散结"，而这恰好是咸味的作用，所谓"咸味能软能下"。第二，咸味入肾润肾，而妇科病证的病位主要在下焦少腹，这对应肾；妇科病证很多时候是与生殖系统密切相关的，这还是对应肾。所以，咸味最合适。

除了镇惊安神和散瘀，琥珀还能利尿通淋，主要用于治疗各种淋证，例如热淋和血淋。刚才已经说了，咸味能够入肾润肾，治疗肾水疾病，而淋证恰好就是最典型的肾水疾病了。所以，琥珀能够利尿通淋，就是其咸味润肾的作用表达。

综上，我们可以看出，琥珀镇惊安神、散瘀通淋的作用，其实都是咸味的作用表达。这就从功效角度证实了琥珀的主导药味是咸味，琥珀的五行属性是火。这一点，与其法象药理是相匹配的。

当然，琥珀也有一些功效，似乎是不能用咸味解释的。

例如，去翳明目。

我们一般认为，肝开窍于目，治疗眼病就是治肝，而治肝的药味是辛酸甘，没有咸味。所以，咸味与去翳明目的功效之间没有直接的联系。

在《中华本草》的记载中，琥珀常与煅炉甘石、冰片共研极细粉，然后点眼治疗目生翳膜和眼弦湿烂，这就是《疡医大全》的琥珀散。在这张方子里，除了琥珀还有炉甘石和冰片，我们知道，炉甘石其实是专门用于眼病的，《中国药典》记载其"解毒明目退翳，收湿止痒敛疮"，而琥珀在方中究竟发挥何种治疗作用还不能确定。

如果这种眼病伴随着血瘀或出血，那么这就不是单纯的肝木病，而是肝病及心，这个时候，琥珀的咸味、冰片的苦味，其实都有了存在的意义。或者说，琥珀味咸，冰片苦辛，苦咸化酸泻肝，可以治疗肝阳上亢型的眼病。但是呢，这种非煎煮模式下的共研混合，是不是会发生药味配伍转化？其实也是一个问题。

所以，我们没有根据这个功效来为琥珀界定其他药味。

这种情况，也凸显出还原中药五行属性和主导药味这件事，比我们想象的要复杂。

在依靠中药的若干功效界定五行属性时，我们会有所取舍。有时候，我们会舍去一些不常见的功效，或者会基于已经确定的药味来尝试理解无法直接关联的功效，但是这种取舍和理解是主观的，是有可能出错的。希望能够随着临床应用和相关研究的进展，随着我们对中药传统功效理解的深化，有更好的方法来确定中药五行属性和主导药味。

好，今天就讲到这里，最后，我们来看看琥珀的五行属性信息。

表 琥珀的五行属性信息

琥珀（古代松科松属植物的树脂，埋藏地下经年久转化而成的化石样物质）			
项目		内容	说明
传统性效认识	五味记载	甘	摘自《中华本草》
	真实滋味	稍有松香气，味淡，嚼之易碎，无砂石感	
	四气记载	平	
	归经记载	归心、肝、膀胱经	
	功能主治记载	镇惊安神，散瘀止血，利水通淋，去翳明目。主治惊悸失眠，惊风癫痫，血滞经闭，产后瘀滞腹痛，癥瘕积聚，血淋尿血，目生障翳，痈肿疮毒。	
"汤液经法图"体系的认识	**五行属性**	**火（火中火）**	红色属火
	药物颜色	红色	
	别名	血琥珀，红琥珀	
	主导药味	**咸**	
	功效特点	咸补心	镇惊安神，散瘀软坚
		咸润肾	利水通淋

第三十四讲

海藻、昆布治疗瘿瘤瘰疬，就是咸味补心又泻肺的表现（火中火）

在咸味药的章节，我们讲了旋覆花，讲了巴豆和牵牛子，讲了土鳖虫和水蛭等。其实，我们更熟悉的咸味药，不是上述这些药，而是另外一些药。

哪些药呢？

比如海藻和昆布。

说海藻和昆布熟悉，原因之一，是它们本身就是药食两用的药材，平时大家吃的海带，其实就是昆布的一种。原因之二，是老一辈的人常说，多吃海带能够防治大脖子病。

从现代医学角度看，大脖子病就是单纯性甲状腺肿，而缺碘是导致单纯性甲状腺肿的原因之一。海带富含碘，多吃海带就可以补充碘，来预防甲状腺肿。而从传统中医角度看，大脖子病属于瘿瘤。海藻和昆布是咸味药，咸味能软坚散结，也就能治疗瘿瘤。

所以，多吃海带能够防治大脖子病这件事，本身就是咸味软坚散结治病的典型案例。看懂了这个案例，就看懂了咸味中药的功效特点。

接下来，我们就来看看，海藻和昆布的五行属性和主导药味。

根据《中国药典》记载，海藻能够"消痰软坚散结，利水消肿。用于瘿瘤，瘰疬，睾丸肿痛，痰饮水肿"。

从这个功能主治记载，可以很清晰地看出：海藻能够软坚散结，这是咸味补心的作用；能够利水消肿，这是咸味润肾的作用。

如果更进一步来讨论，我们发现，其实无论是瘿瘤还是瘰疬，从中医角度看，可能都属于肺主皮毛的范畴。例如说，瘿瘤就是现在的甲状腺肿，虽然这不是发生在皮肤表面的疾病，但是甲状腺位置靠近表皮，属于浅表组织。我们的超声检查里面，专门有一个浅表超声检查，就是针对甲状腺、腮腺、乳腺等一些组织器官的检查。

也就是说，肺主皮毛的含义很广。除了皮肤病属于肺金病的范畴，甲状腺这样的浅表组织疾病，也属于肺金病的范畴。当然，甲状腺肿患者表现出来的气急咳嗽、怕热出汗等症状，也属于肺金病的范畴。

瘰疬呢，就是颈部淋巴结的结节性疾病。而颈部淋巴结属于表浅淋巴结，也是位于肌表的一类组织，可以用手触到。老一辈的医生在诊病时，往往都会用手对颈部淋巴结进行触诊，以判断是否存在感染。

既然属于肺金疾病，那么像海藻这样的咸味药，就既可以补心软坚，又可以泻肺入皮毛，对皮毛范畴内的坚硬结节类疾病进行治疗。这就是我们讲的，治疗瘿瘤瘰疬是补心同时泻肺的功效表现。

我们再来看看昆布。

根据《中国药典》的记载，昆布能够"消痰软坚散结，利水消肿。用于瘿瘤，瘰疬，睾丸肿痛，痰饮水肿"。比较一下就知道，昆布的功能主治与海藻完全一样，一个字都不差。

所以，昆布的五行属性和主导药味也与海藻一样，是属于火的咸味药。

当然，从功效上看，海藻和昆布都是比较典型的咸味药。但是呢，从药性上看，海藻和昆布的寒热属性，却不太支持咸味的设定。

根据《中国药典》的记载，海藻和昆布的药性都是寒性，而咸味本身应该对应的是热性，所以，这两者的寒热属性与咸味设定不符。虽然《中华本草》提示脾胃虚寒者禁用海藻和昆布，但临床真实应用时，并未刻意关注其寒性特点，而是更多地从咸味软坚散结的角度来使用。而且，从这两味中药的药食两用定位来看，可能它们也不会具有太强的寒热偏性。

所以，我们姑且暂存这一点疑惑，留待以后再讨论。

好，本讲比较简单，我们来看看海藻和昆布的五行属性信息。

表　海藻的五行属性信息

海藻 [马尾藻科植物海蒿子 *Sargassum pallidum*（Turn.）C. Ag. 或羊栖菜 *Sargassum fusiforme*（Harv.）Setch. 的干燥藻体]			
项目		内容	说明
传统性效认识	五味记载	苦、咸	摘自 2020 版《中国药典》
	真实滋味	气腥，味微咸	
	四气记载	寒	
	归经记载	归肝、胃、肾经	
	功能主治记载	消痰软坚散结，利水消肿。用于瘿瘤，瘰疬，睾丸肿痛，痰饮水肿。	
"汤液经法图"体系的认识	五行属性	火（火中火）	
	主导药味	咸	
	功效特点	咸补心泻肺	消痰软坚，用于瘿瘤瘰疬
		咸润肾	利水消肿

表　昆布的五行属性信息

昆布（海带科植物海带 *Laminaria japonica* Aresch. 或翅藻科植物昆布 *Ecklonia kurome* Okam. 的干燥叶状体）			
项目		内容	说明
传统性效认识	五味记载	咸	摘自 2020 版《中国药典》
	真实滋味	气腥，味咸	
	四气记载	寒	
	归经记载	归肝、胃、肾经	
	功能主治记载	消痰软坚散结，利水消肿。用于瘿瘤，瘰疬，睾丸肿痛，痰饮水肿	
"汤液经法图"体系的认识	五行属性	火（火中火）	
	主导药味	咸	
	功效特点	咸补心泻肺	消痰软坚，用于瘿瘤瘰疬
		咸润肾	利水消肿

火麻仁，必须属火（火中土）

本节课，我们讲火麻仁。我们给这节课起的题目是：火麻仁，必须属火。

为什么火麻仁一定要属火呢？

主要原因有两点。

第一点，就是药名。因为叫作"火麻仁"，因为里面有一个"火"字，所以我们说，它的五行属性是火。

也许有的朋友会说，金老师，这也太武断了吧。单凭药名有一个"火"字就认定其五行属性为火，有些不可靠。

嗯，大家的想法没错，单凭药名来断定五行属性是有些不可靠。那么，我们为什么还要把药名作为一个依据呢？

这个原因，其实在上篇里面就说过了。我们希望大家能够明白这样一个道理。那就是，从整体观来说，一味中药的很多属性都是相关联的，都是这个中药的五行本质在不同维度的体现，包括命名、采收、性状、滋味、功效等。这种普遍的关联性，在中医药诞生之初是非常明显和易于掌握的，以至于神农可以通过口尝中药的滋味，就能够获知这个中药的五行属性，进而推导出其具体功效。

随着历史演变和物种演化，这些原本明显的关联性就变得模糊了，甚至消失了。但是，与一味中药相关联的属性太多了，不可能全都同时消失。于是，在某些属性上还能看到一味中药的五行本质，而在另外一些属性上则看不到五行本质。我们需要做的，就是甄别、思辨、分析和感悟。

火麻仁的名称所关联的五行本质还没有消失，如此而已。

随着我们研究的深入，我们就会发现越来越多这样的五行关联痕迹，也越来越感受到，在中医药的发展过程中，传承是非常重要的。

将火麻仁定义为火性药的第二个原因，就是它的功效。

我们之前说过，最能体现一个中药五行本质属性的，目前来看，就是它的功效。当然，单凭功效术语还不够，我们要在"汤液经法图"体系内，分析和理解这个功效。

根据《中国药典》的记载，火麻仁能够"润肠通便。用于血虚津亏，肠燥便秘"。按照这个论述，火麻仁最主要的功效，一是通便，二是补血。通便往往是咸味泻肺的作用，补血往往是咸味补心的作用。所以，火麻仁是咸味药。

根据《中华本草》的记载，火麻仁能够"润燥滑肠，利水通淋，活血。用于肠燥便秘，风痹，消渴，风水，脚气，热淋，痢疾，月经不调，疮癣，丹毒"。大家看，《中华本草》里，火麻仁的功效范围非常广，远不只润肠通便。

正因如此，我们在讨论火麻仁的主导药味时，一定不能落下《中华本草》里面的功效记载，也要更加重视《中华本草》记载中不同于《中国药典》的内容。

第一个不同之处，是利水通淋。

利水通淋，用于水肿和淋证的治疗，是与肾水密切相关的。根据"汤液经法图"，苦味补肾，甘味泻肾，咸味润肾，要想治肾就只有这三个选择。火麻仁已有的咸味，已经可以实现利水通淋的效果。

第二个不同之处，是活血。

活血这个功效，一般是辛味的作用表达。不过，当适应证为癥瘕、积聚，或者为妇产科相关的经闭痛经时，我们就会考虑咸味的作用表达。毕竟，咸味软坚散结，咸味入肾治肾，而肾主生殖。从《中华本草》记载来看，火麻仁的活血作用，一方面是"破积血"（《名医别录》），一方面是治疗"产后瘀血不尽"（《太平圣惠方》）和"月经不通，或两三月，或半年，或一年"（《普济方》）等。

这个活血功效，真的很像咸味药的作用。

所以，说来说去，火麻仁还是一味咸味药。

但是，我们在其他一些本草医书上，还找到了火麻仁的甘味功效。

例如，《神农本草经》记载火麻仁"主补中益气，肥健不老"，这显然是甘味的补脾作用。又如《日华子本草》记载的"补虚劳，长肌肉"，以及《医林纂要》记载的"和脾，缓肝"等，都是甘味的作用记载。

而且，如果火麻仁合并有甘味，其实与泻肾利水的功效不矛盾，甘味也可以缓和药性。另外，火麻仁还是一种药食同源的中药。

综合这些考虑，我们将火麻仁定义为咸甘兼有的中药，以咸为主，以甘为辅，五行属性为火中土。

最后，我们来讨论一下，对火麻仁"润燥"功效的理解。

一般情况下，我们说润燥，用于治疗燥证的中药，往往就会想起来麦冬、百合、北沙参这样的酸味中药。或者说，能够润燥的中药往往合并有酸味。这里的火麻仁并没有酸味，为什么也能够润燥呢？

这可能是因为我们对润燥的理解不够全面。

如果大家对"汤液经法图"比较熟，就会发现五脏的化味中，肝木的化味叫作"甘缓"，心火的化味叫作"酸收"，脾土的化味叫作"苦燥"，肺金的化味叫作"辛散"，而肾水的化味叫作"咸润"。大家注意，在肾水疾病的治疗中，咸味药本身就是润肾的，"咸"与"润"这两个字是组合在一起的。

所以，酸味能润，咸味也能润，甚至辛味也能润。因为肺金主燥，所以无论是补肺的酸味，泻肺的咸味还是散肺的辛味，似乎都能润燥。

当然，这是我们的一个推测，真实情况是不是这样，我们还需要深入研究。

好，最后，我们来看一下火麻仁的五行属性信息。

火麻仁（桑科植物大麻 *Cannabis sativa* L. 的干燥成熟果实）		
项目		内容	说明
传统性效认识	五味记载	甘	摘自 2020 版《中国药典》
	真实滋味	气微，味淡	
	四气记载	平	
	归经记载	归脾、胃、大肠经	
	功能主治记载	润肠通便。用于血虚津亏，肠燥便秘。	
"汤液经法图"体系的认识	五行属性	火（火中土）	
	中药名称	火麻仁	火性味咸
	主导药味	咸甘	
	功效特点	咸泻肺	润肠通便
		咸润肾，甘泻肾	利水通淋
		咸补心	养血，活血软坚
		甘补脾	补虚益气

第三十六讲

紫菀和款冬花，为什么都要蜜制？
（火中土）

在所有的中药里，止咳平喘药的品种不少，但是它们的药味记载很多时候并不是其五行属性的体现。所以，对于这一类药品的药味，我们需要重新梳理界定。

但是，重新梳理界定并非易事。比如我们本节课要讲的，紫菀和款冬花。

按照《中国药典》记载，紫菀是辛、苦味的，款冬花是辛、微苦味的，两者药性都是温性。从"汤液经法图"角度看，苦味不入肺，但是辛味入肺散肺，所以，辛味药是可以治疗咳嗽的，代表性的中药就是辛温宣肺止咳的麻黄。按照这个思路，紫菀和款冬花也是辛温药，也应该是类似麻黄的宣肺止咳药。

然而，根据功效记载，紫菀和款冬花不是宣肺止咳药，而是润肺止咳药。这一个"润"字，就会让我们直接联想到酸味补肺的作用。其实，成都中医药大学的张廷模老师讲过，紫菀和款冬花的润肺，并不是真的养阴润肺，只是没有那么燥烈罢了。

所以，紫菀和款冬花与麻黄的辛温宣肺不一样，与麦冬的酸凉润肺也不一样。

那么，它们究竟是什么样的中药呢？

要说清楚这个问题，我们还是得好好梳理一下资料，从其他的地方找突破口。

第一个突破口——禁忌证。

根据《中华本草》的记载，紫菀的使用注意是"有实热者慎服"，《本经逢原》里还记载了"大泄肺气，阴虚肺热干咳禁用"，也就是说，实热、虚热都不适合。款冬花的使用注意是"阴虚者慎服"，《本草崇原》里还记载了"肺火燔灼，肺气焦满者不可用"，同样也是虚热、实热都不适合。

从"汤液经法图"角度看，酸味养阴润肺用于虚热证，苦味清热解毒用于实热证，既然虚热证和实热证都不适合，也即是说，紫菀和款冬花的主导药味，既不是酸味也不是苦味。

第二个突破口——除止咳祛痰之外的其他功效。

止咳祛痰是紫菀和款冬花的主要功效，但不是全部功效。除此之外，它们还能够用于其他病证。很多时候，往往是这个"其他病证"，能够帮助我们确定中药的主导药味。

在现行《中国药典》里，紫菀和款冬花就是治疗新久咳喘和咳血的，但是，在《中华本草》里，我们还能看到更多的记载。例如说，《名医别录》记载紫菀能够"止喘悸"、治疗"小儿惊痫"，《本草汇言》记载紫菀能"治老人血枯气燥，大便不通"，《本草求原》记载紫菀能"利小便淋浊"。又如，《神农本草经》记载款冬花能治疗"诸惊痫"，《日华子本草》记载款冬花能治疗"心虚惊悸"。

看到这些功效，大家想到了什么？对！一下子就能想到我们之前讲过的旋覆花。

旋覆花作为咸味药的代表，既能补心治疗胸膈痞闷，又能泻肺治疗咳嗽痰多，还能润肾治疗小便不利。紫菀和款冬花，同样能够补心治疗惊痫，同样能够润肾治疗小便淋浊。

从这个角度看，紫菀和款冬花应该具有咸味。

第三个突破口——温性。

温性的中药，按照四气与五味的对应关系，其药味要么是辛味，要么是咸味。

第四个突破口——炮制。

首先，毋庸置疑，炮制方法和炮制辅料对于一个中药的主导药味是有影响的。紫菀和款冬花的炮制方法，目前最常用的就是蜜制，并且蜜制后的紫菀和款冬花，润肺止咳的效果会更好。

蜜制的过程，主要就是加了蜂蜜。蜂蜜我们会在甘味药里面讲到，它是甘酸兼有的中药，以甘味补中解毒为主、酸味润燥止咳为辅，这样一个辅料加到紫菀和款冬花中，就会通过五味配伍化合改变一些药效。

如果紫菀和款冬花是咸味，咸酸化辛，就会在咸味基础上，增加一些酸味润肺和辛味行气的辅助表达。

如果紫菀和款冬花是甘味，那就增强甘味表达。

如果紫菀和款冬花是酸味，那就增强酸味表达。

如果紫菀和款冬花是苦味，苦甘化咸，就会增强咸味表达。

第五个突破口——法象药理。

紫菀以色紫红、质柔韧者为佳，款冬花以色紫红、肥大者为佳，而红色属火。另外，款冬花一般都在冬季12月尚未出土时挖采，在如此寒冷时节还能够孕育开花的植物，一定是具有顽强的火性来抵抗严寒。为什么款冬花要取未开放的花蕾呢？因为开花之后，这种包裹在花蕾之中的火性就随之消散了。款冬花既然是火性咸味药，我们就要尽可能地保留这种火性。

综合考虑以上这些突破口，我们将紫菀和款冬花的主导药味定为咸味，同时兼有甘味，而五行属性为火中土。它们的咸味，来源于内在的火性，来源于泻肺、补心和润肾的功效；它们的甘味，主要来源于蜜制的炮制方法。而紫菀与款冬花的药对配伍，就是七情中的相须配伍。

好，最后，我们来看这两味药的五行属性信息。

紫菀（菊科植物紫菀 *Aster tataricus* L. f. 的干燥根和根茎）			
项目		**内容**	**说明**
传统性效认识	五味记载	辛、苦	摘自 2020 版《中国药典》
	真实滋味	气微香，味甜、微苦	
	四气记载	温	
	归经记载	归肺经	
	功能主治记载	润肺下气，消痰止咳。用于痰多喘咳，新久咳嗽，劳嗽咳血。	
"汤液经法图"体系的认识	五行属性	火（火中土）	
	药物颜色	紫红色为佳	红色属火
	主导药味	咸甘	
	功效特点	咸泻肺	消痰止咳，用于咳嗽
		咸补心	用于小儿惊痫（《名医别录》）
		咸润肾	用于小便淋浊（《本草求原》）
		甘补脾	蜜制

表 款冬花的五行属性信息

款冬花（菊科植物款冬 *Tussilago farfara* L. 的干燥花蕾）			
项目		**内容**	**说明**
传统性效认识	五味记载	辛、微苦	摘自 2020 版《中国药典》
	真实滋味	气香，味微苦而辛	
	四气记载	温	
	归经记载	归肺经	
	功能主治记载	润肺下气，止咳化痰。用于新久咳嗽，喘咳痰多，劳嗽咳血。	
"汤液经法图"体系的认识	五行属性	火（火中土）	
	药物颜色	紫红色为佳	红色属火
	药材采收	冬季采挖花蕾	火性抵抗严寒
	主导药味	咸甘	
	功效特点	咸泻肺	消痰止咳，用于咳嗽
		咸补心	用于诸惊痫（《神农本草经》）
		甘补脾	蜜制

第三十七讲

火中土泽泻，我们试着理解它

泽泻，是一味比较常用的中药。

说它常用，其实还是因为在著名的八味肾气丸和六味地黄丸的组方中，含有泽泻。不过，关于八味肾气丸中为什么要有泽泻，不同医家有不同观点。

寇宗奭在《本草衍义》中认为："张仲景八味丸用之者，亦不过引接桂、附等归就肾经，别无他意。"意思是说，泽泻是引经药，是帮助肉桂和附子入肾经的。

李时珍在《本草纲目》中认为："仲景地黄丸，用茯苓、泽泻者，乃取其泻膀胱之邪气，非引接也。"意思是说，泽泻和茯苓一样，是泻膀胱邪气的，是祛邪药。

当然，不同的观点可能是从不同角度观察的结果，真正的泽泻，是这两个角度兼有的。我们为泽泻界定的火中土属性，其实就与《本草衍义》和《本草纲目》的论述有密切联系。

是什么样的密切联系呢？希望大家在看完本讲内容之后，可以自己回答。

首先，我们为什么要将泽泻的五行属性定义为火中土呢？

原因之一，泽泻是《辅行诀》收录的品种。根据二十五味药精的记载，"味咸皆属火，旋覆花为之主，大黄为木，泽泻为土，厚朴为金，附子为水"。所以，泽泻的五行属性是火中土。

火味咸，土味甘，火中土就是咸甘兼有。

原因之二，在《辅行诀》大小补肾汤中，泽泻是以咸味药的身份出现的。

《辅行诀》记载了24首五脏大小补泻汤，其中小补肾汤由地黄三两、竹叶三两、甘草三两和泽泻一两组成，治疗"虚劳失精，腰痛，骨蒸羸瘦，小便不利，脉快者"。按照《辅行诀》五脏小补汤的一般思路，苦味补肾，甘味泻肾，咸味润肾，小补肾汤以二苦一甘一咸组方，在用量上，苦甘味药等量且量大，咸味药量小。由此分析便知，在小补肾汤中，泽泻是一味咸味药。

同理，《辅行诀》大补肾汤由地黄三两、竹叶三两、甘草三两、泽泻一两、桂枝一两、干姜一两和五味子一两组成，治疗"精虚血少，骨痿，腰痛，不可行走，虚热冲逆，头目眩，小便不利，脉软而快者"。同样，在此方中，泽泻也是咸味药。

如果大家用心看就会发现，《伤寒杂病论》的八味肾气丸的组方思路其实与《辅行诀》大补肾汤非常像，同样是肝肾同补，同样是以苦辛为主，同样是攻补兼施。所以，我们有理由认为，张仲景八味肾气丸里的泽泻，以及后来的六味地黄丸里的泽泻，很可能都是以咸味药的身份来出现的。

原因之三，多个本草记载，泽泻以咸味和甘味为主。

《神农本草经》记载泽泻"味甘，寒"，《名医别录》记载泽泻"咸，无毒"，《医学启源》记载泽泻"气平，味甘"，同时还记载"《主治秘要》云：味咸，性寒"，《医林纂要》记载泽泻"甘、微咸，温"。

这些本草记载中，泽泻都是以咸味或甘味为主。同时，关于其寒热属性，也是有寒性、有温性、有平性，各不相同。

原因之四，泽泻的临床功效，符合咸味和甘味的作用。

根据《中国药典》，泽泻能够"利水渗湿，泄热，化浊降脂。用于小便不利，水肿胀满，泄泻尿少，痰饮眩晕，热淋涩痛，高脂血症"。

从"汤液经法图"角度看，咸味可以补心、泻肺和润肾，从泽泻别名"水泻"的角度来看，从泽泻利水渗湿的功效来看，泽泻的咸味，显然是入肾润肾。而且，看不出有补心和泻肺的意思。同时，甘味可以补脾、泻肾和缓肝，泽泻的甘味，似乎也是以入肾泻肾为主。

两者相结合，我们说，泽泻的咸甘兼有，就是润肾泻肾，治疗水肿胀满和小便不利。

当然，泽泻的甘味，可能还具有一定的入肝缓肝的作用。

单从功效上看，泽泻可以治疗眩晕，而眩晕一般是从肝木论治的，这就提示泽泻能治肝木。不过，泽泻治疗眩晕的代表方，是与白术配伍的泽泻汤，该方治疗"心下支饮，其人苦眩冒"，其功效还是以利水定眩为主。

从五味配伍化合角度看，泽泻味咸甘，白术味苦甘，两者配伍之后，甘味保留，且咸苦化酸。如此一来，酸甘就能更好地入肝治肝，通过利水湿来治肝。

从《中华本草》记载来看，泽泻还可以与甘草、黄连、决明子配伍，治疗眼赤肿痛，方如《丹台玉案》泻心散。泽泻还可以与郁金、栀子、甘草配伍，治疗鼻䘌疮，方如《外科大成》泽泻散。这些组方，也都是咸味药泽泻与苦味药配伍的例子，可能都是以咸苦化酸之后入肝入肺来治病。

所以，泽泻的甘味，究竟是不是具有补脾或者缓肝的作用，还需要进一步研究。我们姑且按照咸甘兼有，来试着理解泽泻。

最后，回答本节课开始提出的问题。答案其实很简单，寇宗奭的论述，侧重的是泽泻的咸味入肾作用，就是现行药性理论中的"咸入肾"；而李时珍的论述，侧重的是泽泻的甘味泻肾作用，就像茯苓的甘味那样。两者的密切联系，就是泽泻咸味与甘味的联系。

好，我们给出泽泻的五行属性信息。

表　泽泻的五行属性信息

泽泻 [泽泻科植物东方泽泻 *Alisma orientale*（Sam.） Juzep. 或泽泻 *Alisma plantago – aquatica* Linn. 的干燥块茎]			
项目		内容	说明
传统性效认识	五味记载	甘、淡	摘自 2020 版《中国药典》
	真实滋味	气微，味微苦	
	四气记载	寒	
	归经记载	归肾、膀胱经	
	功能主治记载	利水渗湿，泄热，化浊降脂。用于小便不利，水肿胀满，泄泻尿少，痰饮眩晕，热淋涩痛，高脂血症。	
"汤液经法图"体系的认识	五行属性	火（火中土）	
	本草记载	味咸皆属火……泽泻为土	《辅行诀》二十五味药精
	主导药味	咸甘	
	功效特点	咸润肾	利水渗湿
		甘泻肾	利水消肿，化浊泄热

第三十八讲

止痉散结的全蝎和蜈蚣，有咸有酸
（火中金）

本节课，我们来说两味动物药，全蝎和蜈蚣。

根据《中国药典》记载，全蝎和蜈蚣的功效一样，均能够"息风镇痉，通络止痛，攻毒散结"。

临床上，全蝎和蜈蚣经常联合使用，作为通络止痛的动物药，用于脑血管病所致的口眼㖞斜等症状。很多治疗心脑血管疾病的中成药，要么含有全蝎，要么含有蜈蚣，要么同时含有全蝎和蜈蚣。

所以，从功效上看，两者的确很像。

两者在药性上也很像。根据《中国药典》记载，全蝎和蜈蚣都是辛味药，全蝎是平性，蜈蚣是温性。但是，如果从"汤液经法图"角度看，两者怎么都不像是辛味药。

辛味的三个作用，分别是补肝、泻脾、散肺。

但是全蝎和蜈蚣的功能主治，既不是肝虚证的畏寒惊恐，又不是脾实证的腹满吐泻，也不是鼻塞、咳嗽、皮肤瘙痒。所以，全蝎和蜈蚣并没有表现出典型的辛味药作用。

既然这样，那我们就要重新给全蝎和蜈蚣确定主导药味和五行属性。

从《中国药典》看，全蝎和蜈蚣最重要的功效，是息风止痉，治疗肝风内动所致的痉挛抽搐和中风口㖞等。大家想想，这是什么样的病证和功效呢？对！这就是典型的肝实证和泻肝作用。因为肝主筋，所以这种痉挛抽筋类的疾病，不管是四肢筋脉拘挛，还是面部筋脉拘挛，都属于肝实证，都需要泻肝来治疗。而根据"汤液经法图"，酸味泻肝，所以，全蝎和蜈蚣应具有酸味。

从《中国药典》看，除了息风止痉之外，全蝎和蜈蚣还能够通络止痛和攻毒散结，治疗瘰疬。大家想想，这是什么样的功效呢？对！这就是典型的咸味补心和泻肺的作用。心德在耎，咸味补心，所以能够软坚散结的是咸味。肺主皮毛，咸味泻肺，所以，这种病发于肌体浅表淋巴结的瘰疬，就属于皮毛病的范畴。

对这种皮毛病的软坚散结，就是咸味药的作用。由此可知，全蝎和蜈蚣还具有咸味。

这就是全蝎和蜈蚣的主导药味，酸咸兼有，或者说，咸酸兼有，五行属性是火中金。有了这样的五行属性和主导药味，全蝎和蜈蚣的其他功效也都可以得到解释。

它们能治疗小儿惊风，是因为心主神明，心虚则惊悸怔忡。而咸味补心，酸味收心，咸酸兼有的全蝎和蜈蚣，就可以治疗心虚表现出的惊悸怔忡。

它们能治疗破伤风和风湿顽痹，是因为破伤风和风湿顽痹都有筋脉拘挛的表现，这是肝实证的症状表现，酸味药就能缓解。

它们能治疗疮痈，是因为酸味收敛，咸味散结，无论是疮疡不敛，还是疮肿不消，咸酸兼有的全蝎和蜈蚣都能治疗。

它们能治疗蛇咬伤，是因为蛇咬伤之后，也往往会出现局部肿痛和全身抽搐，符合全蝎和蜈蚣的适应证。

所以，从功效药理上看，全蝎和蜈蚣是以咸酸为主。

接下来，我们再从法象药理上看看。

全蝎和蜈蚣都是动物药，属于血肉有情之品，常具有咸味，五行带火。例如我们讲过的阿胶、麝香和土鳖虫，还有我们后面会讲到的羚羊角、鸡内金和龟甲，都具有咸味。

需要注意，我们这里说的具有咸味，并不代表这些中药是单纯的咸味药，甚至很多时候，咸味都不是第一位的主导药味而是第二位的兼有药味。所以，仅有咸味还不够，还要继续分析。

从动物形态上，全蝎和蜈蚣都属于节肢动物，有"盔甲"，学术用语称之为"体壁坚硬"。两者在五虫的分类中属于介虫，五行属性为金。而从"汤液经法图"角度看，酸味补肺金，酸味是金性的本味，所以，全蝎和蜈蚣应该具有金性和酸味。

这一点和我们后面要讲到的贝壳类中药有点像。等讲到了酸味药，大家就明白了。

其实，虽然《中国药典》和《中华本草》都将全蝎和蜈蚣记载为辛味药，但是呢，历史上其他一些本草记载是不乏真知灼见的。例如，《医林纂要》就将全蝎的药性定义为"辛、酸、咸，寒"，将全蝎的功效定义为"主治诸风，兼能益心，下清肾水"。其中，不仅有酸咸之味，而且还能隐约看到酸味泻肝收心和咸味补心润肾的影子。同样，该书将蜈蚣的药性定义为"辛、咸，寒"，将蜈蚣的功效定义为"入肝祛风，入心散瘀，旁达经络，去毒杀虫"。这一段论述，也提示了酸咸之味的中药所具有的肝心同治的功效特点。

我们为中药重新界定五行属性和主导药味这件事，并不是空穴来风，并不是空中楼阁，我们在历代本草中能看到不少线索。只是，缺少"汤液经法图"的时候，这些线索就是互不关联的散点，大家看到了就是看到了，也没有深究。而有了"汤液经法图"之后，我们就具备了透过散点看到原貌的能力。

好，最后我们来看看全蝎和蜈蚣的五行属性信息。

表　全蝎的五行属性信息

全蝎（钳蝎科动物东亚钳蝎 *Buthus martensii* **Karsch** 的干燥体）			
项目		内容	说明
传统性效认识	五味记载	辛	摘自 2020 版《中国药典》
	真实滋味	气微腥，味咸	
	四气记载	平	
	归经记载	归肝经	
	功能主治记载	息风镇痉，通络止痛，攻毒散结。用于肝风内动，痉挛抽搐，小儿惊风，中风口喎，半身不遂，破伤风，风湿顽痹，偏正头痛，疮疡，瘰疬。	

项目		内容	说明
"汤液经法图"体系的认识	五行属性	火（火中金）	
	五虫分类	介虫	介虫属金
	主导药味	咸酸	
	功效特点	咸补心	止惊，通络散结
		酸泻肝	息风镇痉，止痛，敛疮

表　蜈蚣的五行属性信息

蜈蚣（蜈蚣科动物少棘巨蜈蚣 *Scolopendra subspinipes mutilans* **L. Koch** 的干燥体）			
项目		内容	说明
传统性效认识	五味记载	辛	摘自 2020 版《中国药典》
	真实滋味	气微腥，有特殊刺鼻的臭气，味辛、微咸	
	四气记载	温	
	归经记载	归肝经	
	功能主治记载	息风镇痉，通络止痛，攻毒散结。用于肝风内动，痉挛抽搐，小儿惊风，中风口㖞，半身不遂，破伤风，风湿顽痹，偏正头痛，疮疡，瘰疬，蛇虫咬伤。	
"汤液经法图"体系的认识	五行属性	火（火中金）	
	五虫分类	介虫	介虫属金
	主导药味	咸酸	
	功效特点	咸补心	止惊，通络散结
		酸泻肝	息风镇痉，止痛，敛疮

全蝎

蜈蚣

第三十九讲

重镇安神的朱砂和磁石，也是有咸有酸（火中金）

本节课，我们讲两味咸酸兼有的矿物药，朱砂和磁石。

朱砂是一味非常具有特色的中药。特色之一，是朱砂的红色。大家知道，红色代表火，代表心，所以，朱砂用于治疗心神不宁的失眠是符合其法象药理的。特色之二，是朱砂的毒性。在临床上使用朱砂以及含有朱砂的中成药时，我们都要关注朱砂的肝肾损害风险。而特色之三，就是朱砂的药味。

在现行的《中国药典》和《中华本草》中，朱砂的药味记载都是甘味。究其原因，其实早在《神农本草经》和《本草纲目》中，朱砂就是甘味，可能真的是一脉相承。而且，其他本草对于朱砂的药味似乎也是闭口不言，在《中华本草》列举的内容中，只有《吴普本草》有苦味的记载。

看起来，单从文献学角度，的确无法撼动朱砂的甘味。

但是，如果从"汤液经法图"角度看，朱砂的甘味是有大问题的，是与其功效完全相悖的。《辅行诀》记载，"心德在耎，以咸补之，以苦泻之，以酸收之"。也就是说，直接治疗心病的中药，必须是咸味、苦味或酸味的，而不能是甘味的。也就是说，甘味中药的直接功效，必须是补脾、泻肾和缓肝，而不能是治心。

这就相当于，如果我们承认朱砂入心治心的临床功效，其实就等同于否定了朱砂的甘味。反之，如果我们承认朱砂的甘味，其实就等同于否定了朱砂入心治心的临床功效。

大家看，这是不是一个悖论？在3600多年前的伊尹看来，这就是一个悖论。只不过，中药药性理论演变至今，药性与功效之间的内在关联性在很多时候已经消失了，我们现在对于每味中药的认识，药性归药性，功效归功效。我们已经渐渐遗忘了，在最开始的时候，这两者根本就是完全统一的。

理解了上面的内容，我们再来看朱砂的主导药味，就会清晰很多。

根据《中国药典》的记载，朱砂"清心镇惊，安神，明目，解毒。用于心悸易惊，失眠多梦，癫痫发狂，小儿惊风，视物昏花，口疮，喉痹，疮疡肿毒"。

其一，朱砂能够镇惊安神，或许是矿物药质地重的缘故，这种安神还被称为重镇安神。从概念上看，这是一种强强对抗的功效，以重打重。从"汤液经法图"角度看，这是心虚病证的典型治疗。

《辅行诀》记载心火病"虚则血气少，善悲，久不已，发颠仆"，小补心汤和大补心汤的主治证也包括"心中动悸""心中虚烦""怔忡如车马惊"这样的因虚致亢的症状表现。它不是一种持续的亢奋状态，而是时发时止的短暂亢奋，是因为自适应能力差而出现的由外界诱因导致的短暂亢奋。

简单来说，容易受到惊吓的人，我们都会说他胆小，不会说他胆大。这就说明，易惊这个状态，是不足之象，是虚象，而不是实象。

这个问题再引申，就是对于单次发病和反复发病，对于持续发病和时发时止疾病的中医辨证问题，这两种不同的发病表现，其背后的主导因素是不同的。

明白了朱砂所治疗的心悸、易惊、癫痫、发狂是一种虚象，就明白了朱砂的咸味。因为咸味补心，治疗心虚病证。在古医籍的记载中，《是斋百一选方》归神丸以朱砂为君，治疗"一切心气不足，癫狂作乱"；《古今医统大全》引神归舍丹以朱砂为君，治疗"癫狂、心风、心气不足"；《唐瑶经验方》以朱砂掺入猪心煮食，治疗心虚遗精。这些都是朱砂补心，用于治疗心虚病证的依据。

其二，朱砂能够清肝明目、平肝熄风，治疗目赤肿痛、急慢惊风。从

"汤液经法图"角度看,这些功效都是泻肝的作用,都在治疗肝实病证。而泻肝的药味是酸味,所以,朱砂在咸味之外,还具有酸味。这个酸味,既能收心安神,也能泻肝明目。

其三,朱砂还能够治疗一些皮肤黏膜病,例如口疮、喉痹和疮痈肿毒。传统中药学往往认为,这是朱砂解毒祛腐功效的体现。实际上,从"汤液经法图"角度看,咸味除了补心还能够泻肺,酸味除了收心泻肝还能够补肺,而肺主皮毛。所以,咸酸兼具的朱砂,大概能够入肺治肺,用于皮肤黏膜病变。

同时,由于这种作用是攻补兼施的,适应面比较广,所以,朱砂广泛地用于各类皮肤病的外用治疗方中。

此外,我们来说说朱砂的苦味。

朱砂具有一定的清热解毒能力,凭借这种能力,心火偏亢的失眠、暑热伏于心经的失眠、痰热互结的失眠等伴有热证的失眠,都是朱砂的适应证。而这种清热解毒能力,本身就是苦味泻心的作用。从这个角度看,朱砂似乎具有一定的苦味。

本着化繁为简的思路,我们不打算为一个中药定义三个不同的主导药味,而是抓主要矛盾,最终确定的主导药味数目一般不超过两个。同时,咸味、苦味与酸味之间本来就存在咸苦化酸的配伍转化关系,所以,如果将朱砂定义为咸苦兼有的中药,而其酸味功效是咸苦化酸后才出现的,这在理论上也讲得通。只不过,我们更倾向于采用与功效直接相关的五味属性,来作为主导药味。沿着这个思路,我们将朱砂定义为咸酸兼有的中药。

说完了朱砂,我们再来看看磁石。

根据《中国药典》的记载,磁石"咸,寒。归肝、心、肾经。镇惊安神,平肝潜阳,聪耳明目,纳气平喘。用于惊悸失眠,头晕目眩,视物昏花,耳鸣耳聋,肾虚气喘"。

从功效上看,磁石的功效与朱砂其实非常像。

其一,都能镇惊安神,用于惊悸失眠,这是咸味补心作用的体现。其二,都能平肝潜阳,用于肝阳上亢所致的眼病和眩晕,这是酸味泻肝作用的体现。所以，磁石也是咸酸兼有。

　　同时，磁石的咸味具有另外两个作用，一个是咸味泻肺，一个是咸味润肾。两者结合起来，就是纳气平喘，用于肾虚气喘。所以，对于磁石的临床应用，咸味可能发挥了更重要的作用。

　　同时，我们也能看出，磁石的药味传承是成功的，现在标注的咸味，就是磁石的主导药味，这就完美诠释了磁石镇静安神和纳气平喘的作用。我们之所以能够如此坚定地认为朱砂的甘味标注是有问题的，也是因为有磁石的佐证。大家想想，质地、功效都如此相似的两味矿物药，药味记载却完全不同，这是不是有些奇怪呢？

　　好了，这就是磁石的咸酸之味，不难理解。现代临床常用的煅磁石，其实就是加醋煅淬的炮制品，目的也是为了保留磁石的酸味。保留了酸味其实就是增强了磁石的功效表达。

　　大家知道，咸味对应的是热性，酸味对应的是凉性，咸酸兼有之味的中药，其实本身就是一种寒热夹杂的状态。这种状态下，药物的寒热属性就会变得很复杂，而且通常不会表现出单一的超强寒性或热性。朱砂性微寒，就说明了这一点。当然，《中国药典》把磁石标记为性寒，但从功效和使用注意来看，其真实的寒热属性可能也是更接近平性。

　　好，最后，我们来看看朱砂和磁石的五行属性信息。

表　朱砂的五行属性信息

朱砂 [硫化物类矿物辰砂族辰砂，主含硫化汞（HgS）]			
项目		内容	说明
传统性效认识	五味记载	甘	摘自 2020 版《中国药典》
	真实滋味	气微，味淡	
	四气记载	微寒，有毒	
	归经记载	归心经	
	功能主治记载	清心镇惊，安神，明目，解毒。用于心悸易惊，失眠多梦，癫痫发狂，小儿惊风，视物昏花，口疮，喉痹，疮疡肿毒。	

项目		内容	说明
"汤液经法图"体系的认识	五行属性	火（火中金）	
	药物质地	矿物药质重	矿物药应金
	主导药味	咸酸	
	功效特点	咸补心	镇惊安神（惊悸失眠）
		酸泻肝	明目，熄风
		酸咸化辛	用于皮肤黏膜疾病（疮疡肿毒）

表　磁石的五行属性信息

磁石［氧化物类矿物尖晶石族磁铁矿，主含四氧化三铁（Fe_3O_4）］			
项目		内容	说明
传统性效认识	五味记载	咸	摘自 2020 版《中国药典》
	真实滋味	有土腥气，味淡	
	四气记载	寒	
	归经记载	归肝、心、肾经	
	功能主治记载	镇惊安神，平肝潜阳，聪耳明目，纳气平喘。用于惊悸失眠，头晕目眩，视物昏花，耳鸣耳聋，肾虚气喘。	
"汤液经法图"体系的认识	五行属性	火（火中金）	
	药物质地	矿物药质重	矿物药应金
	主导药味	咸酸	
	功效特点	咸补心	镇惊安神
		咸泻肺润肾	纳气平喘，聪耳明目
		酸泻肝	平肝潜阳

第四十讲

咸味补血，酸味滋阴，阿胶就是咸酸兼有（火中金）

本节课，我们来讲阿胶。

阿胶是一味常见的补血兼止血的中药，广泛地用于各类血虚证和出血证。在《中国药典》的记载中，阿胶是甘味药，药性甘平。那么，从"汤液经法图"角度看，甘味是不是阿胶的主导药味呢？

首先，金老师要承认，在我们既往的识方解方中，一直是遵从药典记载，将阿胶视为甘味药的。比如，我们对于经典的黄连阿胶汤的解读，就是以黄连与阿胶的苦甘化咸配伍来补心，来体现这个方子治疗心虚失眠功效的。

但是，随着我们对常用中药的系统比对和逐一梳理，我们意识到阿胶的主导药味可能有问题。为什么呢？因为我们之前说过，虽然都是补益，但补气和补血的功效应该是归属于不同脏腑的，具有这个功效的中药也应该具有不同的主导药味。前面讲过的当归补血，后面即将要讲的龙眼肉补血，都是咸味补心的作用表达。那么，自然而然地，具有补血作用的阿胶，也应该具有咸味。

所以，这次我们再给阿胶定主导药味，就以咸味为主。

这件事也说明，为中药确定五行属性和主导药味这件事，需要持续改进，需要不断深化认知。因为我们不是考古学的直接发现，而是从基本逻辑出发的见微知著，所以就一定是一个从无到有、从有到精的完善过程。

人非圣贤孰能无过，我们不怕错，但错了就要改。

好，接下来，我们系统地梳理一下阿胶的功效主治。

根据《中国药典》的记载，阿胶"甘，平。归肺、肝、肾经。补血滋阴，润燥，止血。用于血虚萎黄，眩晕心悸，肌痿无力，心烦不眠，虚风内动，肺燥咳嗽，劳嗽咯血，吐血尿血，便血崩漏，妊娠胎漏"。

从这段描述可知，阿胶的功效主要包括三部分。第一部分，是补血，治疗血虚萎黄、眩晕心悸和肌痿无力。第二部分，是滋阴润燥，治疗心烦不眠、虚风内动和肺燥咳嗽。第三部分，是止血，治疗吐血、咳血、尿血、便血和妊娠胎漏等出血证。

对于第一部分功效，正如我们之前所说，就是咸味补心的作用。心主血脉，心虚就是血虚，心悸怔忡就是典型的心虚证的表现。当然，肌痿无力是典型的脾虚证表现，所以我们认为，阿胶对于肌痿无力的治疗，一定不会单独使用，而是会和其他甘味补脾药配伍使用，用于心脾两虚证的肌痿无力。

对于第二部分功效，从"汤液经法图"角度看，其实展现了酸味的作用，而且是完美地展现了酸补肺、酸泻肝和酸收心这三方面的作用。

肺司呼吸，所以肺燥干咳就是以肺虚证为主，酸味补肺，所以能治疗肺燥咳嗽。肝木应风，所以肝风内动就是以肝实证为主，酸味泻肝，所以能治疗虚风内动。心主神明，心烦不眠就是心火病，可能是虚证也可能是实证，酸味收心，所以能治疗心烦失眠。

既然阿胶具有这些功效，那也说明了，它的主导药味中应该包含酸味。

对于第三部分功效，我们多说一点。

看过《辅行诀》的朋友们都知道，《辅行诀》里治疗出血的方子，一个是治疗吐血、衄血和下血的大泻心汤，另一个就是治疗溺血的大泻肾汤。一般来看，心主血脉，血热妄行相当于心实证，而泻心就能够治疗心火实证。按照这个思路，具有止血功效的中药，大概率都是苦味药。

那么，这是不是说明，阿胶也具有苦味呢？

可能不是。

原因在于，大泻心汤和大泻肾汤都是五味俱全的中药复方，究竟是方中哪个药味发挥了止血作用，还不明确。同时，从《中药学》教材看，不同止血药的功效特点不一样，教材将止血药分为了凉血止血药、化瘀止血药、收敛止血药和温经止血药。这四类止血药的药味特点不同，苦味清热凉血，凉血止血药可能以苦味为主；辛味升阳温经和行散活血，化瘀止血药和温经止血药可能以辛味为主；酸味滋阴收敛，收敛止血药可能以酸味为主。

所以，除了苦味药止血，酸味药和辛味药同样可以止血。尤其是酸味药，作为专门入心调心，同时具有收敛之性的酸味药，也应该符合止血的作用特点。简单地说，阿胶的止血功效，可能通过它的酸味就能解释。

当然，我们还可以推而广之，如果入心的苦味和酸味都能止血，那么咸味是不是也能止血呢？或者说，止血功效的复方，其主导药味是不是都围绕着苦味、酸味或咸味呢？这是有可能的。

在《中华本草》中记载了很多由阿胶组成的止血方，例如，《太平圣惠方》中阿胶与贝母配伍治疗衄血，其中阿胶咸酸、贝母咸苦，围绕着"苦咸酸"。又如，《赤水玄珠》中阿胶与蛤蚧粉、朱砂配伍治疗吐血，其中阿胶咸酸、蛤蚧粉咸、朱砂苦咸，也是围绕着"苦咸酸"。再如，《圣济总录》中阿胶与赤芍、竹叶、当归、甘草配伍治疗便血，其中阿胶咸酸、赤芍苦酸、竹叶苦、甘草甘、当归辛咸，苦甘化咸，还是围绕着"苦咸酸"。

好，根据上面的分析，阿胶的主要功效，都可以在咸味和酸味的框架内得到解释。

最后，从法象药理看，阿胶由马科动物驴的鲜皮煎制而成。在十二生肖中，午马属于火，而肺金主皮毛，所以，阿胶的基源里面有浓浓的火性和金性。火性咸，金性酸，这就是咸酸。

最后，让我们来看看阿胶的五行属性信息。

阿胶（马科动物驴 *Equus asinus* L. 的干燥皮或鲜皮经煎煮、浓缩制成的固体胶）		
项目		内容	说明

传统性效认识	五味记载	甘	摘自 2020 版《中国药典》
	真实滋味	气微，味微甘	
	四气记载	平	
	归经记载	归肺、肝、肾经	
	功能主治记载	补血滋阴，润燥，止血。用于血虚萎黄，眩晕心悸，肌痿无力，心烦不眠，虚风内动，肺燥咳嗽，劳嗽咯血，吐血尿血，便血崩漏，妊娠胎漏。	
"汤液经法图"体系的认识	五行属性	火（火中金）	
	法象药理	马科动物驴的皮制成	午马属火，皮毛属肺金
	主导药味	咸酸	
	功效特点	咸补心润肾	补血，用于血虚诸症
		酸收心	安神，止血，用于出血诸症
		酸补肺，咸泻肺	润燥止咳
		酸泻肝	息风，用于虚风内动

第四十一讲

大黄，应该是咸苦兼有的代表药（火中水）

本节课，我们来讲大黄。

大黄是非常重要的一味中药，它的重要性不只在于是临床常用的清热泻火通便药，它的重要性更在于，大黄在《辅行诀》中以咸味药出现这件事，彻底颠覆了我们对传统中药五味的理解，也开启了我们还原中药五行属性的道路。

所以，在上篇的很多章节中，我们常以大黄为例。

在《辅行诀》的二十五味药精记载中，大黄是以"火中木"的身份出现的，是一个以咸味为主导药味的中药。在《辅行诀》收录的小泻心汤和小泻肺汤中，大黄都是以咸味药的身份出现的。在小泻心汤中，大黄味咸补心；在小泻肺汤中，大黄味咸泻肺。

所以，从这个角度看，说大黄是一个主导药味为咸味的中药，应该是没有问题的。

但是，从另外的角度看，大黄的咸味定义有点问题。什么问题呢？对，就是大黄的寒热之性。

大家都知道，大黄是一味寒性中药，正是因为这个寒凉之性，所以大黄才能清热泻火，才能用于各种热证。但是，按照"汤液经法图"的理解，火对应的是热性，木对应的是温性，如果大黄为"火中木"，一个是火，一个是木，相当于一个是热性，一个是温性。如此一来，无论如何，大黄都应该是热性药才对。

这就是存在于大黄身上的矛盾之处。

怎样解决这个矛盾呢？只能有两个方案。第一个方案，重新界定大黄的寒热属性，将其界定为热性药。第二个方案，重新界定大黄的五行属性，在五行属性中引入金水之性来实现寒性表达。

第一个方案，非常大胆，也难以被接受。一般情况下，我们重新定寒热属性只针对历代本草记载中本就有不同寒热属性表述的中药。对于大黄，根据《中华本草》的记载，《神农本草经》记载其性寒，《名医别录》记载其性大寒，《医学衷中参西录》记载其性凉。其他诸本草，都缺少寒热之性的记载。

所以，至少从《中华本草》的总结来看，还没有本草将大黄的药性记载为温热。

所以，第一个方案缺少支持。

第二个方案，就是改变大黄"火中木"的设定，引入金性或水性来为大黄的寒凉之性寻找理论依据。考虑到我们已经将大黄认定为苦味药，而且苦味也符合其泻心清热的功效特点，于是，我们倾向于将大黄的属性定义为"火中水"，通过引入水性来平衡火性。

这就是第二个方案的出发点和落脚点，非常朴素。

接下来，我们就以"火中水"为出发点，分析一下大黄的功效与五行属性的相符程度。

首先，我们看看《中国药典》对于大黄功效的记载。根据 2020 版《中国药典》，大黄的功能主治为"泻下攻积，清热泻火，凉血解毒，逐瘀通经，利湿退黄。用于实热积滞便秘，血热吐衄，目赤咽肿，痈肿疔疮，肠痈腹痛，瘀血经闭，产后瘀阻，跌打损伤，湿热痢疾，黄疸尿赤，淋证，水肿；外治烧烫伤"。

这个功效表述，不可谓不复杂。我们来逐一分析。

其一，泻下攻积。

泻下攻积就是对大黄泻肺通便作用的总结。在"汤液经法图"中，泻肺的药味是咸味，而不是苦味。所以，我们普遍理解的苦味药清热泻下的思维惯性，其实是有问题的，真正具有显著通便作用的中药，都是以咸味为主的。大黄是咸味，芒硝是咸味，决明子是咸味，肉苁蓉还是咸味。

同时，我们说黄连、黄芩、黄柏和栀子都是苦味药，但它们却没有显著的通便作用。所以，通便不是苦味药的代表功效，而是咸味药的代表功效。

其二，清热泻火，凉血解毒。

心主火，而苦味泻心，所以苦味能够清热；心主血脉，而苦味泻心，所以苦味能够凉血。一个苦味，把清热、泻火和凉血全都涵盖了。所以，血热吐衄、痈肿疔疮，包括咽痛尿赤等热证，都是大黄苦味泻心作用的体现。

其三，逐瘀通经。

逐瘀就是活血化瘀的意思，只不过，这是程度比较强的活血化瘀。通经就是治疗妇科病和月经病，尤其是用于闭经。而能够治疗闭经的通经，也是程度比较强的通经。

其实，《神农本草经》对大黄的这个功效描述得更贴切，叫作"破癥瘕积聚"。大家还记得，我们在讲当归和川芎的活血功效时，讲到了这个"癥瘕"，我们说，对于这种坚硬肿胀类疾病，需要用咸软的药物才能治疗。我们当时按照这个思路，给当归和川芎定了咸味。同样，我们也可以说，逐瘀通经的功效是大黄味咸的表现。

其四，利湿退黄。

利湿退黄的功效，其实也是苦味的作用，是苦味燥脾祛湿的功效体现。只不过，由于苦味本身还能清热，所以苦味药的祛湿作用，自然就是清热祛湿。后面在讲黄芩、黄连和栀子时，我们还会讲到。

其五，大黄还能用于治疗淋证和水肿。

虽然在功效表述中，并没有利尿、通淋或消肿的说法，但是，从"汤液经法图"角度看，苦味能够补肾，咸味能够润肾，苦咸兼有的中药，大概率能够入肾治肾。所以，咸中带苦的大黄，应该就是这样的中药。《神农本草经》记载大黄"通利水谷"，《日华子本草》记载大黄"利大小便"，《本草纲目》记载大黄能够用于"小便淋沥"。这些内容，都是大黄治疗肾水疾病的实证。

大黄的功效特点，符合其主导药味为咸苦的定位。少了咸，少了苦，大黄的功效都不完整。

同时，对于咸苦兼有的大黄，我们其实可以给它增加一个"通淋消肿"的功效，作为它入肾治肾的作用表达。

这也提示我们，在"汤液经法图"理论的指导下，我们不仅能够更加准确地理解中药的原有功效，而且还能够更加完整地理解中药的功效特点，甚至能够推测出某些功效。

这就叫作理论指导实践。没有理论的指导，实践是带有盲目性的；有了理论的指导，实践才更有价值。很多时候，我们都是在一个正确的理论指导下，才得以准确地、快速地、有效地获得了实践结果。

作为"天人相应"的中医药学，自诞生起就具有强大的理论指导。现代医学的随机对照试验那一套，本质就是缺少理论指导下的一种尝试，它不适用于中医药学发展，更不能作为最高的评价标准。

因此，国家的中医药发展政策中，多次提出以中医药理论、人用经验和临床试验"三结合"的证据体系作为中医药临床评价的方法，这是非常正确的。

表　大黄的五行属性信息

大黄（蓼科植物掌叶大黄 *Rheum palmatum* L.、唐古特大黄 *Rheum tanguticum* Maxim. ex Balf. 或药用大黄 *Rheum officinale* Baill. 的干燥根和根茎）			
	项目	内容	说明
传统性效认识	五味记载	苦、寒	摘自 2020 版《中国药典》
	真实滋味	气清香，味苦而微涩，嚼之粘牙，有沙粒感	
	四气记载	寒	
	归经记载	归脾、胃、大肠、肝、心包经	
	功能主治记载	泻下攻积，清热泻火，凉血解毒，逐瘀通经，利湿退黄。用于实热积滞便秘，血热吐衄，目赤咽肿，痈肿疔疮，肠痈腹痛，瘀血经闭，产后瘀阻，跌打损伤，湿热痢疾，黄疸尿赤，淋证，水肿；外治烧烫伤。	

项目		内容	说明
"汤液经法图"体系的认识	**五行属性**	**火（火中水）**	
	别名	火参	补火就是补心
	主导药味	**咸苦**	
	功效特点	咸泻肺	泻下攻积通便
		苦泻心	清热泻火，凉血止血
		咸补心	逐瘀通经
		苦燥脾	利湿退黄
		苦补肾，咸润肾	用于淋证水肿

第四十二讲

治疗热结便秘的芒硝与芦荟，
也是咸苦兼有（火中水）

上一节课讲了大黄的咸苦之味，大黄的咸味作用，主要就是通便利尿；而大黄的苦味作用，主要就是清热凉血。

这节课，我们再来看两味咸苦兼有的中药。这两味中药的功效与大黄很像，理解了大黄，也就理解了本节课要讲的药。

什么药呢？芒硝和芦荟。大家一看就明白，这两味中药也是经典的通便中药。

将芒硝定义为咸苦兼有，主要的证据有以下三点。

第一点，芒硝（硝石）与大黄一样，也是《辅行诀》二十五味药精的记载。原文为："味咸皆属火，旋覆花为之主，大黄为木，泽泻为土，厚朴为金，硝石为水。"

由此可以看出，硝石为火中水。火味为咸，水味为苦，火中水就是咸苦兼有。

大家注意，在《辅行诀》二十五味药精记载中，大黄为火中木，硝石为火中水，也就是说，与大黄相比，硝石更能代表咸苦兼有的中药。

第二点，芒硝的真实滋味和五味记载。

根据《中国药典》记载，芒硝的真实滋味是"气微，味咸"。换句话说，芒硝的真实滋味，保留了其内在的火性。

受真实滋味影响，《中国药典》对芒硝的药性记载就是"咸、苦，寒。归胃、大肠经"，这里就明确提到了咸味和苦味。

从这件事上可以看出，真实滋味对药味标定的影响还是挺大的。口尝咸味就让药典对芒硝"刮目相看"，芒硝由此获得了大黄都没能获得的咸味记载。

第三点，芒硝的功效。

无论什么时候，功效都是五行属性最强大的依据。根据《中国药典》记载，芒硝能够"泻下通便，润燥软坚，清火消肿。用于实热积滞，腹满胀痛，大便燥结，肠痈肿痛；外治乳痈，痔疮肿痛"。

其中，泻下通便，治疗腹满积滞和大便燥结的功效，是咸味泻肺的作用表达。软坚散结、治疗痈肿的功效，是咸味补心的作用表达。而清热解毒，用于热证便秘、热证痈疮的功效，就是苦味泻心的作用表达。几个功效结合到一起，就是咸苦兼有。

那么，润燥怎么理解呢？

一方面，芒硝润燥的功效主要针对的就是大便燥结这个问题，而这个问题，其实是通过咸味泻肺的作用来解决的。也就是说，表面上是润燥，实际上就是通便。其他一些燥象，例如口干口渴、虚热盗汗等，并不是芒硝的适应证。

另一方面，芒硝是咸苦兼有，而咸苦化酸，所以，这里面是不是有一些酸味润燥的功效表达呢？有可能的。《中华本草》记载，芒硝外用治疗目赤肿痛和小儿阳强不痿，可能也具有一些酸味泻肝的作用。

通过以上分析，我们就能看出，芒硝的确是咸苦兼有，且以咸味为主。

除了芒硝，芦荟可能也是一味咸苦兼有的中药。并且，与芒硝不同的是，芦荟更多地表达出一些咸苦化酸后的酸味作用。

根据《中国药典》，芦荟能够"泻下通便，清肝泻火，杀虫疗疳。用于热结便秘，惊痫抽搐，小儿疳积；外治癣疮"。

咸味能泻肺通便，咸味能补心定惊，所以，芦荟的咸味主要体现在其治疗热结便秘和惊痫抽搐的功效上。《得配本草》记载芦荟"散瘰疬，治惊痫，利水消肿"，从这个角度看，芦荟的咸味还可以补心软坚，润肾利水。

苦味能泻心清热，所以，芦荟的苦味主要体现在其治疗热证便秘的功效上。除此之外，《医林纂要》记载芦荟"泻相火"，《本草再新》记载芦荟"清心热"，《南海药谱》记载芦荟"兼治小儿诸热"，再加上芦荟极苦的真实滋味和寒性，都是芦荟味苦的依据。

除此之外，芦荟可能还具有酸味。

一方面，芦荟清肝泻火，治疗肝火上炎的诸多病证，例如肝火头痛、头晕、耳鸣、目赤、惊风和抽搐等。这种清肝泻火的作用，很像是苦味与酸味的共同作用，苦味泻心，酸味泻肝，两者相结合就是心肝同泻，就是清肝火。

另一方面，酸味还能收心，对于惊痫心烦的治疗有好处。酸味还能泻肝止痛，对于疳积腹痛的治疗有好处。

有了咸味，有了苦味，有了酸味，那对于疮痈癣疖的治疗就是自然而然的。从作用定位上看，咸补心，苦泻心，酸收心，而诸痛痒疮皆属于心，芦荟治心，所以能治疮。从功效上看，清热，散结，敛疮，止痛，止痒，这些都是咸味、苦味与酸味的作用，也是芦荟治疗皮肤病的可能原理。

需要注意的是，芒硝和芦荟都属于寒性中药，按照一般的思路，在咸味和苦味里面，我们应该让苦味作主导药味，这样才是一味偏寒性的中药。但是，对于芒硝和芦荟，我们都将咸味定为主导药味。

这样做的原因，是我们觉得，与其他苦味药相比较，芒硝和芦荟虽然也能清热泻火，但是它们清热泻火功效的主要体现，其实还是在泻热通便上，还是在治疗热结便秘上，而非其他热毒证。所以，为了突出这个咸味泻肺的重要性，我们将它们的主导药味定为咸味，与大黄并列。

好，最后，我们来看看芒硝和芦荟的五行属性信息。

表　芒硝的五行属性信息

芒硝［硫酸盐类矿物芒硝族芒硝，经加工精制而成的结晶体。主含含水硫酸钠（Na$_2$SO$_4$·10H$_2$O）］

项目		内容	说明
传统性效认识	五味记载	咸、苦	摘自2020版《中国药典》
	真实滋味	气微，味咸	
	四气记载	寒	
	归经记载	归胃、大肠经	
	功能主治记载	泻下通便，润燥软坚，清火消肿。用于实热积滞，腹满胀痛，大便燥结，肠痈肿痛；外治乳痈，痔疮肿痛。	
"汤液经法图"体系的认识	五行属性	火（火中水）	
	真实滋味	味咸	味咸皆属火
	主导药味	咸苦	
	功效特点	咸泻肺	泻下通便
		苦泻心	清热泻火，消痈
		咸补心泻肺	软坚，消肿止痛

表　芦荟的五行属性信息

芦荟（百合科植物库拉索芦荟 *Aloe barbadensis* Miller、好望角芦荟 *Aloe ferox* Miller 或其他同属近缘植物叶的汁液浓缩干燥物）

项目		内容	说明
传统性效认识	五味记载	苦	摘自2020版《中国药典》
	真实滋味	有特殊臭气，味极苦	
	四气记载	寒	
	归经记载	归肝、胃、大肠经	
	功能主治记载	泻下通便，清肝泻火，杀虫疗疳。用于热结便秘，惊痫抽搐，小儿疳积；外治癣疮。	
"汤液经法图"体系的认识	五行属性	火（火中水）	
	真实滋味	味极苦	味苦皆属水
	主导药味	咸苦	
	功效特点	咸泻肺	泻下通便
		苦泻心	清热泻火，用于疮痈
		咸苦化酸泻肝	清肝，止痛，用于抽搐、头痛、目赤肿痛和疳积腹痛等

第四十三讲

海浮石、海蛤壳和黄药子，可能并不寒凉（火中水）

本节课，我们来讲三味不常用的中药，海浮石、海蛤壳和黄药子。为什么要讲它们？因为它们都是特别典型的咸味药。

有多典型呢？我们看一下功效就知道了。

海浮石又称浮石，《中国药典》没有收录，我们就参考《中华本草》对于浮石的功效记载。根据《中华本草》，海浮石"清肺火，化老痰，利水通淋，软坚散结。主治痰热壅肺，咳喘痰稠难咳，小便淋沥涩痛，瘿瘤瘰疬"。

海蛤壳又称蛤壳，是《中国药典》收录的品种。为了便于分析和理解，我们依然参考《中华本草》的功效记载。根据《中华本草》，海蛤壳"清肺化痰，软坚散结，利水消肿，制酸止痛，敛疮收湿。主治痰热咳嗽，瘿瘤，痰核，胁痛，湿热水肿，淋浊带下，胃痛泛酸，臁疮湿疹"。

黄药子，《中国药典》也没有收录，我们也参考《中华本草》来看。根据《中华本草》的记载，黄药子"散结消瘿，清热解毒，凉血止血。主治瘿瘤，喉痹，痈肿疮毒，毒蛇咬伤，肿瘤，吐血，衄血，咯血，百日咳，肺热咳喘"。

为什么说这三味中药是典型的咸味药呢？

第一，软坚散结与治疗瘿瘤瘰疬，这是咸补心的典型作用，三味药都有。

第二，清肺化痰与治疗肺热痰喘，这是咸泻肺的典型作用，三味药都有。

第三，利水消肿与治疗淋证水肿，这是咸润肾的典型作用，除了黄药子，其他两味药都有。

与此同时，它们是典型的咸味药，却不是单纯的咸味药，它们在具有咸味的同时，还具有苦味，是咸苦兼有的中药。

苦味能够补肾，能够燥脾，能够泻心。海浮石、海蛤壳和黄药子所兼有的苦味，不是补肾和燥脾的苦味，而是泻心的苦味。所以，它们均具有清热的作用。

其中，海浮石与海蛤壳以清肺热为主，黄药子不仅清热作用更强，而且具有解毒和凉血止血的功效，这就能够用于毒蛇咬伤和吐血、衄血等出血证。

所以，从功效的特点及其主次关系可以看出，海浮石、海蛤壳和黄药子都是咸苦兼有的中药，而且以咸味为主。对应的五行属性，那就是火中水。

既然是火中水，既然是以咸味为主、苦味为辅，那么，咸味对应热性，苦味对应寒性，整个中药应该还是以偏热性为主。但是呢，在《中华本草》里，海浮石是寒性药，海蛤壳是微寒药，黄药子是寒性药。

这就又回到了芒硝与芦荟遇到的问题了，甚至，大黄也面临这样一个问题。

怎么解决这个问题呢？

首先，我们在确定一个复合药味中药的主导药味和兼有药味时，需要参考两个药味对应的寒热属性。但更重要的是，这个中药所表现出来的复合功效里，哪个为主导，哪个为兼有。

对海浮石、海蛤壳和黄药子来说，显然，咸味的作用占有主导地位，是这个中药临床应用最重要的根据。为什么这么说呢？

在海浮石和海蛤壳的功效描述中，咸味的作用占有绝对的篇幅，而且补心软坚、泻肺止咳和润肾利水一应俱全。即使对于苦味作用比较丰富的黄药子，在功效描述时，也是将"散结消瘿"放在第一位，将"清热解毒"和"凉血止血"放在第二位和第三位。

所以，咸味作用为主导功效，咸味就应该为主导药味。

其次，对于一味中药的寒热药性，在不同的本草里往往有不同的记载，有时候难下结论。

例如，海浮石的寒热属性，《中华本草》标注为性寒，但《本草拾遗》标注为性平，《本草纲目》标注为小寒，《药品化义》标注为性凉。海蛤壳的寒热属性，《中国药典》标注为性寒，但《神农本草经》标注为性平，《名医别录》标注为性平，《本草品汇精要》标注为性平，《本经逢原》也标注为性平。而黄药子的寒热属性，《中华本草》标注为性寒，但《开宝本草》标注为性平，《广西本草选编》标注为性凉。

也就是说，不同本草在这三味中药的寒热属性标注上，的确都有性平或性凉的不同记载。从咸味属于火味、苦味属于水味的角度看，海浮石、海蛤壳和黄药子可能更接近于平性。

我们希望各位读者正视不同本草对同一中药寒热属性的不同认识，并以此为切入点，看到复合药味中药本身就存在的两面性，对"寒者热之，热者寒之"的复杂性有更深刻的认识。

好，最后，我们列出上述三味中药的五行属性信息。

表　海浮石的五行属性信息

海浮石（为火山喷出的岩浆凝固而成的多孔状石块）		
项目	内容	说明
传统性效认识　五味记载	咸	摘自《中华本草》
真实滋味	气微，味淡	
四气记载	寒	
归经记载	归肺、肾经	
功能主治记载	清肺火，化老痰，利水通淋，软坚散结。主治痰热壅肺，咳喘痰稠难咳，小便淋沥涩痛，瘰瘤瘰疬。	

项目		内容	说明
"汤液经法图"体系的认识	五行属性	火（火中水）	
	法象药理	岩浆凝固而成	岩浆来源于火山，属火；岩浆凝固需要水的参与，属水
	主导药味	咸苦	
	功效特点	咸泻肺	清肺化痰，用于痰热咳喘
		咸补心	软坚散结，用于瘿瘤瘰疬
		咸润肾	利水通淋，用于淋证涩痛
		苦泻心	清热，用于肺热证和热淋等热性病证

表　海蛤壳的五行属性信息

海蛤壳（帘蛤科动物文蛤 *Meretrix meretrix* Linnaeus 或青蛤 *Cyclina sinensis* Gmelin 的贝壳）			
项目		内容	说明
传统性效认识	五味记载	咸	摘自《中华本草》
	真实滋味	无臭，味微咸	
	四气记载	微寒	
	归经记载	归肺、胃、肾经	
	功能主治记载	清肺化痰，软坚散结，利水消肿，制酸止痛，敛疮收湿。主治痰热咳嗽，瘿瘤，痰核，胁痛，湿热水肿，淋浊带下，胃痛泛酸，臁疮湿疹。	
"汤液经法图"体系的认识	五行属性	火（火中水）	
	真实滋味	微咸	味咸皆属火
	主导药味	咸苦	
	功效特点	咸泻肺	清肺化痰，用于痰热咳嗽
		咸补心	软坚散结，用于瘰疬痰核
		咸润肾	利水消肿，用于淋证水肿
		苦泻心	清热，用于痰热证和湿热水肿等热性病证
		苦燥脾	祛湿，用于湿疹湿疮
		咸苦化酸泻肝	止痛，收敛

黄药子（薯蓣科植物黄独 *Dioscorea bulbifera* L. 的块茎）		
项目	内容	说明
传统性效认识 五味记载	苦	摘自《中华本草》
真实滋味	气微，味苦	
四气记载	寒	
归经记载	归肺、肝经	
功能主治记载	散结消瘿，清热解毒，凉血止血。主治瘿瘤，喉痹，痈肿疮毒，毒蛇咬伤，肿瘤，吐血，衄血，咯血，百日咳，肺热咳喘。	
"汤液经法图"体系的认识 五行属性	**火（火中水）**	
主导药味	**咸苦**	
功效特点 咸泻肺	清肺化痰，用于肺热咳喘	
咸补心	散结消瘿，用于痰核瘿瘤	
苦泻心	清热解毒，凉血止血，用于痈疮、喉痹、毒蛇咬伤和出血证	

味甘皆属土者二十六*

第四十四讲

正是甘辛兼有的黄芪（土中木），
担负起补中益气汤的重任

———————————————————————

本节课我们要讲的中药是黄芪。黄芪是一味非常常用且非常独特的补气中药。独特体现在哪里呢？体现在一个方子，这个方子叫作补中益气汤。

补中益气汤，大家都非常熟悉，由黄芪、白术、陈皮、升麻、柴胡、人参、甘草和当归组成，其中，黄芪是这个方子的君药。虽然方名包含"补中益气"，似乎只是治疗脾土疾病，但是，细数这个方子的功效就会发现，它还能升阳举陷。

换句话说，它是既能补中益气，又能升阳举陷的一首方。

这句话不仅表达了补中益气汤的功效特点，也道出了作为君药的黄芪的功效特点。如果用五行属性来表达，就是土中木；如果用主导药味来表达，就是甘辛兼有。

甘能补脾，所以补中益气；辛能补肝，所以升阳举陷。

黄芪的功效很多，黄芪的临床应用也很多，是不是都符合甘辛兼有的作用呢？我们接下来逐一进行分析。

———————————————————————

* 注：本章讲了二十五味甘味药，第二十六味甘味药瓜蒌见第七十六讲。

其一，辛味属于木的补味，对应的四气是温性。甘味属于土的补味，对应的四气是平性。辛甘相结合，依然是以温性为主。而黄芪恰恰是一个温性中药，所以，辛甘之味与温性是匹配的。

其二，《中国药典》记载黄芪的功效为"补气升阳，固表止汗，利水消肿，生津养血，行滞通痹，托毒排脓，敛疮生肌。用于气虚乏力，食少便溏，中气下陷，久泻脱肛，便血崩漏，表虚自汗，气虚水肿，内热消渴，血虚萎黄，半身不遂，痹痛麻木，痈疽难溃，久溃不敛"。

在这个功能主治里，有很多甘味的作用。例如，甘味补脾，所以能够补气，治疗气虚乏力、食少便溏等。甘味泻肾，所以能够利水消肿，治疗气虚水肿。甘味缓肝，所以能够行滞通痹，治疗半身不遂、痹痛麻木。

同样，在这个功能主治里，也有很多辛味的作用。例如，辛味补肝，所以能够升阳，治疗中气下陷、久泻脱肛。补肝的辛味还具有行滞通痹之功，所以黄芪治疗半身不遂和痹痛麻木，不是单纯的甘味作用，而是辛甘兼有的补肝兼缓肝的作用。

又如，辛味散肺，所以能够解表止汗，治疗表虚自汗。大家注意，相比于固表止汗，我们更倾向于用解表止汗，来表述黄芪的功效。为什么呢？因为固表这件事，理论上不是辛味的作用，辛味的作用是发散，那就是解表，而不是固表。

也许有朋友会问，金老师，既然是解表发散，怎么能止汗呢？

要回答这个问题，就需要区分不同的汗证。表虚不固所致的汗证，大抵有两种情况，一种是单纯的表虚不收敛，这种情况，一定是要用酸味收敛为主的；另一种是由于表虚不固而引起风邪侵入，有邪气停留在肌表而造成出汗，这种情况，是需要先散邪，散邪之后，邪去汗止。

由于黄芪兼有辛味，具有发散的作用，所以应该是解表止汗。

出汗代表了肌表的正邪相争，我们感冒的时候就会出汗，只有帮助机体把邪气赶走，恢复肌表的能量交换平衡，出汗才会停止。这种治疗出汗的方法，就是解表止汗。不仅黄芪是解表止汗，桂枝汤治疗汗出，也是解表止汗。

当然，在解表的同时也有补气的作用，所以更准确的说法是，解表益气止汗。

其三，黄芪的功效里，还有一些与辛甘药味似无关联的功效，例如生津养血，治疗内热消渴和血虚萎黄；又如敛疮生肌，治疗疮疡久溃不敛。

关于这些功效，我们来看看具体的治疗方。

一是透脓散，由黄芪、当归、川芎、穿山甲、皂角刺等配伍，辛味药联用，治疗脓成不溃。二是十全大补汤，由黄芪、当归、人参、熟地、肉桂、白术等配伍，是辛甘苦联用，治疗气血不足所致的久不收口。三是保元汤，由黄芪、人参、肉桂、炙甘草等配伍，也是甘辛联用，治疗气虚塌陷的小儿痘疹。

所以，黄芪敛疮生肌的功效，还是与其补气行散的作用密不可分的，而这个作用，恰恰也是甘辛味的作用。

也正因为如此，痈疽初起或溃后热毒尚盛、痘疹血分热盛、表实邪盛、阴虚阳亢等证，一律不建议用黄芪。

黄芪治疗消渴的代表方，是黄芪与瓜蒌、麦冬、地黄、甘草、茯神等配伍的黄芪汤。显然，黄芪在这个方子里发挥的是补气的作用，而滋阴生津是麦冬、地黄等中药功效的体现。而黄芪治疗血虚的代表方，是黄芪与当归配伍的当归补血汤，同样，黄芪在这个方子里发挥的也是补气的作用，而补血是当归功效的体现，两者配伍，才有了气足则血旺。

所以，单独黄芪可能并不具有生津养血的作用，只有与其他滋阴中药或补血中药配伍后，加上补气的黄芪，全方才具有了益气生津养血的作用。

最后，甘辛兼有的中药，既可以是木中土，也可以是土中木。为什么要把黄芪定义为土中木呢？主要还是考虑到黄芪补气的基本功效定位，相信大家可以理解。

好，我们把黄芪的五行属性信息列于下。

黄芪［豆科植物蒙古黄芪 *Astragalus membranaceus*（Fisch.）Bge. var. *mongholicus*（Bge.）Hsiao 或膜荚黄芪 *Astragalus membranaceus*（Fisch.）Bge. 的干燥根］

项目		内容	说明
传统性效认识	五味记载	甘	摘自 2020 版《中国药典》
	真实滋味	气微，味微甜，嚼之微有豆腥味	
	四气记载	微温	
	归经记载	归肺、脾经	
	功能主治记载	补气升阳，固表止汗，利水消肿，生津养血，行滞通痹，托毒排脓，敛疮生肌。用于气虚乏力，食少便溏，中气下陷，久泻脱肛，便血崩漏，表虚自汗，气虚水肿，内热消渴，血虚萎黄，半身不遂，痹痛麻木，痈疽难溃，久溃不敛。	
"汤液经法图"体系的认识	五行属性	土（土中木）	
	真实滋味	微甜	甜味属甘
	主导药味	甘辛	
	功效特点	甘补脾	补气
		甘泻肾	利水消肿
		甘缓肝	缓急
		辛补肝	升阳，行滞通痹
		辛散肺	解表止汗，散邪溃疮

第四十五讲

补心脾的龙眼肉和大枣，就是土中火

接下来，我们继续讲甘味药。

这两个甘味药，都是十分常见的药食同源品种，一个是龙眼肉，也就是桂圆肉，一个是大枣，也就是红枣。

说龙眼肉和大枣是甘味药，估计没有人不同意，毕竟，从真实的口尝滋味上看，龙眼肉和大枣都是甘甜可口的，甘味极强。

那么，龙眼肉和大枣是药味纯粹的单一甘味药呢？还是在甘味的同时合并有其他药味的复合药味中药呢？这就是我们接下来要讨论的问题。或者说，在讨论任何一个中药的主导药味和五行属性时，我们都需要分析，它是单一药味的中药，还是复合药味的中药。

我们可以从功效切入，分析这个中药的所有功效，是不是都能够从已知药味得到解释。我们也可以从寒热属性切入，分析这个中药的寒热之性，是不是符合已知药味的认识。

对龙眼肉和大枣的分析，就是从后一种角度切入的。

大家知道，龙眼肉和大枣的寒热属性，在药典记载中都是温性。而龙眼肉和大枣的已知甘味，解释不了温性。原因很简单，甘味对应的四气是平性，一个纯粹的甘味药，它的药性就应该是平性。但是，龙眼肉和大枣恰恰是温热之性，能够补火助阳。

这个时候，我们就需要给龙眼肉和大枣匹配第二个药味，以此来形成温热之性。匹配哪个兼有药味呢？这个时候，我们又从龙眼肉的功效描述得到启发。

龙眼肉的功效，在《中国药典》里是"补益心脾，养血安神"，在《中华本草》里面是"补心脾，养气血，安心神"。无论是哪种描述，都指向了龙眼肉补脾同时补心的功效特点。

大家注意，"汤液经法图"是建立在五脏虚实补泻框架基础上的辨证论治体系，所以，具有某个脏腑的补虚功效可不是随便说说的，而是一件了不得的事。这意味着，这个中药具备了直接治疗这个脏腑疾病的能力，相应地，也就具备了治疗这个脏腑的药味。

所以，龙眼肉补益心脾的功效特点，直接指向了一个很明确的信息，那就是，龙眼肉在味甘补脾的同时，应该还具有味咸补心的作用。这两个作用合在一起，就是补心脾的功效。

脾虚的典型症状表现就是倦怠乏力、食欲不振和腹泻，这的确是龙眼肉的主治证。心虚的典型症状表现就是心悸怔忡、血虚萎黄和失眠，这同样是龙眼肉的主治证。甚至，在龙眼肉的功效描述中，其实是弱化补脾作用，而反复强调其补心作用的。

所以，龙眼肉补心脾的功效，真不是随便说说的。

如果为龙眼肉匹配了咸味，那么，龙眼肉的温性也得到了很好的解释，因为咸味本身就是火性和热性。同时，龙眼肉的补血养血功效也得到了很好的解释，因为心主血脉，补心就是补血。

讲完了龙眼肉，再讲讲大枣。

大枣和龙眼肉一样，也是甘温的中药，也能补血养血。而且，大枣是红色的，这又正好是火的颜色。所以，从法象药理看，大枣很可能也是心脾两补，是甘咸兼有，我们平时说的吃大枣补血，其实是很有道理的。

根据《中国药典》记载，大枣"甘，温。归脾、胃、心经。能够补中益气，养血安神。用于脾虚食少，乏力便溏，妇人脏躁"。其中，脾虚食少和乏力便溏都是脾土虚的表现，都应该用甘味来治疗。余下的就是一个"妇人脏躁"。

什么是"妇人脏躁"呢？这其实是《金匮要略》里面记载的一个疾病。原文为："妇人脏躁，喜悲伤欲哭，象如神灵所作，数欠伸，甘麦大枣汤主之。"一般认为，这是情志不舒，或思虑过度引起的脏阴暗耗所致，代表治疗方就是以大枣、甘草和小麦组成的甘麦大枣汤。

但是，大枣、甘草和小麦都是以补脾为主的中药，并没有太多养脏阴的作用。所以，这里的病因病机分析，始终是有些牵强。不过，如果我们从"汤液经法图"角度看，就会马上有全新的认识。

从症状角度看，"妇人脏躁"是一个标准的情志病，以悲伤欲哭为主要表现。根据《辅行诀》的记载，"心虚则悲不已，实则笑不休"。所以，以悲伤欲哭为主要表现的脏躁，可能属于心虚证的范畴。心德在耎，以咸补之，苦泻之，酸收之。甘麦大枣汤里的甘草是甘味药补脾，但小麦在五谷中属火，应该带有咸味。而大枣也具有养血安神的作用，也应属火。这就形成了以甘为主，甘咸兼有的组方，补脾同时补心，治疗以"悲不已"为主要症状表现、以心脾两虚为主要病因病机的脏躁。

顺着上述分析，我们就可以得到以下几个结论。

第一，大枣色红属心，药性偏温，又在治疗心脾两虚的甘麦大枣汤中发挥了如此重要的作用。所以，大枣是甘中带咸的中药，五行属性是土中火。

第二，既然甘麦大枣汤是甘咸兼有的组方，以心脾两补为主。那么，临床加减使用时，就可以配伍旋覆花、磁石、阿胶等咸味药，也可以配伍酸枣仁、五味子、百合等酸味药，增强补心收心的功效。

第三，脏躁的病因病机，不是情志不舒，也不是脏阴暗耗，而是心脾两虚。从这个角度看，除了甘麦大枣汤，人参归脾丸同样可以治疗脏躁。

好，最后，我们来看看龙眼肉和大枣的五行属性信息。

表　龙眼肉的五行属性信息

龙眼肉（无患子科植物龙眼 *Dimocarpus longan* **Lour.** 的假种皮）			
项目		内容	说明
传统性效认识	五味记载	甘	摘自 2020 版《中国药典》
	真实滋味	气微香，味甜	
	四气记载	温	
	归经记载	归心、脾经	
	功能主治记载	补益心脾，养血安神。用于气血不足，心悸怔忡，健忘失眠，血虚萎黄。	

项目		内容	说明
"汤液经法图"体系的认识	**五行属性**	**土（土中火）**	
	产地	我国东南和西南省份	南方属火
	真实滋味	味甜	甘味
	主导药味	甘咸	
	功效特点	甘补脾	补气健脾
		咸补心	养血安神，用于怔忡失眠

表　大枣的五行属性信息

大枣（鼠李科植物枣 *Ziziphus jujuba* Mill. 的干燥成熟果实）			
项目		内容	说明
传统性效认识	五味记载	甘	摘自 2020 版《中国药典》
	真实滋味	气微香，味甜	
	四气记载	温	
	归经记载	归脾、胃、心经	
	功能主治记载	补中益气，养血安神。用于脾虚食少，乏力便溏，妇人脏躁。	
"汤液经法图"体系的认识	**五行属性**	**土（土中火）**	
	颜色	红色	红色属火
	真实滋味	味甜	甘味
	主导药味	甘咸	
	功效特点	甘补脾	补中益气，用于乏力便溏
		咸补心	养血安神

第四十六讲

人参，到底是不是土中土？（土中火）

甘味药是临床最常用的中药类别之一，有很多补益药，在现行的药性标识中都是甘味。很多虚证患者，都需要这些甘味药来治疗。

本节课要讲的甘味药，就是人参。

人参是非常著名的中药，不仅具有突出的补益功效，而且是老百姓养生保健的"座上宾"。人参也有很多别名，如"土精""地精""黄参"等。从这些别名上可以看出，人参与脾土疾病的治疗密切相关，人参最主要的补益作用，就是补中气、补脾气。

在《辅行诀》二十五味药精里，人参的定位是"土中土"，是一个标准的甘味药。并且，从甘味药补脾、泻肾和缓肝的作用特点角度看，人参的甘味，其实就是在于补脾，它一般不泻肾也不缓肝。

那么，人参的临床功效，符合甘味的作用吗？有没有甘味以外的作用呢？

根据《中国药典》的记载，人参"大补元气，复脉固脱，补脾益肺，生津养血，安神益智。用于体虚欲脱，肢冷脉微，脾虚食少，肺虚喘咳，津伤口渴，内热消渴，气血亏虚，久病虚羸，惊悸失眠，阳痿宫冷"。

单从这些功效和适应证记载看，甘味显然是不够的。比如肺虚津伤的问题，治疗的是肺金而不是脾土；惊悸失眠的问题，治疗的是心火也不是脾土。而甘味既不入肺金也不入心火，所以，单用甘味这一个药味，无法解释人参全部的功效。

这个时候，一般的做法，我们会根据临床功效，重新界定这个中药的主导药味，使得中药的全部功效都被重新界定的这个药味所涵盖。

不过，对于人参，我们先不去这么做。

为什么呢？因为人参的应用场景太广泛了，在以气虚为主的多种内外妇儿类疾病的治疗时，都会用到人参。这里面的任何一个疾病，都可能对应人参的一个功效。治疗气虚贫血时，人参就能补气养血；治疗气虚津伤时，人参就能补气养阴；治疗气虚失眠时，人参又可以补气安神。

实际上，脾胃乃后天之本，脾胃气虚了以后，本身就能引起各种各样的疾病，对于这些疾病，采用配伍人参的治疗方有效。那么，这个时候，人参所发挥的作用，到底是直接治疗了各种疾病呢？还是通过补气，通过缓解脾胃气虚，从而间接地改善了各种疾病呢？

我们认为，后者的可能性也是不能忽视的。所以，接下来，我们循着后面这种思路，梳理一下人参的临床功效。

其一，人参治疗体虚乏力和倦怠食少，就是典型甘味的补脾作用。《辅行诀》记载"脾实则腹满飧泄，虚则四肢不用、五脏不安"，小补脾汤的适应证为"饮食不化，时自吐利，吐利已，心中苦饥。或心下痞满，脉微，无力，身重，足痿，善转筋者"。

所以，倦怠无力的表现，食少纳差的表现，还有脉微，都是脾虚的表现，都需要甘味药的治疗。这就是人参最基本的功效和底色。

其二，人参还可以生津，治疗津伤口渴和内热消渴，代表方如生脉饮（人参、麦冬、五味子）、白虎加人参汤（人参、石膏、知母、粳米、甘草）和玉壶丸（人参、天花粉、麦冬）等。

但是，大家也看到了，在这些代表方中，除了人参之外，都配伍了其他酸味补肺养阴药，例如麦冬、五味子和石膏等。也就是说，如果人参只补气（甘补脾）而不生津（酸补肺），而是由麦冬、五味子和石膏这些原本的酸味药来生津，也可以解释上述代表方气阴双补的功效。

其三，人参还可以安神，用于惊悸失眠，代表方如归脾汤（人参、黄芪、龙眼肉、酸枣仁等）、天王补心丹（人参、生地黄、麦冬、柏子仁等）和定志小丸（人参、石菖蒲、远志、茯苓等）。

同样，大家也看到了，在这些代表方中，除了人参之外，也都配伍了其他具有安神作用的酸味药或苦味药。也就是说，如果人参只补气（甘补脾）而不安神（苦泻心、酸收心），而是由远志、生地黄、麦冬、酸枣仁这样的酸味药或苦味药来安神，也可以解释上述代表方补气安神的功效。

其四，人参还可以养血，用于血虚萎黄，代表方如两仪膏（人参、熟地黄）和参乳丸（人参、人乳粉）。同理，按照上面的思路，如果人参只补气而不补血，而是让咸味的人乳粉来补血，让人参与熟地黄甘苦化咸补血，其实也可以解释上述代表方益气养血的功效。

所以，我们认为，人参在治疗津伤、失眠、血虚、喘咳、汗出、阳痿等一系列病证时，其实治疗的都是气虚津伤、气虚失眠、气血两虚、气虚喘咳、气虚汗出和气虚阳痿。人参在其中发挥的主要作用，其实就是补气。

有必要再强调一下，人参补肺气的作用。

我们平时总说人参能够补肺气，但是这个"补肺气"到底是补肺还是补脾呢？从主治证上看，肺气虚的典型表现，包括咳嗽无力、气短喘促、声低懒言。气短的问题，无力的问题，懒言的问题，劳动后气不够用的问题，应该属于乏力倦怠的范畴，当属脾虚。声音的产生是依靠声带肌肉的控制，而脾主肌肉，所以，声音低微的问题，也可以归属为脾土。这样一来，补肺气治疗肺气虚诸多病证的功效，其实就是甘味的作用。

所以，人参的补肺气功效，从"汤液经法图"角度看，主要就是补脾土的作用。

而且，如果我们从母子同病和母子同治的角度看，人参是甘味补脾土的代表性中药，作用很强，应用场景很广泛。而脾土之母是心火，脾土之子是肺金。从"子能令母实"的角度看，补脾土可以帮助补心火，于是，人参就经常出现在养血安神的方子里。从"虚则补其母"的角度看，补脾土可以帮助补肺金，于是，人参就经常出现在养阴生津的方子里。

所以，人参除了补气之外，最主要的两大功效，养阴生津止渴和养血安神益智，其实就是强大的补脾土作用外溢所带来的对于子脏（肺金）和母脏（心火）的疗效。

从这个角度看，是不是就清晰很多？

所以，我们不给人参养阴生津和养血安神的作用，配套甘味以外的新药味。

但是，讲到这里还没有结束。

我们发现，人参的药性很有意思。在《中国药典》和《中华本草》的记载中，人参都是性微温的中药，是偏热性的中药。人参能治疗肢冷脉微、阳痿宫冷这样的寒性病证，独参汤能用于神情淡漠、肢冷脉微的元气虚极欲脱之证，都说明人参具有升阳助火的作用。所以，人参的微温之性与其升阳助火的功效是相关的。而这种药性和功效对应的药味，要么是辛味，要么是咸味。

考虑到人参的别名有"血参"，考虑到《神农本草经》记载人参"定魂魄，止惊悸"，《名医别录》记载人参"破坚积"，考虑到红参是加火蒸制而成的，所以，我们倾向于给人参定义兼有药味为咸味。

这样定义之后，人参用于气血两虚证时，甘味可以补气，而咸味就可以补血。当然，人参还是以甘味为主的，只是兼有一点咸味。

好，这就是我们对人参五行属性的界定，也许大家还有些不理解。没关系，等讲到党参、太子参、西洋参和三七时，相信大家就会有更深的认识。

最后，列出人参的五行属性信息。

表　人参的五行属性信息

人参（五加科植物人参 *Panax ginseng* C. A. Mey. 的干燥根和根茎）			
项目		内容	说明
传统性效认识	五味记载	甘、微苦	摘自 2020 版《中国药典》
	真实滋味	香气特异，味微苦、甘	
	四气记载	微温	
	归经记载	归脾、肺、心、肾经	
	功能主治记载	大补元气，复脉固脱，补脾益肺，生津养血，安神益智。用于体虚欲脱，肢冷脉微，脾虚食少，肺虚喘咳，津伤口渴，内热消渴，气血亏虚，久病虚羸，惊悸失眠，阳痿宫冷。	

项目		内容	说明
"汤液经法图"体系的认识	五行属性	土（土中火）	
	别名	黄参，土精，地精	黄色属土
		血参，红参	红色属火
	主导药味	甘咸	
		甘补脾	补中气，补脾气
	功效特点	甘补脾，子能令母实	养血，安神
		甘补脾，虚则补其母	生津，止渴
		咸补心	升阳补火，用于肢冷脉微和阳痿宫冷

人参

第四十七讲

长于补脾的甘味药党参和太子参（土中土）

在甘味药里面，经常替代人参使用的有两个，一个是党参；另一个是太子参。

这两个中药的功效与人参非常接近，都是以健脾补气为主，以补肺生津为辅。所以，按照定义人参的思路，我们也把党参和太子参定义为甘味。如果从寒热之性的角度看，《中国药典》标定党参和太子参为平性，这一点同样符合味甘的特点。

基于此，我们就将党参和太子参的主导药味，定义为单一的甘味。

这种甘味，在补脾、泻肾和缓肝里面，是侧重于补脾的甘味。

根据《中国药典》的记载，党参的功能主治为"健脾益肺，养血生津。用于脾肺气虚，食少倦怠，咳嗽虚喘，气血不足，面色萎黄，心悸气短，津伤口渴，内热消渴"。

其中，食少倦怠是脾虚的表现，党参味甘补脾，所以能补气健脾。气短、咳嗽虚喘、津伤口渴和内热消渴都是肺虚的表现，脾土为肺金之母，虚则补其母，故补脾有助于补肺。面色萎黄和血虚心悸是心虚的表现，脾土为心火之子，子能令母实，故补脾有助于补心。所以，党参这个甘味药，除了治疗脾土虚证，还可以治疗肺金虚证和心火虚证。

实际上，在《辅行诀》中，补脾同时补肺的方子就是大补脾汤，用于治疗"饮食不化、呕吐下利、口中苦干渴和汗出气急"。而补脾同时补心的方子就是大补心汤，用于治疗"心中虚烦、懊忱不安、饮食无味和干呕气噫"。当然，大补脾汤以补脾甘味药为主、补肺酸味药为辅，而大补心汤以补心咸味药为主、补脾甘味药为辅，也就是说，甘味补脾药在这两个方子中的地位不一样。尽管这样，我们依然可以看出，大补脾汤和大补心汤的适应证，符合党参的功能主治。

所以，将党参用于大补脾汤和大补心汤，是没有任何问题的。

从经方验方角度看，生脉散、归脾汤、十全大补汤这些补气阴、补气血的方子里面的人参都可用党参代替。党参与沙参、龙眼肉配伍，可以清肺气补元气。党参与黄芪、茯苓、甘草配伍，可治疗寒凉药损伤脾胃。党参与黄柏配伍，可治疗小儿口疮。党参与升麻、甘草配伍，可治疗脱肛。

在这些方子里，党参主要发挥的就是补脾的作用，与其他中药配伍后就形成补气养阴、补气生血、补气清热等更为广泛的疗效。

同理，我们来看看太子参。

根据《中国药典》的记载，太子参的功能主治为"益气健脾，生津润肺。用于脾虚体倦，食欲不振，病后虚弱，气阴不足，自汗口渴，肺燥干咳"。

其中，体倦、食欲不振和病后虚弱是脾虚的表现，太子参味甘补脾，所以能健脾益气补虚。自汗口渴和肺燥干咳是肺虚的表现，脾土是肺金之母，虚则补其母，故补脾能帮助补肺。不过，太子参倒是一般很少用于心虚的病证。

从配伍角度看，太子参与麦冬、甘草配伍，可以治疗肺虚咳嗽。太子参与黄芪、五味子配伍，可以治疗病后气血亏虚。太子参与沙参、丹参、苦参配伍，可以治疗心悸。太子参与当归、酸枣仁、远志、炙甘草配伍，可以治疗神经衰弱。太子参与浮小麦、大枣配伍，可以治疗小儿虚汗。

在以上这些方子里，太子参主要发挥的就是补脾的功效，与其他中药配伍后以实现脾肺两补和心脾两补。

所以，还是回到那句话，我们沿着人参的定位思路，认为党参和太子参的本味是甘味。而其养阴生津和养血定悸的作用，也是补脾益气的功效外溢到子母脏的体现。

当然，如果一定要给党参和太子参赋予一定的酸味，也并非空穴来风。至少从药用植物的科属和历代本草记载上是有迹可循的。

比方说，党参是桔梗科的药用植物，太子参则是石竹科的药用植物。桔梗科还有一个中药叫作南沙参，是一个经典的酸味养阴补肺药，与党参的部分功效重合度很高。石竹科也有一个中药叫作银柴胡，是一个酸辛兼有的清虚热中药，与太子参的功效也有重合。

再比方说，《本草从新》记载党参"除烦渴"，《药性辑要》记载党参"益气生津"，《饮片新参》记载太子参"止汗生津，定虚悸"，《河北中草药》记载太子参"生津除烦"等。上述功效，都是酸味补肺的体现。

这些都是无法忽略的关联性。

那么，为什么我们不将党参和太子参标定为甘中带酸呢？

除了方效与药效的分辨不清，还有一个重要的原因，即寒热药性的记载。《中国药典》关于党参和太子参的药性记载，都是平性，而平性属于不偏不倚的中间属性，其对应的药味就是甘味，没有辛咸的偏热，也没有苦酸的偏寒，就是不偏不倚的甘味。这样界定之后，不仅实现了四气与五味的强关联，还能从药性上，将味甘性平的党参和太子参，与味甘辛性微温的人参、味甘酸性凉的西洋参区别开来。

所以，中药五行属性的确定也需要取舍。就党参和太子参来说，我们舍了功效记载，而取了药性记载。当然，这种取舍不一定对，也留待未来研究和实践的检验。

好，这就是党参和太子参的五行属性与主导药味，列表如下。

表　党参的五行属性信息

党参［桔梗科植物党参 *Codonopsis pilosula*（Franch.）Nannf.、素花党参 *Codonopsis pilosula* Nannf. var. *modesta*（Nannf.）L. T. Shen 或川党参 *Codonopsis tangshen* Oliv 的干燥根］			
项目		**内容**	**说明**
传统性效认识	五味记载	甘	摘自 2020 版《中国药典》
	真实滋味	有特殊香气，味微甜	
	四气记载	平	
	归经记载	归肺、脾经	
	功能主治记载	健脾益肺，养血生津。用于脾肺气虚，食少倦怠，咳嗽虚喘，气血不足，面色萎黄，心悸气短，津伤口渴，内热消渴。	

项目		内容	说明
"汤液经法图"体系的认识	五行属性	土（土中土）	
	主导药味	甘	
	功效特点	甘补脾	补脾益气
		甘补脾，虚则补其母	生津，止渴，止咳
		甘补脾，子能令母实	养血，定悸

表　太子参的五行属性信息

太子参［石竹科植物孩儿参 *Pseudostellaria heterophylla*（Miq.）**Pax ex Pax et Hoffm.** 的干燥块根］			
项目		内容	说明
传统性效认识	五味记载	甘、微苦	摘自 2020 版《中国药典》
	真实滋味	气微，味微甘	
	四气记载	平	
	归经记载	归脾、肺经	
	功能主治记载	益气健脾，生津润肺。用于脾虚体倦，食欲不振，病后虚弱，气阴不足，自汗口渴，肺燥干咳。	
"汤液经法图"体系的认识	五行属性	土（土中土）	
	主导药味	甘	
	功效特点	甘补脾	益气健脾
		甘补脾，虚则补其母	生津，止渴，止咳

长于泻肾的甘味药茯苓和猪苓（土中土）

在"汤液经法图"中，甘味作为补味，作用的是脾土，是补脾药。同时，甘味作为泻味，作用的是肾水，是泻肾药。

从五行生克角度看，土克水，甘味既然可以补土，那本身就自带"克水"的作用。从五脏补泻角度看，这种"克水"的作用，就是泻肾。

我们之前给大家说过，"汤液经法图"里面同一药味作用于不同脏腑的补泻关系，其背后的本质就是五行生克。木克土，所以补肝木的辛味同时又能泻脾土；土克水，所以补脾土的甘味同时又能泻肾水；水克火，所以补肾水的苦味同时又能泻心火；火克金，所以补心火的咸味同时又能泻肺金；金克木，所以补肺金的酸味同时又能泻肝木。

理解了这个生克关系，就能从另一个层面，理解"汤液经法图"中各个脏腑的补泻关系。

接下来，我们讲长于泻肾的甘味药。

我们选取的示例药很有代表性，就是茯苓和猪苓。

茯苓是真菌类中药，根据《中国药典》记载，茯苓"甘、淡，平。归心、肺、脾、肾经。利水渗湿，健脾，宁心。用于水肿尿少，痰饮眩悸，脾虚食少，便溏泄泻，心神不安，惊悸失眠"。

茯苓的药味记载，是甘、淡，除了甘味还有淡味。熟悉中药药性理论的人都知道，传统的五味就是辛、甘、酸、苦和咸，是没有淡味的。那么，为什么后来又出现了淡味呢？

我们推测是因为药性理论传承过程出了问题。

大家知道，传统五味的作用，甘味是"能补能缓能和"。也就是说，甘味中药多具有补益作用、缓急作用、调和作用，而唯独没有利水渗湿作用。也就是说，对于茯苓、通草、车前子等甘味的利水药，它们的利水功效，是不能从甘味得到解释的。

一般来看，中药的功效都能从药味得到解释，那这几个利水药得不到解释，怎么办呢？没办法，只能另谋出路。而这个出路，就是通过设置一个"新"的药味来解释这些中药的利水渗湿作用，即淡味利水渗湿。

于是，茯苓、通草、车前子这些淡味中药，就能利水渗湿，治疗小便不利和水肿了。

但是，这样一来，五味理论就被打破了，五味就变成了六味。变成了六味以后，原来的生克关系、脏腑定位就都被打破了。历代医家也知道，这样做不太妥当，就又说"淡附于甘"，把淡味划归到甘味的范畴。

实际上，从"汤液经法图"角度看，甘味具有三方面的作用，补脾、泻肾和缓肝。茯苓、通草和车前子这些中药的利水渗湿功效，其实就是甘味泻肾的作用。所以，它们的功效可以用甘味解释。

可以这样说，淡味的发明和出现，可能没有任何意义。

不对，有一个意义，那就是以现身说法的形式向我们证实：现在我们看到的中药药性理论，是不完整的。

明白了以上内容，我们再来看看茯苓和猪苓的功效。

根据《中国药典》记载，茯苓能够"利水渗湿，健脾，宁心。用于水肿尿少，痰饮眩悸，脾虚食少，便溏泄泻，心神不安，惊悸失眠"，猪苓能够"利水渗湿。用于小便不利，水肿，泄泻，淋浊，带下"。

其中，利水渗湿这个茯苓和猪苓最主要的功效，就是甘味泻肾的作用，治疗水肿和小便不利。这就是典型的肾主水液代谢的功效表达。对于茯苓，这种甘味泻肾的作用，还可以用于水饮导致的眩悸。对于猪苓，这种甘味泻肾的作用，还可以用于水湿导致的淋浊、带下。

正是因为这样，我们才说，茯苓和猪苓是长于泻肾的甘味药。

当然，茯苓这个甘味药本身还能够健脾，治疗脾虚食少和便溏泄泻，这是甘味补脾作用的体现。脾主运化，食欲不振与脾土有关，脾主中焦，呕吐泄泻也与脾土有关。

也就是说，猪苓的甘味，是比较专一的泻肾之甘味。而茯苓的甘味，除了泻肾之甘味，还有补脾之甘味。

最后，我们来说说茯苓宁心安神的作用。

大家知道，要说宁心安神，茯苓的作用显然不如茯神。茯神是中间抱有松根的茯苓，而这里面的松根又叫茯神木，本身就具有平肝安神的功效，类似酸味作用。所以，茯神的宁心安神作用强，其实主要是中间那个松根的功劳。按照这个思路，没有怀抱松根的茯苓，就应该没有显著的酸味收心安神作用。

从《中华本草》的记载来看，茯苓安神的治疗方，常与人参、酸枣仁、远志等本身就具有一定安神作用的中药联用，代表方就是《医学心悟》的安神定志丸。考虑到心脾属于母脏和子脏关系，子能令母实，补脾有助于补心。所以，茯苓宁心是安神的作用，可能还是以甘味补脾以助补心的作用为主，在临床应用时还要配伍其他治疗失眠的中药，单药应用的场景比较少见。

好，以上就是茯苓和猪苓，我们列出它们的五行属性信息。

表　茯苓的五行属性信息

茯苓［多孔菌科真菌茯苓 *Poria cocos*（Schw.）Wolf 的干燥菌核］			
项目		内容	说明
传统性效认识	五味记载	甘、淡	摘自 2020 版《中国药典》
	真实滋味	气微，味淡，嚼之粘牙	
	四气记载	平	
	归经记载	归心、肺、脾、肾经	
	功能主治记载	利水渗湿，健脾，宁心。用于水肿尿少，痰饮眩悸，脾虚食少，便溏泄泻，心神不安，惊悸失眠。	
"汤液经法图"体系的认识	五行属性	土（土中土）	
	主导药味	甘	
	功效特点	甘泻肾	利水渗湿
		甘补脾	健脾止泻
		子能令母实	补脾以助补心，宁心安神

表 猪苓的五行属性信息

猪苓［多孔菌科真菌猪苓 *Polyporus umbellatus*（Pers.） Fries 的干燥菌核］			
项目		内容	说明
传统性效认识	五味记载	甘、淡	摘自 2020 版《中国药典》
	真实滋味	气微，味淡	
	四气记载	平	
	归经记载	归肾、膀胱经	
	功能主治记载	利水渗湿。用于小便不利，水肿，泄泻，淋浊，带下。	
"汤液经法图"体系的认识	五行属性	土（土中土）	
	主导药味	甘	
	功效特点	甘泻肾	利水渗湿

第四十九讲

长于缓肝的甘味药天麻和甘草（土中土）

在"汤液经法图"中，甘味有三方面的作用，除了前面讲过的补脾和泻肾，还有缓肝。

缓肝，从字面上看，就能知道这是一个缓和缓急的作用。对应于现在的理论，就是"甘能补能缓能和"。所以，甘味药能够发挥缓和痉挛、缓和疼痛、缓和药物毒烈性的作用。在这方面，也有两个代表药，一个是天麻，一个是甘草。

首先，我们来看天麻。

从《中国药典》和《中华本草》的记载来看，天麻是甘味药。不仅是甘味药，而且是甘味平性药。

大家知道，五味自有寒热，辛咸为热，酸苦为寒，而甘为平。所以，与标注为"甘温"或"甘寒"的中药相比，标注为"甘平"的中药，更可能是单纯的甘味药。而天麻就是这样的。

那么，从功效上看，天麻符合"汤液经法图"对于甘味药的认识吗？

根据《中国药典》的记载，天麻归肝经，能够"息风止痉，平抑肝阳，祛风通络。用于小儿惊风，癫痫抽搐，破伤风，头痛眩晕，手足不遂，肢体麻木，风湿痹痛"。单从这些症状表述上看，惊风抽搐像是肝实证，头痛眩晕可以是肝虚证，而手足不遂、肢体麻木更可能是虚实夹杂所造成。所以，天麻似乎既可以治疗肝虚证，也可以治疗肝实证，这符合甘味药的定位。

究竟是不是这样，我们还需要更多的证据。

证据之一，是在临床组方时，天麻既可以与牛膝、石决明、栀子、黄芩这样的苦酸药搭配用于肝阳上亢的头痛，例如《中医内科杂病证治新义》的天麻钩藤饮，这是用于肝实证的典型案例。同时，又可以与羌活、独活、天南星、半夏这样的辛咸药搭配用于中风风痹，例如《圣济总录》的天麻散和《十便良方》的天麻酒，这是用于肝虚证的典型案例。

证据之二，是历代医家对天麻辛温之性的探讨。张山雷曾说"天麻气味，古皆称辛温……故视为驱风胜湿，温通行痹之品。然诘古诸家，又谓其主虚风眩晕头痛，则平肝息风，适与祛风行痹宣散之法相背。使其果属辛温宣散，则用以治虚风之眩晕头痛，宁不助其升腾而张其焰？……盖天麻之质，厚重坚实，而明净光润，富于脂液，故能平静镇定，养液以息内风，故有定风草之名"。这就提示我们，历代医家发现传统对天麻的辛温记载是有问题的，天麻并非典型的辛温药，而是具有双向的治肝功效。

证据之三，是天麻的补益作用。根据《神农本草经》的记载，天麻"久服益气力，长阴肥健，轻身延年"。而且，天麻直到现在都是很多地区食疗方的常用药之一，是药食两用的中药。这种食疗的"益气力"作用，显然是甘味药才具有的功效。

所以，综合这几个方面，我们说，天麻是甘味缓肝的代表药，而且主要作用靶位就是肝木，用于肝虚或肝实的相关病证。

然后，我们来看甘草。

需要说明的是，甘草是一个非常重要的甘味药，在补脾、泻肾和缓肝方面均表现出强大的作用。但是，因为典型的甘味缓肝药不多，而甘草又是这方面的佼佼者，所以，我们把甘草"降格"为一个缓肝药来讲。

根据《中国药典》的记载，甘草能够"补脾益气，清热解毒，祛痰止咳，缓急止痛，调和诸药。用于脾胃虚弱，倦怠乏力，心悸气短，咳嗽痰多，脘腹、四肢挛急疼痛，痈肿疮毒，缓解药物毒性、烈性"。

其中，补脾益气是甘草补脾作用的体现，祛痰止咳是甘草经常与苦味药联用，苦甘化咸泻肺的作用体现，而缓急止痛就是典型的缓肝作用。

所谓肝主筋，筋脉屈伸不利、涩滞不通就会出现疼痛，而这种甘味缓肝作用可以很好地缓解疼痛。当然，这种筋脉屈伸不利和涩滞不通造成的疼痛，一般以肝实证为主，治疗的代表方就是芍药甘草汤。这就是甘草治疗脘腹绞痛和四肢挛急的原理。

除了这种拘挛疼痛，肝虚外感风邪所造成的疼痛也会用到甘草，代表方就是著名的川芎茶调散，七辛一甘的配伍结构，补肝缓肝止痛。同时，其他非疼痛类的肝虚证，也是经常用到甘草。例如，治疗阳虚厥逆的四逆汤，二辛一甘的配伍结构，补肝回阳救逆。所以，甘草的甘味定位，决定了其对于肝木疾病的治疗，是虚实共治，换句话说，不是辛味补肝也不是酸味泻肝，而是甘味缓肝。

同时，甘草还有一个功效，缓和药物毒性和烈性。

大家注意，这个功效几乎是甘草的独有功效，其他中药几乎都没有，可能也就是十枣汤里面的大枣，可以算是有这个功效。

为什么会出现这样的情况？

我们分析，可能具有以下两方面的原因。

第一，在《中药学》教材上，对于甘草缓和药物毒烈性的举例，是调胃承气汤和半夏泻心汤。而这两个方子其实很有讲究。

调胃承气汤中，大黄芒硝是咸味泻肺通便的，而甘草是甘味补脾的，等于是肺脾同治，这与大承气汤、小承气汤这样的单纯治肺方相比，可以算是缓和。半夏泻心汤中，半夏和干姜是辛味药，黄连和黄芩是苦味药，根据"汤液经法图"，辛泻脾而甘补脾，苦补肾而甘泻肾。所以，无论是辛味药还是苦味药，配伍甘味甘草后，单纯的补泻作用就变成了调和式的补泻兼施，这也可以算是缓和。

所以，第一个原因，是由于组方配伍后，单一脏腑治疗方变成脏腑共治方，单一补泻方变成了补泻兼施方，这就是所谓的缓和药物毒烈性。

第二，甘草"缓急止痛"与"缓和药物毒烈性"的表述存在关联性。而这种关联性的内涵不简单。

我们推测，由于历史上的中医药学一直未形成标准化的术语体系，而是受到社会文化背景和医家个人经验的显著影响。所以，在总结某一个中药的临床功效时，可能就会出现引申和演绎的情况。

例如，既然甘草能够"缓急"，那有没有可能，既能"缓"人体之

"急"，也能"缓"其他药物之"急"呢？如果可以，那么后者的内涵就是缓和药性。又如，既然甘草能够"解毒"，那有没有可能，既能"解"药物之"毒"，也能"解"疮痈肿痛之"毒"呢？如果可以，那么后者的内涵，其实就是现在甘草用于咽喉肿痛和疮痈肿毒的原因。

所以，第二个原因，是由于中药功效总结过程中的引申和演绎，形成了所谓的缓和药物毒烈性，形成了所谓的清热解毒。

尤其是甘草功效里的清热解毒，其实是不好理解的。大家想，一个甘味的平性药，哪里来的偏性去清热解毒呢？我们认为，这个功效可能是《神农本草经》记载的甘草"解毒"、《名医别录》记载的甘草"解百药毒"等类似功效的引申和演绎。

虽然看似是一个简单的"缓和药性"，但是其中的发展脉络和逻辑内涵，其实并不简单。当然，这也从另一个侧面说明，甘草缓急缓和的作用，的确是非常突出的，这也是我们选择甘草作为缓肝代表药的原因之一。

好，最后，我们列出天麻和甘草的五行属性信息。

表 天麻的五行属性信息

天麻（兰科植物天麻 *Gastrodia elata* Bl. 的干燥块茎）			
项目		内容	说明
传统性效认识	五味记载	甘	摘自 2020 版《中国药典》
	真实滋味	气微，味甘	
	四气记载	平	
	归经记载	归肝经	
	功能主治记载	息风止痉，平抑肝阳，祛风通络。用于小儿惊风，癫痫抽搐，破伤风，头痛眩晕，手足不遂，肢体麻木，风湿痹痛。	
"汤液经法图"体系的认识	五行属性	土（土中土）	
	口尝滋味	味甘	
	主导药味	甘	
	功效特点	甘缓肝	祛风通络，息风止痉

表　甘草的五行属性信息

甘草（豆科植物甘草 *Glycyrrhiza uralensis* Fisch.、胀果甘草 *Glycyrrhiza inflata* Bat. 或光果甘草 *Glycyrrhiza glabra* L. 的干燥根和根茎）		
项目	**内容**	**说明**
传统性效认识 五味记载	甘	摘自 2020 版《中国药典》
传统性效认识 真实滋味	气微，味甜而特殊	摘自 2020 版《中国药典》
传统性效认识 四气记载	平	摘自 2020 版《中国药典》
传统性效认识 归经记载	归心、肺、脾、胃经	摘自 2020 版《中国药典》
传统性效认识 功能主治记载	补脾益气，清热解毒，祛痰止咳，缓急止痛，调和诸药。用于脾胃虚弱，倦怠乏力，心悸气短，咳嗽痰多，脘腹、四肢挛急疼痛，痈肿疮毒，缓解药物毒性、烈性。	
"汤液经法图"体系的认识 五行属性	**土（土中土）**	
"汤液经法图"体系的认识 口尝滋味	味甘	
"汤液经法图"体系的认识 主导药味	**甘**	
"汤液经法图"体系的认识 功效特点 甘补脾	甘补脾	健脾益气
"汤液经法图"体系的认识 功效特点 甘缓肝	甘缓肝	缓急止痛，缓和药物毒烈性，解毒
"汤液经法图"体系的认识 功效特点 苦甘化咸	苦甘化咸	祛痰止咳

第五十讲

漂洋过海的西洋参，甘中有酸（土中金）

前面讲了人参、党参和太子参，本节课我们来讲西洋参。

西洋参的功效定位，依然是以补气为主，治疗脾气虚证。这一点，与人参、党参和太子参是完全一样的。不一样的是，西洋参的药性是寒凉的，并且依据这个寒凉之性，能够衍生出许多清热的功效。

在《中国药典》的记载中，西洋参的药性是"甘、微苦，凉。归心、肺、肾经"，功能主治是"补气养阴，清热生津。用于气虚阴亏，虚热烦倦，咳喘痰血，内热消渴，口燥咽干"。

在《中华本草》的记载中，西洋参的药性是"甘、微苦，性寒。归肺、胃、心、肾经"，功能主治是"补气养阴，清火生津。主治气虚阴亏火旺，咳喘痰血，虚热烦倦，内热消渴，口燥咽干"。

从药性上看，西洋参是寒凉性的中药。这就说明，西洋参不是单纯的平补药，而是在补气的同时兼有自己的功效侧重，这个侧重点就是养阴清热生津。而养阴清热生津是标准的补肺功效，所治疗的虚热、内热、消渴、口干、口渴、咽干等症状，也是标准的肺虚证。

所以，西洋参很可能在甘味之外兼有酸味，以甘味为主、酸味为辅。

关于这个标定，大家可能会有疑问，接下来我们就一一解答。

第一个疑问，既然西洋参具有寒凉之性，为什么我们要将其标定为酸味而不是苦味？毕竟，《中国药典》和《中华本草》都记载西洋参是"微苦"呀。

答：寒凉之性所对应的药味，一个是苦，一个是酸。具体来看，寒性对应苦味，凉性对应酸味。所以，单从记载角度看，西洋参有酸味可能，也有苦味可能。不过，不同药味有不同的脏腑定位，酸味补的是肺，苦味补的是肾。肺虚的典型表现是干咳、口干和口渴，而肾虚的典型表现是骨蒸、潮热和腰痛。所以，从西洋参的功效定位上看，是酸味补肺。

第二个疑问，说到生津止渴，人参能生津止渴，党参能生津止渴，太子参还是能生津止渴。为什么，单单给西洋参标定酸味，而人参、党参和太子参都没有标定酸味？

答：我们给中药标定药味，主要依据的就是功效，但并不是所有的功效记载，都是这个中药的真实功效。有些时候，我们会把全方功效赋予一个中药，而这个中药原本只承担一部分功效，这就是假阳性。有些时候，我们也会漏掉对一个中药某种功效的记载，这就是假阴性。人参可能就存在这种假阳性和假阴性的情况。

同时，从寒热药性上看，人参是微温之性，党参和太子参是平性，而西洋参是凉性。这个寒热属性的标定，与临床应用时人参容易导致流鼻血、西洋参容易导致拉肚子的副作用也是具有关联性的。所以，我们认同这个寒热属性，将党参和太子参定义为单纯的甘，将人参定义为甘中有辛，而将西洋参定义为甘中有酸。

第三个疑问，西洋参究竟是甘中有酸的土中金，还是酸中有甘的金中土呢？

答：西洋参的功效描述显示，一般"补气"在前而"养阴清热"在后。西洋参的功效分类显示，在《中药学》教材中也属于补气药。西洋参的成分分析显示，其有效成分为多种人参皂苷，而人参属于补气药。所以，西洋参依然是以补气为主的甘味药。

第四个疑问，人参和西洋参都是五加科人参属的植物，基源非常接近，功效也非常接近。为什么前者是兼有辛味而后者兼有酸味，近乎相反呢？

答：中医药理论最大的特点就是整体观，从天人相应的整体观来看，人参和西洋参的主导药味差异，不是由人参和西洋参的基源单方面决定的，而是由人参和西洋参的基源和生长环境等多方面决定的。一方水土养一方人，土性养土味，木性养木味，金性养金味。"橘生淮南则为橘，生于淮北则为枳"，说的就是环境对事物属性的重大影响。因此，虽然我们现在不能准确标定人参和西洋参生长环境的五行属性特点，但是这两个药在兼有药味上有所不同甚至近乎相反，是完全能理解的。

好，理解了这四个疑问，也就理解了西洋参的五行属性和主导药味。

历代医家对西洋参的性效特点也都有过经典的论述，大体上都是指明了西洋参与人参在药性上的差别。例如，张锡纯曾说"西洋参，性凉而补，凡欲用人参而不受人参之温补者，皆可以此代之。惟白虎加人参汤中之人参，乃宜用党参，而不可代以西洋参，以其不若党参具有生发之力，能助石膏逐邪外出也"。

曹炳章也说"西洋参滋阴降火，东参提气助火，效用相反。凡是阴虚火旺，劳嗽之人，每用真西参，则气平火敛，咳嗽渐平；若用伪光参，则反现面赤舌红，干咳痰血，口燥气促诸危象焉"。

从五行属性和主导药味来看，人参甘辛，总有升散解表之力，而西洋参甘酸，则为收敛降下之力。两者相反，正是上述医家所言之意。

好，最后，我们列出西洋参的五行属性信息。

表　西洋参的五行属性信息

西洋参（五加科植物西洋参 *Panax quinquefolium* L. 的干燥根）			
项目		内容	说明
传统性效认识	五味记载	甘、微苦	摘自 2020 版《中国药典》
	真实滋味	气微而特异，味微苦、甘	
	四气记载	凉	
	归经记载	归心、肺、肾经	
	功能主治记载	补气养阴，清热生津。用于气虚阴亏，虚热烦倦，咳喘痰血，内热消渴，口燥咽干。	
"汤液经法图"体系的认识	五行属性	土（土中金）	
	颜色	断面浅黄白色	黄色属土，白色属金
	主导药味	甘酸	
	功效特点	甘补脾	补中气，补脾气
		酸补肺	养阴清热，生津止咳

第五十一讲

为什么蜂蜜和饴糖能解乌头的毒性？
（土中金）

本节课，我们来讲两味药食两用的中药，一个是蜂蜜，一个是饴糖。

蜂蜜很甜，饴糖也很甜，所以大家想想就知道，这两个药食两用中药的主导药味，大概率是甘味。那么，这两个中药就是单纯的甘味药吗？

我们从功效药理和法象药理两个角度来看。

从《中国药典》的记载来看，蜂蜜能够"补中，润燥，止痛，解毒；外用生肌敛疮。用于脘腹虚痛，肺燥干咳，肠燥便秘，解乌头类药毒；外治疮疡不敛，水火烫伤"。这些功效，并不是单纯的甘味作用。

我们知道，由于肺与大肠相表里，肺主皮毛，所以，肺燥干咳、肠燥便秘和疮疡不敛，实际上都是肺金疾病的表现，更准确地说，是肺虚病证的表现。所以，能够缓解上述病证的蜂蜜，就在甘味之外还具有一定的酸味，能够补肺养阴润燥。

从《中华本草》的记载来看，饴糖能够"缓中，补虚，生津，润燥。主治劳倦伤脾，里急腹痛，肺燥咳嗽，吐血，口渴，咽痛，便秘"。这些功效，也不是单纯的甘味作用。

从饴糖生津润燥，用于肺燥咳嗽、口渴便秘的角度看，饴糖也是在甘味之外具有一定酸味的中药，这个酸味发挥的就是补肺生津的作用。

所以，功效药理角度看，蜂蜜和饴糖都是甘酸兼有的中药，以甘味为主，以酸味为辅。

从性状来看，蜂蜜的颜色一般为白色至淡黄色或橘黄色至黄褐色，放久或遇冷渐有白色颗粒状结晶析出。其中，黄色属土，白色属金，黄色中析出白色结晶，就是土中金。

从生产过程来看，饴糖是高粱、米、大麦、小麦、玉米等含淀粉质的粮食为原料，经发酵糖化制成的食品。其中，粮食肯定是以甘味平性为多，而发酵的过程往往都会产酸，两者结合起来也是有土有金。

所以，从法象药理角度看，蜂蜜和饴糖也符合甘味为主、酸味为辅的定位。

分析到这里，蜂蜜和饴糖的主导药味和五行属性应该是有比较明确的结论了。但是，我们这节课还想多讲一些。讲什么呢？我们来回答一个问题，为什么蜂蜜和饴糖可以解乌头类药的毒性。

蜂蜜可以解乌头类药的毒性，这是《中国药典》直接记载的，刚才提到的蜂蜜功能主治就包括"解乌头类药毒"的内容。饴糖可以解乌头类药的毒性，是《太平圣惠方》记载的，原文为"解乌头、天雄、附子毒"。

这就是蜂蜜和饴糖"解乌头类药毒"的功效，比较独特。

之所以要回答这个问题，是因为"解乌头类药毒"这个功效，不是一个传统意义上针对疾病或症状的缓解作用，而是一个针对其他药物的作用。这种作用的本质，其实是两个药物联合使用后的相互作用，与中药的配伍密切相关。

而"汤液经法图"说的就是中药配伍的事。

所以，我们认为，蜂蜜和饴糖的这个功效，同样也是可以从"汤液经法图"理论体系中得到解释的。

怎么解释呢？

大家知道，毒性中药的减毒，一定是对原有主导药味的减弱，只要是能减弱原有主导药味的配伍组合，就能起到减毒的作用。附子是一个以辛味为主的毒性药，毒性就表现在辛味上。那么，能减弱辛味的药味是什么呢？

对！是酸味和甘味。

辛味补肝，酸味泻肝，酸味可以"抵消"辛味补肝的作用，所以，酸味药可以减弱辛味补肝药的毒性。同理，辛味泻脾，甘味补脾，甘味可以

"抵消"辛味泻脾的作用，所以，甘味药也可以减弱辛味泻脾药的毒性。在五味配伍转化关系中，对辛味毒性药的减毒就是配伍酸味药的辛酸化甘和配伍甘味药的甘辛化苦。

所以，对辛味毒性药来说，酸味药和甘味药是最合适的解毒中药。而蜂蜜和饴糖，恰好都是甘酸兼有的中药，并且还是一种食材，容易获得，经常使用。

因此，蜂蜜和饴糖就获得了"解乌头类药毒"的功效。其实，理解了上面这个原理，我们就会发现，不仅是乌头，其他任何以辛味为主导药味的毒性中药，都可以选用蜂蜜和饴糖作为解毒剂。

再引申一下，为什么乌头的炮制减毒会选择甘草和白矾呢？不就是因为乌头是辛味毒性药，而补中益气、缓急止痛的甘草恰好是甘味中药，止血止泻、杀虫敛疮的白矾恰好是酸味中药吗？不就是因为甘辛化苦而辛酸化甘吗？

从"汤液经法图"角度看，无论是配伍减毒，还是加辅料炮制减毒，只要是减毒，其本质就是中药五行属性背景下的五脏补泻相冲和五味配伍转化。明白了这个本质，直接可以用于判定减毒方法的正误优劣，直接可以用于中药炮制方法的创新。

由此可见，"汤液经法图"的理论和实践价值是被学术界严重低估的。

好，今天就讲到这里，我们来看看蜂蜜和饴糖的五行属性信息。

表　蜂蜜的五行属性信息

蜂蜜（蜜蜂科昆虫中华蜜蜂 *Apis cerana* Fabricius 或意大利蜂 *Apis mellifera* Linnaeus 所酿的蜜）			
项目		内容	说明
传统性效认识	五味记载	甘	摘自 2020 版《中国药典》
	真实滋味	气芳香，味极甜	
	四气记载	平	
	归经记载	归肺、脾、大肠经	
	功能主治记载	补中，润燥，止痛，解毒；外用生肌敛疮。用于脘腹虚痛，肺燥干咳，肠燥便秘，解乌头类药毒；外治疮疡不敛，水火烫伤。	

项目		内容	说明
"汤液经法图"体系的认识	五行属性	土（土中金）	
	性状	白色或黄色，析出白色结晶	黄色属土，白色属金
	主导药味	甘酸	
	功效特点	甘补脾	补中，止痛，解毒
		酸补肺	润燥，敛疮，止咳通便

表　饴糖的五行属性信息

饴糖（用高粱、米、大麦、小麦、粟、玉米等含淀粉质的粮食为原料，经发酵糖化制成的食品）			
项目		内容	说明
传统性效认识	五味记载	甘	摘自《中华本草》
	真实滋味	味极甜	
	四气记载	温	
	归经记载	归脾、胃、肺经	
	功能主治记载	缓中，补虚，生津，润燥。主治劳倦伤脾，里急腹痛，肺燥咳嗽，吐血，口渴，咽痛，便秘。	
"汤液经法图"体系的认识	五行属性	土（土中金）	
	生产过程	粮食发酵	粮食多味甘，发酵多产酸
	主导药味	甘酸	
	功效特点	甘补脾	缓中，补虚
		酸补肺	生津，润燥，止咳止渴通便

第五十二讲

补脾止泻固精的山药，可能是甘酸兼有（土中金）

本节课，我们讲一味药食同源中药，山药。

山药的主导药味，一直以来都是以甘味为主的，包括我们之前在解析八味肾气丸和六味地黄丸的时候，都是把山药当作甘味药来看。从补脾养胃，治疗中气虚证的角度看，山药也的确是甘味中药。

但是呢，山药可不是单纯的甘味中药。

为什么这么说呢？

首先，山药的真实滋味就是发酸的，不知道大家有没有吃过清炒山药片，吃过的朋友们就会发现，山药自带酸味。而且，在《中国药典》的记载中，山药的真实性状是"气微，味淡、微酸"。

其次，新鲜山药削去皮后是白色的，且本身具有很多黏液，这些黏液可能是山药补肾涩精的法象药理基础。既然是能够涩精，那就一定要具有收涩作用。不管是新鲜山药的黏液，还是新鲜山药的白色，都不是甘味的应有之意。

所以，基于山药的真实滋味和法象药理，我们认为，山药可能还兼有酸味。

接下来，我们就按照甘酸兼有的这个思路，分析一下山药的功能主治。

甘味的作用，第一是补脾，第二是泻肾，第三是缓肝。酸味的作用，第一是补肺，第二是泻肝，第三是收心。甘味与酸味相结合之后，一方面可以补脾肺，另一方面可以泻肝肾，还有泻肝缓肝等组合形式。

然而，《中国药典》记载的山药归经是脾、肺和肾经。所以，我们讨论山药的甘酸之性时，不再涉及肝木，而是从补脾肺或兼有泻肾的角度，来看看山药的功效表达。

山药补脾，这是毋庸置疑的。这种补脾作用，对应的就是脾虚证的食少倦怠等表现。作为药食同源的山药，本身就是一种食材，既可以作为菜品，也可以作为主食。《神农本草经》记载山药"补中益气力，长肌肉"，就是对这种甘味的最好诠释。

为了增强山药补脾的作用，我们还有土炒山药和麸炒山药这样的炮制类型。

山药补肺，这也是有迹可循的。

根据《中国药典》的记载，山药能够"补脾养胃，生津益肺，补肾涩精。用于脾虚食少，久泻不止，肺虚喘咳，肾虚遗精，带下，尿频，虚热消渴"。其中，生津益肺就是标准的补肺作用，而肺虚喘咳、虚热和久泻不止就是标准的肺虚证候。

也许有朋友会问，金老师，腹泻不是脾实证的表现吗？为什么又成了肺虚证了呢？

答：腹泻一次是脾实证，腹泻一周就不是简单的脾实证，而是脾病及肺的表现了。肺与大肠相表里，久泻就是大肠不收，也就是肺金不收。所以，这是一种肺虚证的表现。

言归正传，肺虚喘咳，需要酸味敛肺止咳，同类的酸味中药还有麦冬和天冬；虚热内蕴，需要酸味养阴清热，同类功效的酸味中药还有石膏和沙参；久泻不止，需要酸味收敛止泻，同类功效的酸味中药还有罂粟壳和诃子。这些功效提示我们，山药具有酸味。

除了甘味和酸味功效之外，山药还能补肾涩精，用于遗精、带下和尿频，这显然是归属于肾水的功效。从"汤液经法图"看，苦味才能补肾。所以，我们似乎应该给山药赋予苦味。

但是，山药已经有甘味和酸味两个药味了，如果再加一个苦味，就会变成甘酸苦的中药，十分复杂。所以，我们依照对于人参的定位思路，将山药补肾涩精的功效，归属为其酸味补肺作用的外溢。

大家知道，我们在临床组方时，肺肾同补也是常见的组方形式，以酸味补肺药与苦味补肾药联用来实现，例如酸味的麦冬、五味子、百合与苦味的生地黄、玄参、牡丹皮的联用。这种情况下，我们再来看看组方中含有山药的补肾涩精方。

第一个，六味地黄丸（地黄，牡丹皮，山茱萸，山药，茯苓，泽泻），治疗肾虚腰痛和遗精阳痿，的确是含有山药的补肾药。但是，六味地黄丸本身就含有苦味的地黄和牡丹皮，这两味药本身就能承担补肾的重任。

第二个，缩泉丸（益智仁，乌药，山药），治疗下焦虚寒的尿频遗尿，也是含有山药的补肾药。但是，缩泉丸本身就含有苦辛味的益智仁和乌药，一方面苦味补肾；另一方面，二药之辛与山药之甘配伍，辛甘化苦补肾，又能增强温肾止遗之功。

所以，在这两个补肾的方子中，山药可能发挥的并不是直接补肾的作用，而是通过酸味补肺、通过辛甘化苦，间接发挥补肾的作用。

至于治疗带下病的完带汤和易黄汤，里面除了山药之外，同时还有大量的苦味补肾药（如白术、苍术、黄柏），甘味泻肾药（如甘草、车前子）以及辛甘化苦的配伍转化关系。况且，病邪以湿邪为主（脾土主湿）、病位以下焦为主（肾水主下焦）的带下病，很可能本就是脾肾同病的范畴。所以，这些方子里含有山药，并不意味着山药必须要入肾治肾。

通过上面的分析不难看出，山药的补肾功效可以是一种间接功效体现，一个甘酸兼有的山药，同样可以实现补肾涩精的功效。

《中华本草》对于山药的补肾作用记载为"山药能补肾，兼有固涩作用。但药力较弱，需与其他补肾固涩药同用，以增强效果"，这是不是也表达出类似的含义呢？

好，山药我们就讲到这里，我们列出它的五行属性信息。

表 山药的五行属性信息

山药（薯蓣科植物薯蓣 *Dioscorea opposita* **Thunb.** 的干燥根茎）			
项目		内容	说明
传统性效认识	五味记载	甘	摘自 2020 版《中国药典》
	真实滋味	气微，味淡、微酸	
	四气记载	平	
	归经记载	归肺、脾、肾经	
	功能主治记载	补脾养胃，生津益肺，补肾涩精。用于脾虚食少，久泻不止，肺虚喘咳，肾虚遗精，带下，尿频，虚热消渴。	
"汤液经法图"体系的认识	五行属性	土（土中金）	
	真实滋味	味甘，酸	甘味属土，酸味属金
	颜色	切面黄白色	黄色属土，白色属金
	主导药味	甘酸	
	功效特点	甘补脾	补脾养胃，补气
		酸补肺	益肺生津，止渴，止泻，止遗，止带
		酸补肺，虚则补其母	补肾

第五十三讲

可以代粮的黄精，也是甘酸兼有
（土中金）

我们再来讲一个甘酸兼有的中药，黄精。

《本草纲目》记载，"黄精为服食要药，故《别录》列于草部之首，仙家以为芝草之类，以其得坤土之精粹，故谓之黄精"。《本草蒙筌》记载，"根如嫩姜，俗名野生姜，九蒸九曝，可以代粮，又名米餔"。由此可知，黄精是可以作为粮食的代用品来吃的。

这则信息说明，黄精的药性是相当平和的，口感是相当可以的，这样才可以作为代粮使用。也就是说，黄精的主导药味，应该是有甘味。

那么，黄精的主导药味是不是有甘味呢？除了甘味之外，是不是还有其他药味呢？

为了回答这个问题，我们还是从功效角度来看。

根据《中国药典》记载，黄精"甘，平。归脾、肺、肾经。补气养阴，健脾，润肺，益肾。用于脾胃气虚，体倦乏力，胃阴不足，口干食少，肺虚燥咳，劳嗽咳血，精血不足，腰膝酸软，须发早白，内热消渴"。

其中，黄精的功效为"补气养阴，健脾，润肺，益肾"，我们把这十个字调整一下顺序，就变成"补气健脾，养阴润肺，益肾"。这里面，补气健脾，是甘味补脾的作用表达；养阴润肺，是酸味补肺的作用表达；而益肾，则是苦味补肾的作用表达。所以，黄精这个中药的主要功效，就是补脾、补肺和补肾。

在这里呢，我们多说一点。大家知道，中药的功效表述是较为多样的，不管是临床应用还是本草记载，同一个中药的同一个功效，可以有很多说法，例如补气，益气，补脾，健脾，滋阴，养阴，补阴，润肺，润燥。这种多样化的表述，能够满足不同场景、不同地区习惯下的描述需要，但却不利于标准化。

我们需要多样化，但这种多样化，应该是标准化下的多样化，是从阴阳五行延展出去和叠加混合后又能归于阴阳五行的多样化。而"汤液经法图"能够为这种多样化提供方法学架构。我们认为，所有的中药功效应该都能归为五脏补泻作用及其组合。看完我们这本书，应该就能对这句话有所感悟。

好，言归正传，我们回到黄精补脾、补肺和补肾的功效。

补脾，就是甘味的作用。补肺，就是酸味的作用。补肾，就是苦味的作用。从这个角度来看，黄精似乎是甘酸苦兼有的中药，是三个药味兼有的中药。

然而，我们在给一个中药确定主导药味和五行属性时，一般不超过两个属性，这样便于理解和把握。所以，根据黄精补脾、补肺和补肾的特点，我们需要在甘味、酸味和苦味三个药味属性中选择两个，作为黄精的主导药味。

选择哪两个呢？经过思考，我们最终选择了甘味和酸味。

原因之一，无论是在《中国药典》还是在《中华本草》的功效描述中，都是将补脾补肺的作用放在前面，而将补肾的作用放在后面。在《中国药典》里，黄精的功效就是那十个字"补气养阴，健脾，润肺，益肾"，益肾在后面。在《中华本草》里，黄精的功效为"养阴润肺，补脾益气，益肾填精"，益肾也是在后面。

原因之二，是黄精为平性中药。大家知道，在"汤液经法图"体系里，五味与四气是有关联性的。辛咸温热，酸苦寒凉，甘味为平。所以，黄精作为一个平性药，理应以甘味为主，以酸苦为辅。所以，黄精的主导药味应该包括甘味。

原因之三，黄精是百合科的药用植物。后面我们会讲到，很多百合科的药用植物，例如麦冬、天冬、百合和知母，都是酸味药。而黄精与这几个中药非常像，基源很近，功效也相似。所以，黄精的主导药味也应该包括酸味。

原因之四，黄精的常见炮制品，一种是蒸制，一种是酒制。蒸制是水火共治，会增强炮制品的火性。对于具有酸苦之味的中药，蒸制的结果就是酸苦之味减弱。酒为辛味，具有升提之性，对于具有酸苦之味的中药，酒制的结果不仅是酸苦之味减弱，而且可能通过辛酸化甘而增强甘味。

原因之五，很多补肺方，会通过加入苦味补肾药来帮助补肺，例如养阴清肺丸；很多补肾方，会通过加入酸味药来帮助补肾，例如麦味地黄丸。所以，肺肾同补是非常常见的组方配伍形式。含有黄精的补肾方，例如治疗消渴的组方（黄精、山药、天花粉和生地黄），乌须发的组方（黄精、苍术、天花粉、侧柏叶和天门冬），治肾虚腰痛的组方（黄精和黑豆），其实都有其他苦味补肾药的配伍。

所以，我们将黄精的主导药味定为甘酸，五行属性定为土中金。

当然，这样的界定并不是否定黄精补肾填精的作用。如果未来我们要组一张脾肺肾三脏同补的处方，那么，选择黄精就是非常合适的！

好，最后，我们来看看黄精的五行属性信息。

表　黄精的五行属性信息

黄精（百合科植物滇黄精 *Polygonatum kingianum* Coll. et Hemsl.、黄精 *Polygonatum sibiricum* Red. 或多花黄精 *Polygonatum cyrtonema* Hua 的干燥根茎）			
项目		内容	说明
传统性效认识	五味记载	甘	摘自 2020 版《中国药典》
	真实滋味	气微，味甜，嚼之有黏性	
	四气记载	平	
	归经记载	归脾、肺、肾经	
	功能主治记载	补气养阴，健脾，润肺，益肾。用于脾胃气虚，体倦乏力，胃阴不足，口干食少，肺虚燥咳，劳嗽咳血，精血不足，腰膝酸软，须发早白，内热消渴。	

项目		内容	说明
"汤液经法图"体系的认识	五行属性	土（土中金）	
	名称	黄精	黄色属土
	主导药味	甘酸	
	功效特点	甘补脾	补气健脾
		酸补肺	养阴润肺，止渴
		酸补肺，助补肾	益肾填精

第五十四讲

去肺中水气的桑白皮，就是甘酸除逆（土中金）

本节课，我们来讲桑白皮这个中药。

桑白皮又叫桑根白皮，是桑树的根皮，与桑叶是同一药物植物的不同药用部位。在前面的论述中，我们已经将桑叶确定为酸辛兼有。那么，桑白皮有着什么样的主导药味呢？也是酸辛兼有吗？

从《中国药典》记载来看，桑白皮的药性为"甘，寒"，是甘味的寒性药。能够"泻肺平喘，利水消肿。用于肺热咳喘，水肿胀满尿少，面目肌肤浮肿"。

根据"汤液经法图"，甘味能够补脾、泻肾或缓肝，从桑白皮能够利水消肿，治疗水肿尿少这一点来看，桑白皮的确具有甘味泻肾的作用。

除了"利水消肿"之外，桑白皮的另外一个功效是"泻肺平喘"。大家注意，直接标明功效为"泻肺"，这在现有的中药里面是很少见的，这就不得不引起我们的重视。如果按照"汤液经法图"的要求，泻肺的药味是咸味。而且，根据《辅行诀》的记载，"肺实则喘咳、凭胸仰息"，咸味泻肺之后，的确能发挥平喘止咳的作用。

所以，"泻肺平喘"这四个字，其实就是在明确提示，桑白皮具有咸味。

按照这个思路，本章节的任务已经完成，桑白皮就是甘咸兼有的中药。

不过，甘咸兼有的桑白皮，却总感觉不对劲。

哪里不对劲呢？

第一处不对劲，是桑白皮与桑叶的关系。桑叶已经是酸辛兼有的中药了，如果这个时候把桑白皮定义为甘咸兼有的中药。那么，一个酸辛，一个甘咸，这两个源于同一药用植物的中药，就没有一点相似性。

这一处，金老师接受不了。所谓同宗同源，总要有点相似之处吧。

第二处不对劲，是桑白皮的寒热属性。五味与四气的对应关系显示，辛咸温热，酸苦寒凉，而甘味对应的是平性。所以，甘平咸热，甘咸兼有的中药，应该是温热性中药。但按照现行药性记载，桑白皮是寒性药。

这也是一个相悖之处。

第三处不对劲，是桑白皮的名称和性状。桑白皮的名称里面，明确有一个"白"字，这个"白"字提示的，就是桑白皮外表面白色或淡黄白色的性状特点。白色代表什么呢？对，白色对应肺金，而肺金对应的药味是酸味。

这虽然是法象药理的记载，但是也算一个提示。

考虑到这几点，我们决定，再次梳理一下桑白皮的主导药味。

怎么梳理呢？很简单，不能仅仅看药典的功能主治记载，而是要参照《中华本草》上的更多内容，来尝试寻找桑白皮药味的真相。

与药典不同，《中华本草》上记载了更多关于桑白皮的功效。例如，《神农本草经》记载桑白皮治疗"五劳六极羸瘦，崩中，脉绝，补虚益气"，看起来是一个补虚药。又如，《名医别录》记载桑白皮治疗"唾血，热渴"，这看起来又像是清热止渴、收敛止血。再如，《本草求原》记载桑白皮治疗"脚气痹挛，目昏，黄疸"，这看起来又像是泻肝舒筋、明目缓急。

补虚对应的是甘味，而清热止渴、收敛止血、泻肝舒筋和明目缓急，对应的则都是酸味。

同时，《中华本草》记载了桑白皮能够治疗的咳嗽类型，既有肺热痰稠咳嗽，也有阴虚内热喘咳，还有肺肾两虚喘咳，最后更是总结为"泻肺生用，补肺蜜制用"的观点。这就说明，桑白皮不仅能泻肺，而且具有补肺作用，至少在补肺为主的治疗方中很常用。它并不像是单纯的咸味泻肺药，不能用于肺虚病证。

最后，历代医家对桑白皮的功效进行过分析，其中不乏真知灼见。例如，汪绮石在《理虚元鉴》中就说："桑白皮，清而甘者也。清能泻肝火之有余，甘能补肺气之不足。且其性润中有燥，为三焦逐水之妙剂。故上部得之清火而滋阴，中部得之利湿而益土，下部得之逐水而散肿。凡虚劳症中，最忌喘、肿二候，金逆被火所逼，高而不下则为喘；土卑为水所侮，陷而失堤则为肿"。

从"汤液经法图"角度看，泻肝不就是酸味吗？酸对应凉，不就是清下的作用吗？清火滋阴的不也是酸味吗？补肺金为酸，收心火也为酸，治疗"金逆被火所逼"的不就是酸味吗？

最后，《中华本草》还特别提出，桑白皮有降血压作用，可用于高血压病属肝阳上亢者。大家应该还记得，肝阳上亢证表现出来的头痛目胀，属于肝实证范畴，此类病证的治疗药味对应的就是酸味。

以上这些内容，都在提示我们，桑白皮在甘味之外，更应该兼有酸味，而不是咸味。而且，将桑白皮定义为甘酸之后，对于前面提到的那三处不对劲的问题，也迎刃而解了。

既然这样，那我们干脆就把桑白皮定义为甘酸兼有的中药，五行属性为土中金。甘味泻肾，酸味补肺，甘酸相合就能实现"汤液经法图"五边形右下角的"除逆"，所谓甘酸除逆。

表　桑白皮的五行属性信息

桑白皮（桑科植物桑 *Morus alba* L. 的干燥根皮）			
项目		内容	说明
传统性效认识	五味记载	甘	摘自 2020 版《中国药典》
	真实滋味	气微，味微甘	
	四气记载	寒	
	归经记载	归肺经	
	功能主治记载	泻肺平喘，利水消肿。用于肺热咳喘，水肿胀满尿少，面目肌肤浮肿。	

项目		内容	说明
"汤液经法图"体系的认识	**五行属性**	**土（土中金）**	
	饮片颜色	白色或淡黄白色	白色属金
	主导药味	**甘酸**	
	功效特点	甘泻肾	利水消肿
		酸补肺	清热止渴，润燥平喘
		酸泻肝，甘缓肝	舒筋明目，降压，缓急

桑白皮

利水清热的薏苡仁、冬瓜皮、赤小豆、通草、车前子和滑石

在所有的甘味药里，有一类药品种很多，临床也很常用，这就是我们今天要讲的既能利水又能清热的甘苦中药。

利水是甘味泻肾的作用体现，清热是苦味泻心的作用体现，两者相结合就是甘苦兼有，就是土中水。

这些甘苦兼有中药的代表，有薏苡仁、冬瓜皮、赤小豆、通草、车前子和滑石。接下来，我们就逐一看看。

第一个，薏苡仁。

根据《中国药典》的记载，薏苡仁"甘、淡，凉。归脾、胃、肺经。利水渗湿，健脾止泻，除痹，排脓，解毒散结。用于水肿，脚气，小便不利，脾虚泄泻，湿痹拘挛，肺痈，肠痈，赘疣，癌肿"。

其中，利水渗湿是甘味泻肾作用，健脾止泻是甘味补脾作用，治疗湿痹拘挛的功效，一方面可能是苦味燥脾祛湿的作用，另一方面也可能是甘味缓肝缓急的作用，毕竟筋脉拘挛的问题是属于肝木病证。

薏苡仁治疗肺痈、肠痈、赘疣和癌肿的排脓散结作用，虽然有可能与甘味祛湿利水有关，但更可能的是咸味作用的体现。一方面，咸味软坚散结，可以治疗赘疣和癌肿这样的实体病变；另一方面，咸味泻肺，肺与大肠相表里，治疗肺痈和肠痈的中药，咸味最合适。

薏苡仁既有甘味又有苦味，苦甘化咸，这就表现出咸味的作用。现在已经有薏苡仁提取物开发的中药注射剂，用于治疗肺癌。

好，我们列出薏苡仁的五行属性信息。

表　薏苡仁的五行属性信息

薏苡仁［禾本科植物薏米 *Coix lacryma－jobi* L. var. *ma－yuen*（Roman.）Stapf 的干燥成熟种仁］

项目		内容	说明
传统性效认识	五味记载	甘、淡	摘自 2020 版《中国药典》
	真实滋味	气微，味微甜	
	四气记载	凉	
	归经记载	归脾、胃、肺经	
	功能主治记载	利水渗湿，健脾止泻，除痹，排脓，解毒散结。用于水肿，脚气，小便不利，脾虚泄泻，湿痹拘挛，肺痈，肠痈，赘疣，癌肿。	
"汤液经法图"体系的认识	五行属性	土（土中水）	
	真实滋味	微甜	甘味属土
	主导药味	甘苦	
	功效特点	甘泻肾	利水，通小便
		甘补脾	健脾止泻
		甘缓肝	舒筋治拘挛
		苦燥脾	祛湿
		苦甘化咸	软坚散结，用于肺痈、肠痈、赘疣和癌肿

第二个，冬瓜皮。

根据《中国药典》记载，冬瓜皮"甘，凉。归脾、小肠经。利尿消肿。用于水肿胀满，小便不利，暑热口渴，小便短赤"。

其中，利尿消肿是甘味泻肾的作用，无论是冬瓜皮治疗的水肿还是小便不利，实际上都可以通过甘味利尿来实现。同时，冬瓜皮为凉性，也常常用于暑热和小便短赤，这就说明，冬瓜皮有一定的苦味泻心清热的作用。

综合考虑，我们为冬瓜皮界定了甘苦的主导药味特点，五行属性就是土中水。同理，前面讲的薏苡仁也是凉性的，这也是薏苡仁苦味的体现。

好，我们列出冬瓜皮的五行属性信息。

表 冬瓜皮的五行属性信息

冬瓜皮 [葫芦科植物冬瓜 *Benincasa hispida*（Thunb.）Cogn. 的干燥外层果皮]			
项目		内容	说明
传统性效认识	五味记载	甘	摘自 2020 版《中国药典》
	真实滋味	气微，味淡	
	四气记载	凉	
	归经记载	归脾、小肠经	
	功能主治记载	利尿消肿。用于水肿胀满，小便不利，暑热口渴，小便短赤。	
"汤液经法图"体系的认识	五行属性	土（土中水）	
	法象药理	冬瓜应冬	冬季应水
	主导药味	甘苦	
	功效特点	甘泻肾	利水消肿
		苦泻心	清热解暑

第三个，赤小豆。

根据《中国药典》记载，赤小豆"甘、酸，平。归心、小肠经。利水消肿，解毒排脓。用于水肿胀满，脚气浮肿，黄疸尿赤，风湿热痹，痈肿疮毒，肠痈腹痛"。

赤小豆的功效特点，与薏苡仁是非常相似的，甘味能利水消肿，苦味能清热燥湿，苦甘化咸能消痈。从这一点看，赤小豆也是甘苦兼有的中药。

实际上，在《中华本草》的记载中，赤小豆具有明确的清热解毒作用，能够用于热毒疮疡、痈疽、丹毒和疖腮，其治疗黄疸和热淋的功效，其实也是苦味清热解毒作用与甘味利尿祛湿作用的结合。从这个角度看，赤小豆消痈的作用，其实不需要苦甘化咸，单独苦味的清热解毒就可以。

从法象药理上看，赤小豆即为红色，就应与心火相关，正合苦味泻心清热之意。张仲景的麻黄连翘赤小豆汤，麻黄是辛味药代表，连翘即连翘根是苦味药代表，赤小豆是甘味药代表，辛甘苦联用，入脾治脾，发汗解表，利湿祛黄。

好，我们列出赤小豆的五行属性信息。

表 赤小豆的五行属性信息

赤小豆（豆科植物赤小豆 *Vigna umbellata* Ohwi et Ohashi 或赤豆 *Vigna angularis* Ohwi et Ohashi 的干燥成熟种子）

项目		内容	说明
传统性效认识	五味记载	甘、酸	摘自 2020 版《中国药典》
	真实滋味	气微，味微甘	
	四气记载	平	
	归经记载	归心、小肠经	
	功能主治记载	利水消肿，解毒排脓。用于水肿胀满，脚气浮肿，黄疸尿赤，风湿热痹，痈肿疮毒，肠痈腹痛。	
"汤液经法图"体系的认识	五行属性	土（土中水）	
	法象药理	赤色属红	红色应火
	真实滋味	味微甘	甘味属土
	主导药味	甘苦	
	功效特点	甘泻肾	利水消肿
		苦泻心	清热解毒，消痈排脓
		苦燥脾	祛湿，退黄

第四个，通草。

根据《中国药典》记载，通草"甘、淡，微寒。归肺、胃经。清热利尿，通气下乳。用于湿热淋证，水肿尿少，乳汁不下"。

其中，利尿是甘味泻肾的作用，清热是苦味泻心的作用，两者结合起来就是清热利湿，治疗湿热淋证再合适不过了。

比较难理解的是通气下乳的功效。理论上，行气活血的中药往往都是辛味药，辛味走窜嘛，这才可能具有通气的可能。但是，通草并没有辛味。那么，怎样理解这里的通气下乳呢？我们认为，可能与以下两个因素有关。

其一，《三因极一病证方论》曾说："产妇有二种乳汁不行：有气血盛而壅闭不行者，有血少气弱涩而不行者。虚常补之，盛当疏之。盛者当用通草……"也就是说，通草治疗的是气血壅闭所致的乳汁不下。一般的气血壅闭所致乳汁不通，往往都合并有壅热，通草能够清热解毒，同时质轻味淡，对脾胃损伤小，所以比较合适。

其二，通草以甘淡通利为用，这种通利作用的靶位在肾。肾与膀胱相表里，所以通草可以通利小便，治疗淋证。肾主生殖，所以通草可以通经，治疗月经不调。而乳汁不行同样属于广义的生殖相关疾病，乳汁淋漓不通的症状与小便淋漓不通、经水淋漓不通是十分相似的。所以，同样是通草的适应证。

这样一说，像木通、滑石、路路通、冬葵子的通乳功效，可能都是类似的作用。

好，我们来看看通草的五行属性信息。

表　通草的五行属性信息

通草［五加科植物通脱木 *Tetrapanax papyrifer*（Hook.）K. Koch 的干燥茎髓］			
项目		内容	说明
传统性效认识	五味记载	甘、淡	摘自 2020 版《中国药典》
	真实滋味	气微，味淡	
	四气记载	微寒	
	归经记载	归肺、胃经	
	功能主治记载	清热利尿，通气下乳。用于湿热淋证，水肿尿少，乳汁不下。	
"汤液经法图"体系的认识	五行属性	土（土中水）	
	主导药味	甘苦	
	功效特点	甘泻肾	利尿消肿，通乳
		苦泻心	清热
		苦燥脾	祛湿

第五个，车前子。

根据《中国药典》记载，车前子"甘，寒。归肝、肾、肺、小肠经。清热利尿通淋，渗湿止泻，明目，祛痰。用于热淋涩痛，水肿胀满，暑湿泄泻，目赤肿痛，痰热咳嗽"。

其中，利尿通淋消肿是甘味泻肾的作用，祛湿是苦味燥脾的作用，清热是苦味泻心的作用，治疗目赤肿痛一方面可能是苦味泻心清热的作用；另一方面也可能是甘味缓肝明目的作用。治疗痰热咳嗽应该是苦甘化咸之后，咸味泻肺的作用。

所以，车前子是甘苦兼有的中药。而且车前子的苦味是比较显著的，这种显著的苦味，不仅增强了车前子清热泻火、清热祛痰和清热解暑的作用，而且使得车前子表现为明显的寒性。大家注意，前面讲过的薏苡仁和冬瓜皮都是凉性，通草是微寒，而这里的车前子是寒性。这种寒热程度的变化，从"汤液经法图"五行五味角度来看，就是苦味程度的变化。

好，我们列出车前子的五行属性信息。

表　车前子的五行属性信息

车前子（车前科植物车前 *Plantago asiatica* L. 或平车前 *Plantago depressa* Willd. 的干燥成熟种子）			
项目		内容	说明
传统性效认识	五味记载	甘	摘自 2020 版《中国药典》
	真实滋味	气微，味淡	
	四气记载	寒	
	归经记载	归肝、肾、肺、小肠经	
	功能主治记载	清热利尿通淋，渗湿止泻，明目，祛痰。用于热淋涩痛，水肿胀满，暑湿泄泻，目赤肿痛，痰热咳嗽。	
"汤液经法图"体系的认识	五行属性	土（土中水）	
	主导药味	甘苦	
	功效特点	甘泻肾	利尿通淋，消肿
		苦泻心	清热，解暑
		苦燥脾	祛湿，止泻
		甘缓肝	明目止痛
		苦甘化咸	治疗痰热咳嗽

第六个，滑石。

根据《中国药典》记载，滑石"甘、淡，寒。归膀胱、肺、胃经。利尿通淋，清热解暑；外用祛湿敛疮。用于热淋，石淋，尿热涩痛，暑湿烦渴，湿热水泻；外治湿疹，湿疮，痱子"。

其中，利尿通淋是甘味泻肾的作用，清热是苦味泻心的作用，祛湿是苦味燥脾的作用，这三个作用就构成了滑石功效的基本盘。泻肾利水与泻心清热结合，这就是清热利水，治疗热淋和尿道涩痛。燥脾祛湿与泻心清热结合，这就是清利湿热，治疗暑热和湿疹湿疮。

通过"汤液经法图"的分析就能看出，无论是内服滑石还是外用滑石粉，滑石的功效就是围绕着甘味和苦味展开的。

好，我们来看看滑石的五行属性信息。

表　滑石的五行属性信息

滑石［硅酸盐类矿物滑石族滑石，主含含水硅酸镁 $Mg_3(Si_4O_{10})(OH)_2$］			
项目		内容	说明
传统性效认识	五味记载	甘、淡	摘自 2020 版《中国药典》
	真实滋味	气微，味淡	
	四气记载	寒	
	归经记载	归膀胱、肺、胃经	
	功能主治记载	利尿通淋，清热解暑；外用祛湿敛疮。用于热淋，石淋，尿热涩痛，暑湿烦渴，湿热水泻；外治湿疹，湿疮，痱子。	
"汤液经法图"体系的认识	五行属性	土（土中水）	
	主导药味	甘苦	
	功效特点	甘泻肾	利尿通淋
		苦泻心	清热，解暑
		苦燥脾	祛湿，止泻，用于湿疹湿疮

第五十六讲

睡莲科的莲子和芡实，展示了另一种
甘苦兼有（土中水）

上一节课，我们讲了最常见的甘苦兼有，即清热利尿的中药。在这些中药的功效中，甘味利尿，苦味清热，两者一结合，就是清热利尿，治疗热淋。

当然，这并不是甘苦兼有的唯一情形。

甘味除了泻肾，还能补脾；苦味除了泻心，还能补肾。甘味补脾作用与苦味补肾作用相结合，也是一种甘苦兼有的情形。符合这种情形的中药，其实就是脾肾两补的中药。

本节课，我们就来看两个例子，一个是莲子，一个是芡实。

莲子是睡莲科植物莲的干燥成熟种子，芡实是睡莲科植物芡的干燥成熟种仁，两者都是睡莲科植物的种子。睡莲科植物，就是我们平时在水塘里看到的荷花和莲花。这些植物一般生长在池塘或者水田旁边。所以，从法象药理上看，这种植物与两个自然因素有关，一个是水，一个是土。

另外，池塘和水田的特点，都是旁边是土，中间是水，因为外围土的拱卫，里面的水才不会流掉。所以，池塘和水田就是土中水，长在池塘和水田里面的莲和芡，也是土中水。

所以，从五行属性上看，莲子和芡实的五行属性就是土中水，这种五行属性导向的主导药味就是甘苦兼有。

那么，莲子和芡实的功效，是不是符合甘苦兼有的特点呢？

根据《中国药典》的记载，莲子"甘、涩，平。归脾、肾、心经。补脾止泻，止带，益肾涩精，养心安神。用于脾虚泄泻，带下，遗精，心悸失眠"。

很显然，莲子的功效，是集中于脾土和肾水的。其中，补脾止泻就是甘味补脾的作用，用于治疗脾虚泄泻。益肾涩精就是苦味补肾的作用，用于治疗肾虚遗精和带下。同时，甘味渗湿，苦味燥湿，甘味和苦味都能祛湿。所以，从功效角度看，泄泻、遗精和带下的病证都有湿邪的参与，而甘苦能祛湿，也就能够治疗这些病证。

接下来，就是养心安神的作用了。

从字面上看，养心安神的作用，显然是作用于心火的。所以，莲子治疗的心悸失眠，有可能就是心火实证引起的心悸失眠，莲子味苦，苦能泻心，所以能够治疗心火实证引起的心悸失眠。而且莲子中间的莲子心，就是专门用来清心安神的。

同时，莲子具有苦味补肾作用和甘味补脾作用，这样苦甘兼有的中药，有可能因为苦甘化咸而发挥咸味药的作用，而咸味是可以补心，治疗心火虚证所致的心悸失眠的。所以，如果我们将莲子的养心安神，理解为一种补益性质的补心安神，似乎也没有问题。

由此看来，养心安神依然属于莲子苦甘药味的功效表达范畴。

说完了莲子，我们再来看看芡实。

根据《中国药典》记载，芡实"甘、涩，平。归脾、肾经。益肾固精，补脾止泻，除湿止带。用于遗精滑精，遗尿尿频，脾虚久泻，白浊，带下"。

同理，芡实补脾止泻的作用，是甘味补脾的体现；芡实益肾固精的作用，是苦味补肾的体现。同时，甘味除了补脾还能够泻肾，再加上苦味补肾，这就形成了补泻兼施的调肾，这就能够在临床上配伍治疗更为复杂的肾水病证，例如遗尿、尿频、白浊和带下。

《神农本草经》记载芡实"补中，益精气"，《本草正》记载芡实"健脾养阴，补肾固精"，《本草从新》记载芡实"补脾固肾，助气涩精"，都展现了其脾肾同补的内涵。到了《中华本草》，更是直接把芡实的适应证归纳为肾虚滑精、脾虚带下、脾虚泄泻、肾虚遗尿和脾肾两虚所致白浊这五项。

大家注意看这五项，全部都属于脾虚证或肾虚证！

既然芡实能够治疗这些脾虚证或肾虚证，那就说明，芡实是甘苦兼有之味的。因为甘补脾，苦补肾。

大家看看，在某些中药的五行属性和主导药味确定上，其实依据是现成的，是光明正大地写在那里的，是临床界和学术界公认的内容。只不过，在"汤液经法图"问世之前，我们缺少整合这些依据的思维和工具；在"汤液经法图"问世之后，我们才获得了真正看懂这些中药功效的思维和工具。

往小了说，这是对一两个中药药性的校正；往大了说，这是对整个中医药理论体系的重构。准确地说，这种重构，不是依赖于现代科学话术的推倒重构，而是在阴阳五行框架内的梳理重构。我们认为，这种梳理重构，可能是中医药去粗取精、去伪存真的唯一正确路径。

好，最后，我们来看看莲子和芡实的五行属性信息。

表　莲子的五行属性信息

莲子（睡莲科植物莲 *Nelumbo nucifera* Gaertn. 的干燥成熟种子）			
项目		内容	说明
传统性效认识	五味记载	甘、涩	摘自 2020 版《中国药典》
	真实滋味	气微，味甘、微涩；莲子心味苦	
	四气记载	平	
	归经记载	归脾、肾、心经	
	功能主治记载	补脾止泻，止带，益肾涩精，养心安神。用于脾虚泄泻，带下，遗精，心悸失眠。	
"汤液经法图"体系的认识	五行属性	土（土中水）	
	生长环境	池塘或水田	土围住的水，土中水
	主导药味	甘苦	
	功效特点	甘补脾	补脾止泻止带
		苦补肾	益肾涩精
		苦泻心（莲子心）	清心安神

表 芡实的五行属性信息

芡实（睡莲科植物芡 *Euryale ferox* **Salisb.** 的干燥成熟种仁）			
项目		内容	说明
传统性效认识	五味记载	甘、涩	摘自 2020 版《中国药典》
	真实滋味	气微，味淡	
	四气记载	平	
	归经记载	归脾、肾经	
	功能主治记载	益肾固精，补脾止泻，除湿止带。用于遗精滑精，遗尿尿频，脾虚久泻，白浊，带下。	
"汤液经法图"体系的认识	**五行属性**	**土（土中水）**	
	生长环境	池塘或水田	土围住的水，土中水
	主导药味	**甘苦**	
	功效特点	甘补脾	补脾止泻止带
		苦补肾	益肾固精止遗

第五十七讲

白术是土中水，还是水中土？

甘味药的最后一节课，我们来讲白术。

白术，是《辅行诀》二十五味药精之一，在《辅行诀》里面记为"术"，位置是水中土。原文为："味苦皆属水，地黄为之主，黄芩为木，黄连为火，术为土，竹叶为金。"

按照这个记载，白术既然属于"术"，就应该是水中土，主导药味为苦甘兼有、苦味为主。

但是，如果从中药功效角度看，白术虽然既有苦味也有甘味，但是似乎是以甘味为主，而不是以苦味为主。为什么这么说呢？看看现行的功效记载就知道了。

根据《中国药典》，白术能够"健脾益气，燥湿利水，止汗，安胎。用于脾虚食少，腹胀泄泻，痰饮眩悸，水肿，自汗，胎动不安"。

其中，健脾益气是甘味的作用，甘补脾，所以能够治疗脾虚食少和脾虚腹泻。燥湿利水是两个功效，燥湿是苦味燥脾的作用，利水是甘味泻肾的作用。太阴湿土，太阳寒水，虽然我们总说水湿水湿，但从"汤液经法图"角度看，治水是治肾，而治湿是治脾。

另外，白术止汗的功效，也是甘味补脾的作用。气虚常导致自汗，甘味药既然能够健脾补气，那就能够止自汗。白术安胎的功效，可能也是甘味与苦味的联合作用，甘味补脾，苦味补肾，脾肾两补；甘味利湿，苦味燥湿，又能祛湿。两者结合起来，攻补兼施，对于脾肾两虚合并湿邪的胎动不安，应该是可以治疗的。

《中华本草》将白术的功效分成了以下几条。

其一，用于脾虚诸证。

其二，用于脾虚不运，水饮内停诸证。这两条，就是甘味的作用表达。甘味能补土，而土克水，这就是甘味补脾治土又能泻肾治水背后的五行生克逻辑。

其三，用于痹证。这主要是苦味燥湿的作用表达。

其四，用于自汗、盗汗。

其五，用于妊娠恶阻、胎动不安。对于这两条，《中华本草》明确表示，这是白术健脾益气的结果，健脾益气而敛汗，健脾益气而安胎。

好，无论从《中国药典》还是《中华本草》，我们都能清晰地看到白术的甘苦药味，而且是以甘味为主。也就是说，白术是土中水。

那么，为什么《辅行诀》对"术"的记载与白术的功效特点之间，不完全一致呢？

我想，最主要的原因可能还是品种演变的问题。

现在临床常用的"术"，一个是白术，另一个是苍术。白术以健脾益气为主，燥湿利水为辅；而苍术以燥湿散寒为主，健脾为辅。显然白术的主导药味更偏向甘味，而苍术的主导药味更偏向苦味。

换句话说，作为二十五味药精里面的水中土，苍术更好地继承了"术"的水性，而白术则更多地继承了"术"的土性。

从五行属性角度看，任何一个中药品种，尤其是复合药味中药品种，在千百年的遗传过程中，都有可能因为各种各样的原因发生变化。药用部位的选择、产地的变迁、采收季节的改变、炮制方法的创新、与其他植物的杂交等，都是可能的诱发变化的因素。而变化的结果，就是这个中药品种的五行属性，由单一变成复合，由简单变成复杂，由这个属性主导变成那个属性主导，由这种表达方式变成那种表达方式。

但是，不管怎样变化，这个品种最原始的五行属性不会消失，只是会被强化或弱化。桂枝与肉桂、白芍与赤芍、白术与苍术，可能都是这样的。

如果我们从表层经验来看，你会发现这种变化是十分复杂的，不好掌握，也常常仅从历史记载和前人经验的角度来记忆和理解，难以变通。而如果我们从内在本质的角度来看，如果我们未来能够建立一整套有理有据、相互印证的知识体系，那么，我们就可以真正理解这些品种产生的缘由，甚至我们可以创造一些新品种。

知其要者，一言而终。

好，最后我们来看看，白术的五行属性信息。

表　白术的五行属性信息

白术（菊科植物白术 *Atractylodes macrocephala* **Koidz.** 的干燥根茎）		
项目	内容	说明
传统性效认识	五味记载　苦、甘	摘自 2020 版《中国药典》
	真实滋味　气清香，味甘、微辛，嚼之略带黏性	
	四气记载　温	
	归经记载　归脾、胃经	
	功能主治记载　健脾益气，燥湿利水，止汗，安胎。用于脾虚食少，腹胀泄泻，痰饮眩悸，水肿，自汗，胎动不安。	
"汤液经法图"体系的认识	五行属性　土（土中水）	
	《辅行诀》　水中土	味苦属水，味甘属土
	主导药味　甘苦	
	功效特点　甘补脾	健脾益气，止汗，安胎
	甘泻肾	利水，用于痰饮水肿
	苦燥脾	燥湿

甘酸皆属金者三十一

第五十八讲

白虎汤的君药石膏，应该是酸味药
（金中木）

本节课，我们来讲一个很常用且很重要的中药，石膏。

石膏很常用，是因为在很多热证的治疗方里面都有石膏。著名的肺热咳喘的治疗方——麻杏石甘汤就含有石膏。

石膏很重要，是因为从"汤液经法图"角度看，石膏的主导药味与现行的《中国药典》记载有很大差别。理解这种差别，是理解"汤液经法图"的必需前提。

所以，石膏的药味标定，是一件很重要的事。我们今天就来做这件事。

首先，我们来看看《中国药典》和《中华本草》的记载。

根据《中国药典》的记载，石膏的药性及归经是"甘、辛，大寒，归肺、胃经"。功效是"清热泻火，除烦止渴"。用于"外感热病，高热烦渴，肺热咳喘，胃火亢盛，头痛，牙痛"。

根据《中华本草》的记载，石膏的药性及归经是"辛、甘，性寒，归胃、肺经"。功效是"清热泻火，除烦止渴"。主治"热病壮热不退，烦渴，神昏谵语，发狂，发斑，肺热咳喘，中暑，胃火头痛，牙痛，口舌生疮"。

大家看，目前对石膏药味的记载，是辛味和甘味。说石膏有辛味，应该是与其治疗外感热病的功效相关，外感病是外邪侵袭引起的，要治疗外感病就是驱邪外出，这只能由辛味药来完成。

但是，在甘味的三个作用中，石膏既不能补脾，又不能泻肾，也不能缓肝。所以，石膏的甘味是完全没有功效支持的，将石膏标定为甘味并不合理。

如果不是甘味，那么，石膏应该标定为什么药味呢？我们来分析一下。

石膏的主要功效是清热泻火和除烦止渴。其中，清热泻火的功效，特别像是一个苦味药的功效。因为苦味泻心，而心归属火，所以，苦味药泻心的作用自然就是泻火，就是清热。同时，石膏是一个性寒的中药，也符合苦味的作用特点。所以，按照一般的思路，石膏应该是一个能够泻心火的中药，主导药味应该是苦味。

那么，我们是不是要按照这个思路呢？

不是的。我们不按照这个思路的原因，主要有以下三点。

其一，《中国药典》《中华本草》和历代本草，都没有给石膏标定苦味，这一点非常奇怪。按理说，苦味药的作用是明确的，苦能泄能燥，清热泻火、清热燥湿，都是最典型的苦味药作用。黄连、黄芩、黄柏和栀子等，也都是经典的苦味药。

在这种情况下，一个这么常用的清热泻火药，药味标定怎么会不是苦味呢？这就引起了我们的怀疑。

有读者可能会说，金老师，刚才你说石膏的甘味记载是不对的，似乎这些药性记载不可靠；现在你又说石膏没有记载为苦味很可疑，似乎这些药性记载又是可靠的。这怎么理解呢？实际上，也很简单。无论是有记载的甘味，还是没有记载的苦味，都需要我们进一步思考。

其二，在《辅行诀》里有这样一句话，叫作"白虎者，收重之方，以石膏为主"。读明白了这句话，其实相当于给出了石膏的药味。白虎属于西方金的守护神，石膏能作为白虎汤的主药，其代表的五行属性就是西方金，对应的主导药味就是酸味。

所以，从这个角度看，石膏的主导药味应该是酸味。

而且，酸味对应的寒热属性是凉性，也符合石膏药性寒凉的记载。甚至，石膏的寒凉之性，究竟是大寒、普通寒还是微寒，都是一件有争议的事。张锡纯就曾经说"《神农本草经》原谓其微寒，其寒凉之力远逊于黄连、龙胆草、知母、黄柏等药，而其退热之功效，则远过于诸药。盖石膏生用以治外感实热，断无伤人之理，且放胆用之，亦断无不退热之理"。

这就说明，石膏的寒性强弱是不确定的，可能并没有大寒那么强的寒性。如果从酸味角度看，其寒凉属性就应该是不强烈的、程度轻的。所以，二者可相互佐证。

如果确定石膏的酸味没问题，也可以为刚才这个争论画上句号，石膏肯定不是大寒之性，建议定为凉性。

其三，石膏的功效与黄连、黄芩、黄柏、栀子等一众苦味药不同。

黄连、黄芩、黄柏和栀子，基本上都是以清热泻火和清热燥湿为主的，不会有生津止渴的作用。这个作用，就像"望梅止渴"这个成语所说，是酸味药的专属功效。

所以，根据以上这几点原因，我们认为将石膏标定为苦味不太合适，而更合适的似乎应该是酸味。更准确地说，将石膏的主导药味标定为酸味，就能一举解决刚才所说的三个疑惑。

当然，石膏可能不是单纯的酸味药，而是酸辛兼有的中药。因为石膏具有一定解表的作用，这种作用在《神农本草经》的记载就是"主中风寒热"，在《名医别录》的记载就是"除时气……解肌发汗"，在《日华子本草》的记载就是"治天行热狂"，在《中国药典》的记载就是治疗"外感热病"。

所以，与麦冬、五味子和百合这样的酸味药不同，常用于外感病的石膏，很可能是酸辛兼有。

好，理解了以上内容，理解了石膏的酸辛兼有，就理解了石膏的全部功效。

根据《中华本草》的记载，第一，石膏可以用于外感热病入阳明经，症见高热烦渴，方如白虎汤，这是石膏酸味补肺清热、酸味收心祛烦加上辛味散肺解表的功效体现。第二，石膏可以用于肺热咳喘，症见发热咳嗽，方如麻杏石甘汤，这也是石膏酸味补肺清热加上辛味散肺止咳的功效体现。第三，石膏可以用于风热上攻或胃火上攻引起的头痛、牙痛，方如石膏散，这是石膏辛味补肝疏风加上酸味泻肝止痛的功效体现。第四，石膏可以用于消渴，且常常与知母、麦冬等酸味药配伍，这就是石膏酸味补肺养阴的功效体现。第五，石膏可以用于外科疮疡，煅用敛疮生肌，这就是石膏酸味入肺收敛的功效体现。

大家看看，是不是可以这样理解？

而且，通过我们对本草记载的梳理，我们发现，《神农本草经》中还记载石膏可以用于"腹中坚痛"。而这个适应证，恰恰与酸味泻肝又柔肝止痛的作用相符，也就是说，石膏的酸味不仅能够补肺养阴和收心止烦，还能够泻肝止痛。

胡希恕老先生认为石膏具有"解凝"的作用，也是在说酸味泻肝的功效表达。

好，这就是从"汤液经法图"角度对石膏以味酸为主、味辛为辅的理解，希望对大家有所启发。

最后，我们列出石膏的五行属性信息。

表　石膏的五行属性信息

石膏（硫酸盐类矿物石膏族石膏，主含含水硫酸钙 $CaSO_4 \cdot 2H_2O$）			
项目		内容	说明
传统性效认识	五味记载	甘、辛	摘自 2020 版《中国药典》
	真实滋味	气微，味淡	
	四气记载	大寒	
	归经记载	归肺、胃经	
	功能主治记载	清热泻火，除烦止渴。用于外感热病，高热烦渴，肺热咳喘，胃火亢盛，头痛，牙痛。	
"汤液经法图"体系的认识	五行属性	金（金中木）	
	法象药理	白色或灰白色	白色属金
	主导药味	酸辛	
	功效特点	酸补肺	养阴清热，止渴止咳，敛疮
		酸收心	止烦，定惊
		酸泻肝	用于"腹中坚痛"
		辛散肺	解表除热，除时气
		辛补肝	祛头痛、牙痛

第五十九讲

除烦解表的淡豆豉，可定为
酸辛兼有的金中木

本节课，我们来讲一个酸辛兼有的中药。

在讨论具体药物之前，我们先来说说酸辛兼有这种复合药味的特点。首先，酸味可以补肺，辛味可以散肺。所以，酸辛兼有的中药可以入肺治肺。准确地说，就是方向明确的补肺散肺，不会泻肺。

其次，辛味可以补肝，酸味却是泻肝。所以，酸辛兼有的中药也可以治疗肝木疾病，只不过，这种治疗不是单纯的补，也不是单纯的泻，而是补泻兼施。

也就是说，单味中药就可以实现某种程度上的补泻兼施。

这就是酸辛兼有中药的治疗本位，即肺金和肝木。当然，这并不意味着酸辛兼有的中药不能够治疗其他脏腑的疾病。假如在酸辛之中，辛味泻脾作用很强，这个中药就会同时治脾土。又如在酸辛之中，酸味收心作用很强，这个中药就会同时治心火。

好，明白了以上内容，我们来看本讲的具体中药，淡豆豉。

淡豆豉，又叫作豉、香豉或者淡豉，就是黑豆的发酵加工品，古今做法大同小异。它不仅仅是中药，也是食材，在很多美食中都有它的身影，比如豆豉鲮鱼。

关于淡豆豉的主导药味，有这样几个线索。

其一，淡豆豉也是《辅行诀》二十五味药精的品种，定位为"金中火"。味酸皆属金，所以，豉是一个酸味药。

其二，现行《中国药典》记载的淡豆豉的药性及归经为"苦、辛，凉，归肺、胃经"。所以，淡豆豉是一个辛苦兼有的中药。

其三，《药性论》中出现淡豆豉味甘的记载，《本草汇言》中出现淡豆豉味酸的记载。

其四，《中华本草》说"豉有淡咸两种，淡者入药，故名淡豆豉"，这是不是说明，淡豆豉也具有一定的咸味，只是不那么明显呢？

其五，淡豆豉的发酵原料是黑豆，黑豆的五行属性显然是北方肾水，而补肾水的药味是苦味。这是不是说明，淡豆豉也带有苦味呢？

其六，目前淡豆豉的做法中，前期加入了桑叶和青蒿的煎液拌匀，后期又加入了桑叶和青蒿的药渣闷酵，所以，最终的淡豆豉一定包含有桑叶和青蒿的药性。而桑叶酸辛，青蒿苦辛，这些酸辛和苦辛之味会被带入淡豆豉。

其七，淡豆豉是发酵制作的，而物质的发酵过程一般都会产酸，酸奶、酸菜、带有酸味的发面团，都是这种产酸的体现。很多发酵菌也以这种产酸特点来命名，例如乳酸菌、醋酸菌等。所以，发酵生产的中药，也要考虑其酸味。

如此多的线索，应该怎样取舍呢？

这就还是回到了本书上篇的内容，我们在还原中药五行属性时，参考的依据很多，但其中最主要的，还是中药的临床功效。

所以，接下来，我们以淡豆豉现有的临床功效为主，来还原它的五行属性。

淡豆豉有什么功效呢？根据《中国药典》的记载，淡豆豉能够"解表，除烦，宣发郁热。用于感冒，寒热头痛，烦躁胸闷，虚烦不眠"。

大家注意，解表这个功效我们说过很多遍了，因为解表就是散邪，是需要向外发散的。所以，解表应该是辛味的功效。具体的脏腑定位，肺主皮毛，辛味散肺，所以，这是辛味散肺的作用体现。

一般情况下，如果这个具有解表作用的中药，还是温热性的散寒中药，我们就会说是辛味补肝散肺的作用体现，因为肝木主阳气升发。而如果这个解表中药不是温热性的，不能够散寒，我们就单独说它是辛味散肺的作用体现。其中的区别，大家要明白。

除了解表之外，淡豆豉的辛味还体现在宣发郁热的功效上。因为宣发郁热的作用，与清热解毒的作用不一样。清热解毒是直接的寒热中和，以寒消热，而宣发郁热就不是直接的寒热中和，而是打开肌表，让郁热散出去。这个作用，显然也是辛味的体现。

所以，解表和宣发郁热，就是淡豆豉辛味的表达。

除了解表和宣发郁热，淡豆豉还能除烦，治疗烦躁胸闷和虚烦不眠。

这又是什么药味的作用表达呢？

其实，我们拆分一下这几个字，就知道了。烦躁的烦是火字旁，所以，烦躁是一种心火病，虚烦不眠也是一种心火病。同时，胸闷所对应的脏腑，一个是心火，一个是肺金。所以，能够治疗烦躁胸闷和虚烦不眠的中药，本质上就是治心肺。

那么，在"汤液经法图"里，哪些药味入心同时入肺呢？对，有两个，一个是补肺收心的酸味，一个是泻肺补心的咸味。

考虑到烦躁和虚烦不眠都是一种类似阴虚阳亢证的状态，都是阴气不收敛所致的虚热和浮热之象，所以，能够治疗这种状态的中药，应该是帮助肺金收敛的补肺作用，也就应该是以酸味为主。

至此，我们确定，淡豆豉除烦的功效，是酸味的作用表达。换句话说，能够解表除烦的淡豆豉，是酸辛兼有的复合药味。而淡豆豉的五行属性，也是酸辛兼有的金中木。

也许有朋友会问，既然是辛味解表、酸味除烦，为什么不是辛酸兼有的木中金呢？

原因很简单，因为淡豆豉的药性是凉性。大家知道，辛味是肝木的补味，酸味是肺金的补味。补肝木就是升阳，所以辛味与温性对应；补肺金就是降阴，所以酸味与凉性对应。对于一个辛酸兼有的中药来说，如果常规认为它是温性，那就是辛味为主，木中金。如果常规认为它是凉性，那就是酸味为主，金中木。

而且，淡豆豉的制作过程中，加入的桑叶和青蒿都是寒凉性的中药，这也是最终我们将其主导药味定位为酸味的原因之一。

也许还有朋友会问，如果按照二十五味药精的"金中火"定位，豉是一个酸咸兼有的中药，而酸咸化辛，这不是正好与辛味的功效对应吗？为什么我们不能定义为酸咸呢？

这可能是金老师的选择，如果现有功效更支持辛味而不支持咸味，我们更希望直接给这个中药赋予辛味，以达到主导药味与现有功效的统一。

或者说，我们是基于现有功效而定义的五行属性和主导药味。对于一个本身就具有较为复杂的炮制过程的中药来说，这是一种贴近其最终成品的定义，而不是贴近其原材料的定义。当然，这样做的原因，也是为了让这个体系更好地运用于现代临床。

最后，我们来试着解释一下，作为原材料的黑豆与作为成品的淡豆豉之间，五行属性和主导药味不一致的问题。

从物理形态上看，氢氧化钠这个物质，一般是固体形态，我们也可以溶在水里形成液体状态，但无论是固态还是液态，它的本质都是氢氧化钠，这个属性是不会改变的。

但从化学试验上看，氢氧化钠是碱性的，硫酸是酸性的，二者在一起结合之后就会发生酸碱中和，生成新的物质硫酸钠。也就是说，氢氧化钠的本质属性，在这个过程中发生了改变。

所以，对于一个物质的人为改造，可能不改变其本质属性，也可能改变其本质属性。同样，对于一个中药的加工炮制，可能不改变其五行属性，也可能改变其五行属性。

如果我们把黑豆也当成一个中药的话，那么，在加入桑叶和青蒿发酵之后，最终的产品淡豆豉的五行属性就会发生变化。对于这种变化的原因，我们可以从五味配伍转化的角度来理解，当代表水的苦味遇到代表火的咸味之后，在适合的条件下，就会发生咸苦化酸的配伍转化，就会表达出代表金的酸味。

虽然我们现在不能准确定义，哪些物质和环境代表水，哪些物质和环境代表火，但是我们可以认定，在五行分类和五行相互作用的世界观下，这种配伍转化是存在的，就像现在的化学实验一样。

如果有可能，未来我们可以试着在五行的世界观下，重新梳理和认识我们现有的化学实验原理。

不再继续展开，我们来看淡豆豉的五行属性信息。

表　淡豆豉的五行属性信息

淡豆豉 [豆科植物大豆 *Glycine max* （L.） Merr. 的干燥成熟种子（黑豆）的发酵加工品]			
项目		内容	说明
传统性效认识	五味记载	苦、辛	摘自 2020 版《中国药典》
	真实滋味	气香，味微甘	
	四气记载	凉	
	归经记载	归肺、胃经	
	功能主治记载	解表，除烦，宣发郁热。用于感冒，寒热头痛，烦躁胸闷，虚烦不眠。	
"汤液经法图"体系的认识	五行属性	金（金中木）	
	制作过程	发酵	发酵过程一般产酸
	主导药味	酸辛	
	功效特点	酸收心	除烦，清虚热，安神
		辛散肺	解表，宣发郁热

第六十讲

桑菊饮治疗的就是燥热感冒（金中木）

桑菊饮，经典的辛凉解表剂，源自《温病条辨》，主治"风温初起。咳嗽，身热不甚，口微渴，苔薄白，脉浮数者"。

既然是辛凉解表，既然是治疗风温初起，那自然就相当于现在的风热感冒。但是，我们今天要说，桑菊饮不仅仅能够用于治疗风热感冒，而且能够用于治疗燥热感冒。

一个风热感冒，一个燥热感冒。相同的是热，不同的是燥。为什么我们要强调桑菊饮能治疗燥热感冒呢？

第一个原因，是燥邪外感的地位被低估了。

根据中医药基本理论，中医有外感六淫的说法，也就是风寒暑湿燥火。这六种邪气，可以单独侵袭人体造成感冒，比如风邪感冒、热邪感冒等；也可以组合起来侵袭人体造成感冒，比如风寒感冒、风热感冒、暑湿感冒等，以及我们本节课讲的燥热感冒。

但是，目前我们对感冒的理解，其实过于侧重风、寒、火（热）而忽视燥湿。我们的医保目录分类，解表药分为辛温解表药、辛凉解表药和祛暑解表药，没有润燥解表药，也没有祛湿解表药。但从临床角度看，燥邪伤肺的外感病不少见，湿邪蕴肺的外感病也不少见。新冠病毒感染不就有明显的湿邪外感的特点吗？

所以，我们应该加大对燥邪外感和湿邪外感的判定，加快润燥解表和祛湿解表治疗方的定义，恢复它们原有的位置。就桑菊饮的主治证来看，痰少的咳嗽、身热不明显的状态、咽干口渴的表现，这就是燥热感冒的表现。

第二个原因，在《温病条辨》中，桑菊饮本就可以用于燥邪咳嗽。

原文在"秋燥"章节，具体内容为："感燥而咳者，桑菊饮主之。"这说明，在吴鞠通心里，桑菊饮也是可以治疗燥热咳嗽的。

第三个原因，是桑菊饮的君药，桑叶和菊花具有润燥的功效。

这一点，其实就回到了本节的重点，我们要重新厘定桑叶和菊花的功效。

桑叶和菊花，都是传统的辛味凉性解表药，以疏风清热为最主要的功效。这一点，没有问题。问题是，这两个中药的兼有功效，其实并不是辛味所能解释的。

根据《中国药典》的记载，桑叶能够"疏散风热，清肺润燥，清肝明目。用于风热感冒，肺热燥咳，头晕头痛，目赤昏花"。其中，疏散祛风是典型的辛味作用，补肝散肺。但注意，这里面的清肺润燥，则直接点明了其对于燥邪的治疗作用，从"汤液经法图"角度看，这是酸味补肺的作用。同时，桑叶还能清肝明目，用于目赤头痛等肝阳上亢证，也就是肝实病证。所以，桑叶的酸味，除了能够补肺，还能够泻肝。

由此可知，桑叶是一味酸辛兼有的中药，以酸味为主，以辛味为辅。为什么以酸味为主呢？因为桑叶是一味寒凉性的中药，而在酸味和辛味里面，酸味属阴代表凉性，辛味属阳代表温性。

这样的中药，五行属性就是金中木。

我们都知道，桑叶以霜桑叶为佳，《中国药典》也要求"初霜后采收"。什么时候经霜呢？一般为晚秋至初冬。大家想想，为什么要等到晚秋或初冬呢？不就是为了等桑叶完整地接收了天地秋金之气，具有了较强的金性之后再采收吗？而具有了较强金性的中药，就是酸味药。

即使从采收时节的法象药理角度看，霜桑叶就是为了尽可能获取金性酸味而确定的采收手段。

所以，中药的基源、产地、采收和炮制都是为了最后的临床应用，这是一以贯之的完整体系，"汤液经法图"理论既然能够指导最终的临床应用，同样可以指导前面的辨产采制。实话实说，历史文献记载和现代机制研究都只是中药辨产采制的旁证，而中药的五行属性才是核心。现在我们的大量精力都用在了旁证上，而忽视了核心。

接下来我们看菊花。

根据《中国药典》的记载，菊花能够"散风清热，平肝明目，清热解毒。用于风热感冒，头痛眩晕，目赤肿痛，眼目昏花，疮痈肿毒"。与桑叶类似，疏风是辛味补肝的作用，平肝明目是酸味泻肝的作用，菊花也是一味酸辛兼有的中药。

同时，我们在其他本草的功效记载中，也能看到菊花味酸补肺泻肝的影子。例如，《神农本草经》记载菊花"主风头眩肿痛，目欲脱"，《本草衍义》记载菊花"专治头目风热"，《药性论》记载菊花"治热头风眩倒地，脑骨疼痛"，《本草衍义补遗》记载菊花"能补阴"。

更关键的是，还有很多医家都论述了菊花有补肺金之气的作用。例如，李时珍在《本草纲目》中说："菊花，昔人谓其能除风热，益肝补阴。盖不知其尤多益金、水二脏也，补水所以治火，益金所以平木。"赵其光在《本草求原》中认为菊花"能涵肺肾之阴以平肝火而生肝血"。汪绂在《医林纂要探源》中也认为，菊花"得金气为多，而清虚芳洁。盖入肺而行肝气，降逆气"。而贾所学在《药品化义》中说，"是以肺气虚，应用白甘菊……以此清顺肺金"。

所以，菊花具有补肺平肝的作用，而从"汤液经法图"角度看，这个作用就是酸味药的作用。因为酸味能补肝，酸味能泻肝。这些信息都提示，菊花是一个酸味为主、酸辛兼有的中药。

另外，从法象药理上也有一些线索。

菊花的别名为女节、女华、金精等，这么阴柔的名字，尤其是"金精"这个类似"玄参"的命名，明确提示了菊花的金性和酸味。在中华文化中，菊花代表了我们对逝去亲人的思念之情，这也符合秋金的意蕴。

再次强调，我们这里说的药味，是源自中药五行属性的主导药味，而不是口尝滋味。从口尝滋味上看，菊花是甘味的，但是菊花的功效不是甘味的功效，所以，我们还是依据功效来确定五行属性。

当然，辛酸化甘，具有酸辛之性的菊花，表达出甘味的口尝滋味，倒也能够理解。

好，最后，我们再来说说菊花的另一个功效，清热解毒。

按理说，清热解毒是标准的苦味作用，因为苦味泻心清热。但是，不同的清热解毒中药的适应证不一样，如果能治疗咽痛或者牙龈出血，那显然就是苦味药。菊花的清热解毒，主要治疗的是疔疮痈肿。这是一类皮肤病，而肺主皮毛。所以，绕来绕去，又回到了肺金病证的治疗，我们也就继续以酸辛之味来解释。

表 桑叶的五行属性信息

桑叶（桑科植物桑 *Morus alba* L. 的干燥叶）			
项目		内容	说明
传统性效认识	五味记载	甘、苦	摘自 2020 版《中国药典》
	真实滋味	气微，味淡、微苦涩	
	四气记载	寒	
	归经记载	归肺、肝经	
	功能主治记载	疏散风热，清肺润燥，清肝明目。用于风热感冒，肺热燥咳，头晕头痛，目赤昏花。	
"汤液经法图"体系的认识	五行属性	金（金中木）	
	生产采收	秋末冬初经霜后为佳	秋季应金
	主导药味	酸辛	
	功效特点	酸补肺	清热润燥
		酸泻肝	清肝明目
		辛补肝散肺	疏散祛风

表 菊花的五行属性信息

菊花（菊科植物菊 *Chrysanthemum morifolium* Ramat. 的干燥头状花序）			
项目		内容	说明
传统性效认识	五味记载	甘、苦	摘自 2020 版《中国药典》
	真实滋味	气清香，味甘、微苦	
	四气记载	微寒	
	归经记载	归肺、肝经	
	功能主治记载	散风清热，平肝明目，清热解毒。用于风热感冒，头痛眩晕，目赤肿痛，眼目昏花，疮痈肿毒。	

项目		内容	说明
"汤液经法图"体系的认识	**五行属性**	**金（金中木）**	
	颜色	白色或黄白色	白色应金
	别名	金精	具备金性
	主导药味	**酸辛**	
	功效特点	酸泻肝	清热，平肝明目
		辛补肝散肺	疏散祛风

桑叶

菊花

金中木枳实，到底酸在哪？

接下来，我们讲枳实。

枳实是《辅行诀》收录的品种，在范志良抄本的二十五味药精里面，枳实属于"金中木"，也就是说，主导药味是酸辛，以酸为主，以辛为辅。

从真实滋味上看，枳实味酸，这很好理解。因为一个未成熟的果实，大概率是酸味的。

但是，从功能主治上看，枳实味酸，这并不好理解。为什么这么说呢？因为在《中国药典》里，枳实的功效是"破气消积，化痰散痞"。就这八个字，无论从哪个角度看，都更像是辛味的作用而不是酸味的作用。

比方说，肝主疏泄，辛味补肝，就可以理气破气。脾主运化，辛味泻脾，就可以消积导滞。脾土应湿，辛味泻脾，就可以祛湿化痰。同时，在"汤液经法图"的肝木心火区域交接处就写着"辛苦除痞"。

所以，"破气消积，化痰散痞"的功效，就是典型的辛味作用，而与酸味无关。

那么，枳实到底有没有酸味呢？如果有酸味，那它的酸味到底体现在哪呢？这就是我们在本节课所关注的核心问题。

要想搞清楚枳实的酸味，我们就再来看看，酸味到底能发挥什么样的功效。

从"汤液经法图"角度看，酸味具有三个方面的作用。第一是补肺，用于肺虚证，例如咽干鼻燥、干咳汗出等。第二是泻肝，用于肝实证，例如头痛目赤、抽筋拘挛等。第三是收心，用于心虚证或心实证，例如惊悸、失眠等。

那么，在补肺、泻肝和收心这三个作用里，哪一个是枳实的酸味表达呢？

我们认为，排在第一位的，可能是酸味泻肝。

在讲肝木疾病时，我们说，肝木主筋，而筋脉拘挛造成的痛证，就是典型的肝实证，理应采用以酸味为主的中药来治疗。著名的治疗少腹拘挛疼痛的芍药甘草汤，其实就是由"一酸一甘"组成的泻肝方。

所以，筋脉拘挛疼痛这样的痛证，是酸味泻肝的适应证之一。

巧合的是，枳实的适应证里面就包含诸多此类痛证。《中华本草》在记录枳实时，列举了十五首含有枳实的附方，其中八首都是此类痛证治疗方，超过半数。具体包括"胸痹心中痞气""胸膈闭痛""卒患胸痹痛""两胁疼痛""奔豚气痛""产后腹痛""目风肿赤胀痛"和"妇人阴肿坚痛"。由此可见，枳实应该具有明确的泻肝止痛的功效。或者说，因为枳实是酸辛兼有的中药，它的止痛作用，是以泻肝为主、补泻兼施的调肝止痛。

同时，枳实的泻肝作用，除了止痛，似乎还能定眩明目。在那十五首治疗附方中，就有一首是治疗目赤肿痛的治疗方，另外还有一首方治疗"头风旋，起倒无定"，也就是定眩。

所以，枳实酸味泻肝的作用，应该是没问题的。

排在第二位的，可能是酸味补肺。

虽然枳实不用于各种阴虚阳亢的燥证，但是枳实却常用于腹泻的治疗。所谓肺与大肠相表里，能够用于腹泻的中药，还是在治疗肺金。尤其是对于久泻久利，或者伴有出血的腹泻，都是酸味补肺收敛的适应证。

在那十五首治疗方中，治疗小儿久痢、冷痢脱肛和肠风下血的复方共有三首，其中枳实主要发挥了酸味收敛而止痢止血的作用。

有朋友说，枳实除了治疗腹泻，还能治疗便秘。这是怎么回事呢？其实，从枳实的酸辛之味，就能理解。枳实治疗腹泻，应该主要是酸味收敛作用的体现，而枳实治疗便秘，应该主要是辛味散肺作用的体现。一分为二，这样就比较好理解，也知道在临床选用时应该再配伍哪些药。

排在第三位的，可能是酸味收心的作用。

这种作用，主要还是体现在胸痹心痛和结胸痞满的治疗上。因为心位于上焦，心火病多少会在胸胁部有症状表现，最典型的就是胸痹心痛。我们认为，无论是胸痹，还是结胸，抑或是心中痞气，这些疾病的治疗中都应考虑酸味药。

好，这就是枳实的酸味，大家看明白了吗？

如果看明白了，我们再来看枳实的功效记载。根据《中国药典》的记载，枳实能够"破气消积，化痰散痞。用于积滞内停，痞满胀痛，泻痢后重，大便不通，痰阻气滞，胸痹，结胸，脏器下垂"。

其实，有了上面的分析，我们就可以对枳实的功能主治描述进行优化，例如在其中增加酸味的功效表述，例如舒筋止痛、止痢止血等，而不仅仅是辛味的作用。

所以，金中木枳实，真的是酸辛兼有，只不过，我们在描述枳实的功效时，侧重于辛味作用而忽视了酸味作用。有了"汤液经法图"，我们就能对这些中药的功效描述进行校正和调整，使其更符合临床应用特点。

明白了枳实，也就明白了枳壳。

枳壳和枳实一样，也是未成熟的果实，只不过，枳壳的采收时间更晚一些，离成熟更近一些。所以，枳壳的酸辛之味就要更轻一些，作用也更为缓和一些。

最后，我们来看看枳实和枳壳的五行属性信息。

表　枳实的五行属性信息

枳实（芸香科植物酸橙 *Citrus aurantium* L. 及其栽培变种或甜橙 *Citrus sinensis* Osbeck 的干燥幼果）			
项目		内容	说明
传统性效认识	五味记载	苦、辛、酸	摘自 2020 版《中国药典》
	真实滋味	气清香，味苦、微酸	
	四气记载	微寒	
	归经记载	归脾、胃经	
	功能主治记载	破气消积，化痰散痞。用于积滞内停，痞满胀痛，泻痢后重，大便不通，痰阻气滞，胸痹，结胸，脏器下垂。	

项目		内容	说明
"汤液经法图"体系的认识	五行属性	金（金中木）	
	真实滋味	微酸	酸味属金
	采收时节	5~6月收集幼果	春季应木
	主导药味	酸辛	
	功效特点	酸泻肝，辛补肝	破气消痞，舒筋止痛，用于疏泄不畅所致痛证
		辛补肝	升阳举陷，用于脏器下垂
		辛泻脾	化痰消积，用于积滞胀满
		酸补肺	止痢止血，用于泻痢
		辛散肺	通便，用于便秘
		酸收心	用于胸痹，结胸

积实
积壳

表　积壳的五行属性信息

积壳（芸香科植物酸橙 *Citrus aurantium* L. 及其栽培变种的干燥未成熟果实）

项目		内容	说明
传统性效认识	五味记载	苦、辛、酸	摘自2020版《中国药典》
	真实滋味	气清香，味苦、微酸	
	四气记载	微寒	
	归经记载	归脾、胃经	
	功能主治记载	理气宽中，行滞消胀。用于胸胁气滞，胀满疼痛，食积不化，痰饮内停，脏器下垂。	
"汤液经法图"体系的认识	五行属性	金（金中木）	
	真实滋味	微酸	酸味属金
	主导药味	酸辛	
	功效特点	酸泻肝，辛补肝	行气止痛，用于胸胁气滞疼痛
		辛补肝	升阳举陷，用于脏器下垂
		辛泻脾	化痰消积，用于食积胀满

第六十二讲

知母为什么要用盐水炙？（金中火）

前面我们讲过石膏，石膏是一味酸辛兼有的酸味药。本节课我们来讲经常与石膏配伍的一味中药，知母。

从药物基源上看，这两味中药差别很大。石膏是一个矿物药，知母是一个植物药。

但是，这两味中药的功效却非常相似。根据《中国药典》的记载，石膏的功效是"清热泻火，除烦止渴"，知母的功效是"清热泻火，滋阴润燥"。这两个描述中，清热泻火是一样的，"除烦止渴"和"滋阴润燥"不一样。但从"汤液经法图"角度看，除烦止渴和滋阴润燥其实都是酸味补肺的作用表达。

所以，石膏与知母的配伍，属于相须配伍。而知母很可能也是一个具有酸味的中药。到底是不是这样，仍需要严格地论证。

接下来，我们认真分析一下知母的功效。

根据《中国药典》的记载，知母的功能主治是"清热泻火，滋阴润燥。用于外感热病，高热烦渴，肺热燥咳，骨蒸潮热，内热消渴，肠燥便秘"。

根据《中华本草》的记载，知母的功能主治是"清热泻火，滋阴润燥，止渴除烦。主治温热病，高热烦渴，咳嗽气喘，燥咳，便秘，骨蒸潮热，虚烦不眠，消渴淋浊"。

能够清热，这就不可能是辛味、咸味或甘味，而只能是酸味或苦味。那么，知母是以酸味为主，还是苦味为主，还是酸苦兼有呢？

本节课，我们准备用假设法来回答这个问题。即，我们先假设知母为酸味药或苦味药，然后看看，知母的全部功效里，哪些情况是与这个前提相悖的。出现悖论更多的那个假设，就是错误假设，从而取另一个假设为真。

第一个假设，知母是酸味药。

如果知母为酸味药，那么酸补肺，知母就可以治疗肺金虚证之高热、口渴、干咳和便秘。同时酸收心，知母就可以治疗心火虚证或心火实证之心烦和失眠。所以，知母功效的一大半，都可以用酸味来解释。

不能解释的，主要就是骨蒸潮热和淋浊。

骨蒸潮热，看字面意思，就知道这是一个肾水病证，准确地说，这是一个肾水虚症。因为肾水不足，阴虚阳亢，所以有虚热之象，虚热之象发生于肾主骨的系统，就是骨蒸潮热。同理，淋浊也是一个肾水病证，因为肾与膀胱相表里，司小便。

也就是说，治疗骨蒸潮热和淋浊，与知母的酸味相悖。同时，酸味药与苦味药相比，显然还是苦味药治疗高热的能力更强。所以，这些都是知母酸味的未尽之意。

第二个假设，知母是苦味药。

如果知母是苦味药，那么苦泻心，知母就可以用来治疗心火实证之高热、心烦和失眠。同时苦补肾，知母就可以用来治疗骨蒸潮热和淋浊。

不能解释的，主要就是口渴、燥咳和便秘。

也就是说，口渴、燥咳和便秘，与知母的苦味相悖。这些症状都是肺金病证，而苦味不入肺，不治肺。

总之，无论哪一个假设，都只能解释一方面功效。所以，最简单的方式，是把知母定义为酸苦之味，有酸有苦，这样就能同时解释这两方面的功效。

但是，这样定义又会产生新的问题。

首先，很多中药的功效其实是来源于成方之后的全方功效，而酸补肺和苦补肾经常同时出现在一个养阴清热的方子里，所以，只给知母定义酸苦之中的一个药味，也是可以的。

例如，《普济方》里面的坎离丸（知母、黄柏、黄连）能够滋肾水，去膀胱积热，这是一个补肾水的方子。我们可以将知母定义为苦酸，让其承担一部分补肾水的作用。但我们也可以只将知母定义为酸，让黄柏和黄连的苦味来承担全方补肾水的作用，而知母作为酸味药，补肺以助补肾。

这就相当于是"狐假虎威"，因为中药经常组方配伍在一起参与临床治疗，所以这种"狐假虎威"的情况其实不少见，我们需要尽可能去甄别。

其次，现在普遍使用的知母炮制品是盐知母，增加了其咸味。所以，我们在给盐知母界定主导药味时，就不得不考虑咸味。或者说，不得不在酸苦之味的基础上再增加咸味，这就形成了三个主导药味的情况，太复杂了。

而且，酸味、苦味和咸味之间本就存在咸苦化酸的组合。

所以，我们需要取舍。

怎么取舍呢，我们弱化知母的苦味，强化知母的酸味，并且依从盐知母的炮制，将知母定义为酸咸之味。以酸味为主，咸味为辅。

这里的酸味，既是来源于滋阴清热，润燥止渴的酸味，又是来源于百合科的酸味（百合科麦冬、天冬和百合都是酸味），也是来源于咸苦化酸的酸味（假如知母兼有苦味，也在加咸炮制中转化为酸味），还是来源于知母主要的滑肠副作用提示的酸味（肺与大肠相表里，酸润补肺滑肠）。这是知母的主导药味。

这里的咸味，既是来源于知母入肾治肾的功效，也符合加盐水炮制的方法。这是知母的兼有药味。

最后，对于知母的功效特点，历代医家也多有论述。李时珍在《本草纲目》中论述知母与黄柏的区别时说"（知母）乃（肺、肾）二经气分药也，黄柏则是肾经血分药，故二药必相须而行，昔人譬之虾与水母，必相依附"。邹澍在《本经疏证》中讨论知母利水消肿时说"知母能益阴，清热止渴，人所共知。其能下水，则以古人用者罕，后学多不明其故……治以知母，是泄其火，使不作渴引饮，水遂无继，蓄者旋消。由此言之，仍是治渴，非治水也"。

这些论述提示我们，知母的作用特点就在于肺，知母的主导药味就是酸味。

好，我们来总结一下知母的五行属性信息。

表　知母的五行属性信息

知母（百合科植物知母 *Anemarrhena asphodeloides* Bge. 的干燥根茎）			
项目		内容	说明
传统性效认识	五味记载	苦、甘	摘自 2020 版《中国药典》
	真实滋味	气微，味微甜、略苦，嚼之带黏性	
	四气记载	寒	
	归经记载	归肺、胃、肾经	
	功能主治记载	清热泻火，滋阴润燥。用于外感热病，高热烦渴，肺热燥咳，骨蒸潮热，内热消渴，肠燥便秘。	
"汤液经法图"体系的认识	五行属性	金（金中火）	
	主导药味	酸咸	
	功效特点	酸补肺	滋阴，润燥止渴，止咳通便
		酸收心	清热除烦，安神
		咸润肾	除蒸，通淋

无论有形无形之痰，都是贝母所治
（金中火）

在咳嗽的治疗上，有一个经典的中成药叫作二母宁嗽丸，能够清肺润燥、化痰止咳，对于肺燥痰火型的咳嗽效果不错。

这个中成药的君药，就是其名称中的"二母"——川贝母和知母。

上一节课我们讲了知母，它是一个酸咸兼有的中药。那么这节课，我们再来看看川贝母。实际上，川贝母与知母一样，也是一味酸咸兼有的中药。所以，川贝母与知母的配伍，就是七情配伍中的相须配伍。

接下来，我们就来分析一下，川贝母的酸咸药味。

川贝母是百合科植物的鳞茎，从基源上看，它与我们后面要讲到的典型酸味药麦冬和百合，都是近缘药用植物。当然，是不是所有的百合科药用植物都会自带金性和酸味，还需要更多的证据来支持，目前不能下结论。

根据《中国药典》的记载，川贝母"苦、甘，微寒。归肺、心经。清热润肺，化痰止咳，散结消痈。用于肺热燥咳，干咳少痰，阴虚劳嗽，痰中带血，瘰疬，乳痈，肺痈"。

川贝母的现有药味记载，既没有酸味也没有咸味，有的是苦味和甘味。

说川贝母是苦味，可能是因为其清热消痈的作用。毕竟，苦味泻心清热，具有清热作用的中药，第一印象都容易被认定为苦味。

但是，从五味与四气的对应角度看，苦味对应寒性可以清热，酸味对应金性，同样可以清热。只不过酸味的清热作用，不是对抗性的直折，而是更为柔和的养阴清热。酸味药石膏、桑叶和知母的清热，就是这种养阴清热。所以，不是所有具有清热作用的中药，都必须是苦味药，酸味药也可以。

说川贝母是甘味，可能还是因为其润肺养阴的这种补益作用。我们之前也说过，在现有的药性理论中，甘味能补，所以就会被无差别地用于各种补气、补阴、补阳等功效的中药身上。但是，这种思路是有待商榷的。

了解了以上内容，我们再来看看，为什么我们要为川贝母定义酸咸药味。

给川贝母定义酸味，是因为其能清热润肺，治疗肺热燥咳、干咳少痰和阴虚劳嗽。我们都知道，酸味可以补肺，用于肺虚证，而肺虚证的典型表现就是干咳少痰。

《辅行诀》收录的小补肺汤，主要治疗"烦热汗出，口渴，少气不足息，胸中痛"。可能有朋友会问，金老师，这里面没有干咳少痰啊？对，这里面是没有。大家要学会举一反三。肺主皮毛，肺司呼吸，肺主收敛，那么，由于阴气不降而引起的皮毛病症，就有烦热汗出；而由于阴气不降而引起呼吸系统病症，就有干咳燥咳。还有口渴、咽干和便干，都是一样的道理。

给川贝母定义咸味，是因为其化痰散结，用于治疗瘰疬、乳痈和肺痈的功效。我们知道，咸能软坚散结，治疗癥瘕积聚、瘿瘤瘰疬这一类的疾病，其实就是咸味的作用表达。这一点，在咸味药章节里也明确提到了。

把这二者结合起来，就是川贝母的主导药味和功效特点。考虑到川贝母是微寒性的中药，我们就将其定义为金中火，酸为主，酸咸兼有。

说完了川贝母，我们再来看看浙贝母。

其实，浙贝母的功效与川贝母非常像。根据《中国药典》，浙贝母能够"清热化痰止咳，解毒散结消痈。用于风热咳嗽，痰火咳嗽，肺痈，乳痈，瘰疬，疮毒"。

治疗痰火咳嗽是酸味的润燥清热，治疗瘰疬痈肿是咸味的软坚散结，也是酸咸兼有。

可能有些朋友不理解，为什么治疗肺痈、乳痈和疮毒这样实热病证的中药，不是苦味而是咸味呢？其实，对于上述疾病的治疗，苦味有苦味之用，咸味有咸味之用。痈疮有热，苦味泻心清热，这就是苦味之用；痈疮有肿，咸味补心散肿，这就是咸味之用。

两者匹配，苦咸配伍，相得益彰。

有没有一个中药是苦咸兼有呢？有的，后面要讲的苦味药里面的玄参，就是这样一个中药。

从"汤液经法图"角度看，酸味除了补肺，还能泻肝和收心。那么，川贝母和浙贝母，具有泻肝或收心的作用吗？

虽然《中国药典》功能主治里面没有太多这方面的记载，但在《中华本草》里面的确能找到蛛丝马迹。例如，《名医别录》记载川贝母能治疗"目眩，结实"，《药性论》记载川贝母"点眼去肤翳"，《本草别说》记载川贝母"能散心胸郁结之气"，《本草正》记载浙贝母"止疼痛，清肝火，明耳目"，《本草从新》记载浙贝母"去时感风热"（酸咸化辛，补肝解表），可能就是这两种贝母入肝泻肝作用的体现。

好，最后，我们列出川贝母和浙贝母的五行属性信息。

表　川贝母的五行属性信息

川贝母［百合科植物川贝母 *Fritillaria cirrhosa* D. Don、暗紫贝母 *Fritillaria unibracteata* Hsiao et K. C. Hsia、甘肃贝母 *Fritillaria przewalskii* Maxim.、梭砂贝母 *Fritillaria delavayi* Franch.、太白贝母 *Fritillaria taipaiensis* P. Y. Li 或瓦布贝母 *Fritillaria unibracteata* Hsiao et K. C. Hsia var. *wabuensis*（S. Y. Tanget S. C. Yue）Z. D. Liu，S. Wang et S. C. Chen 的干燥鳞茎］

项目		内容	说明
传统性效认识	五味记载	苦、甘	摘自 2020 版《中国药典》
	真实滋味	气微，味微苦	
	四气记载	微寒	
	归经记载	归肺、心经	
	功能主治记载	清热润肺，化痰止咳，散结消痈。用于肺热燥咳，干咳少痰，阴虚劳嗽，痰中带血，瘰疬，乳痈，肺痈。	

项目		内容	说明
"汤液经法图"体系的认识	五行属性	金（金中火）	
	主导药味	酸咸	
	功效特点	酸补肺	清热润肺，止咳
		咸补心泻肺	散结，消痈，化痰

表　浙贝母的五行属性信息

浙贝母（百合科植物浙贝母 *Fritillaria thunbergii* Miq. 的干燥鳞茎）			
项目		内容	说明
传统性效认识	五味记载	苦	摘自 2020 版《中国药典》
	真实滋味	气微，味微苦	
	四气记载	寒	
	归经记载	归肺、心经	
	功能主治记载	清热化痰止咳，解毒散结消痈。用于风热咳嗽，痰火咳嗽，肺痈，乳痈，瘰疬，疮毒。	
"汤液经法图"体系的认识	五行属性	金（金中火）	
	主导药味	酸咸	
	功效特点	酸补肺	清热润肺，止咳
		咸补心泻肺	散结，消痈，化痰

第六十四讲

龙骨和牡蛎，把酸咸兼有发挥到了极致
（金中火）

我小时候，经常吃一种中成药——龙牡壮骨颗粒。它的功效就是强筋壮骨，可用于小儿佝偻病，也可用于小儿多汗、夜惊、食欲不振和发育迟缓。其名称里面的"龙牡"，就是龙骨和牡蛎。

本节课，我们就来讲龙骨和牡蛎。

龙骨和牡蛎作为一组药对，经常相须为用，一起出现。张仲景有桂枝加龙骨牡蛎汤，就是一首经典的调和阴阳、交通心肾的治疗方。

那么，龙骨和牡蛎是什么样的五行属性和主导药味呢？

龙骨，是哺乳类动物的骨骼化石，未被《中国药典》收录。根据《中华本草》的记载，龙骨"味涩、甘，性平。归心、肝、肾、大肠经"，能够"镇心安神，平肝潜阳，固涩，收敛。主治心悸怔忡，失眠健忘，惊痫癫狂，头晕目眩，自汗盗汗，遗精遗尿，崩漏带下，久泻久痢，溃疡久不收口及湿疮"。

牡蛎，是牡蛎科动物的贝壳，被《中国药典》收录。为了便于对比两者，我们还是看《中华本草》中对牡蛎的记载。牡蛎"味咸，性微寒。归肝、肾经"，能够"平肝潜阳，重镇安神，软坚散结，收敛固涩。主治眩晕耳鸣，惊悸失眠，瘰疬瘿瘤，癥瘕痞块，自汗盗汗，遗精，崩漏，带下"。

看完龙骨和牡蛎的基本情况，大家有什么发现？对，两者很像。

从基源上看，两者都是动物类中药，龙骨源于很久以前的动物，牡蛎源于现在的动物。而且，两者的质地都很坚硬，龙骨是化石，牡蛎是贝壳。

坚硬，就是金性的表现，金刚钻，金属，就是这个意思。

从功效上看，两者都具有平肝潜阳、镇心安神和收敛固涩的作用，都能用于惊悸、失眠、眩晕、自汗、盗汗、遗精、崩漏等病证的治疗。不同的是，龙骨善于治疗怔忡、惊痫、癫狂等心神不安较为严重的病证。而牡蛎具有更为明显的软坚散结作用，能够用于治疗瘰疬、瘿瘤和癥瘕等。

什么样的药味能够平肝？酸味。什么样的药味能够收敛？还是酸味。什么样的药味能够软坚？咸味。什么样的药味能够治疗怔忡癫狂这样的病证？还是咸味。

因为从"汤液经法图"角度看，惊痫、怔忡和癫狂属于心虚证。《辅行诀》的大小补心（包）汤，就是以咸味的代赭石和旋覆花为主，治疗这种心虚病证。

所以，龙骨和牡蛎都是咸酸兼有的中药，龙骨和牡蛎的配伍应用，就是典型的相须配伍。

实际上，龙骨和牡蛎不仅仅酸咸兼有，而且把酸咸兼有发挥到了极致。

为什么这么说呢？我们来分析一下。

在"汤液经法图"中，酸味有三方面的作用，分别是补肺、泻肝和收心；咸味也有三方面的作用，分别是补心、泻肺和润肾。这些作用组合起来，就形成了龙骨和牡蛎丰富的脏腑定位和功效特点。

首先，在心火病证的治疗方面，咸味补心，酸味收心，两者不是补泻关系，配伍在一起就是一个近乎完美的补心作用，用于心虚证的治疗。落实在功效上，那就是失眠、惊痫、怔忡等，所以，龙骨和牡蛎是重镇安神的代表中药。这种重镇安神的功效，就是咸酸配伍补心、收心的作用体现。

其次，在肺金病证的治疗方面，咸味泻肺，酸味补肺，两者一补一泻，就形成了补泻兼施的治疗效果。但是，龙骨和牡蛎的咸味泻肺作用，主要是体现在软坚散结，用于治疗一些皮肤浅表的结节类疾病，而不是平喘止咳，也不是通便泻下。所以，龙骨、牡蛎对于肺金的补泻兼施，正好形成了两类不同的功效方向，补肺侧重于治疗汗出和泄泻，也就是自汗盗汗和久泻久痢；而泻肺侧重于治疗皮肤结节，也就是瘰瘤瘰疬和疮疡不敛。

最后，咸味能入肾润肾，在入肾的基础上，再结合酸味补肺或泻肝的作用，同样形成了一些功能主治。肾主生殖结合酸味补肺收敛，这就形成了治疗遗精、崩漏和带下的功效。肾司二便结合酸味补肺收敛，这就形成了治疗遗尿的功效。肾开窍于耳结合酸味泻肝定眩，这就形成了治疗眩晕耳鸣的功效。

综上所述，药味的每一种作用都得到了体现，药味之间的组合也得到了应用，这算不算是把药味发挥到了极致呢？

好，最后，我们来看看龙骨和牡蛎的五行属性信息。

表　龙骨的五行属性信息

龙骨（古代哺乳动物象类、犀类、三趾马、牛类、鹿类等的骨骼化石）			
项目		内容	说明
传统性效认识	五味记载	涩、甘	摘自《中华本草》
	真实滋味	无臭，无味	
	四气记载	平	
	归经记载	归心、肝、肾、大肠经	
	功能主治记载	镇心安神，平肝潜阳，固涩，收敛。主治心悸怔忡，失眠健忘，惊痫癫狂，头晕目眩，自汗盗汗，遗精遗尿，崩漏带下，久泻久痢，溃疡久不收口及湿疮。	
"汤液经法图"体系的认识	五行属性	金（金中火）	
	主导药味	酸咸	
	功效特点	酸收心	安神，用于失眠
		咸补心	镇惊，用于怔忡癫狂
		酸补肺	收敛固涩，用于自汗盗汗，久泻久痢和溃疡不敛
		咸润肾，酸补肺	用于遗精遗尿和崩漏带下
		酸泻肝	平肝潜阳，用于眩晕

表　牡蛎的五行属性信息

牡蛎（牡蛎科动物长牡蛎 *Ostrea gigas* Thunberg、大连湾牡蛎 *Ostrea talienwhanensis* Crosse 或近江牡蛎 *Ostrea rivularis* Gould 的贝壳）			
项目		**内容**	**说明**
传统性效认识	五味记载	咸	摘自《中华本草》
	真实滋味	气微，味微咸	
	四气记载	微寒	
	归经记载	归肝、肾经	
	功能主治记载	平肝潜阳，重镇安神，软坚散结，收敛固涩。主治眩晕耳鸣，惊悸失眠，瘰疬瘿瘤，癥瘕痞块，自汗盗汗，遗精，崩漏，带下。	
"汤液经法图"体系的认识	五行属性	金（金中火）	
	主导药味	酸咸	
	功效特点	酸收心	安神，用于失眠
		咸补心	镇惊，用于惊悸
		酸泻肝	平肝潜阳，用于眩晕
		酸补肺	收敛固涩，用于自汗盗汗
		咸泻肺	软坚散结，用于瘿瘤瘰疬和癥瘕痞块
		咸润肾，酸补肺	用于遗精，崩漏和带下

第六十五讲

消食的山楂、神曲和鸡内金，为什么
会有酸味？（金中木，金中火）

在所有的酸味药里，有一个酸味药非常特殊，那就是山楂。

山楂是什么药？消食药，用来治疗食积的。山楂是什么味？酸味，只要是吃过山楂的都知道。但是，从"汤液经法图"角度看，甘味补脾，辛味泻脾，苦味燥脾，唯独酸味不治脾。

也就是说，酸味药治疗食积腹满这件事，缺少理论支持。或者说，一个酸味药成为消食药，有点难以理解。

其实，难以理解的还不止是山楂。除了山楂之外，神曲、鸡内金这样的消食药，似乎也都与酸味有一些关联。

究竟有什么关联呢？"汤液经法图"又是怎样解释这些关联性的呢？我们这节课就来回答这些问题。

山楂是酸味药，这一点是毋庸置疑的。但是，因为酸味不治脾，所以，酸味解释不了山楂消食导滞的功效。在这种情况下，我们面临以下两个问题。

第一，给山楂定义兼有药味，解释消食导滞功效的问题。

第二，为山楂的酸味寻找临床功效支撑依据的问题。

先来说第一个问题，哪个药味可以发挥消食导滞的功效呢？对，辛味。辛味能够泻脾，而脘腹胀满是典型的脾实证表现。所以，山楂很可能是兼有辛味，所以能够行气消胀，治疗食积胀满。

再来说第二个问题，山楂的酸味有临床功效支撑吗？有的。山楂具有散瘀止痛的功效，对于脘腹胀痛、心腹瘀痛、痛经、胸痹心痛和疝气疼痛都具有良好的治疗作用。这种散瘀止痛的功效，其实就是酸味泻肝作用的体现。

不理解的朋友，再回顾一下前面讲过的枳实，就明白了。

这就是山楂，酸辛兼有，酸味用于散瘀止痛，辛味用于消食除胀。

其实，在《本草纲目》中还有山楂治疗"癥瘕"的记载，在《滇南本草》中还有山楂治疗"积块"的记载。考虑到山楂善于消肉积，考虑到山楂的红色，我们也可以将山楂定义为咸酸兼有，咸软坚散结，酸散瘀止痛，咸酸化辛，行气消胀。

神曲是一种多成分的人工中药制剂，在制作时，一般是用面粉加上辣蓼、青蒿、苍耳草、赤小豆、苦杏仁等中药，混合发酵而成。这种制作方法就决定了，神曲的五行属性和主导药味，一方面要受到辣蓼、青蒿、苦杏仁等中药的影响，另一方面还要受到发酵这一制作工艺的影响。

第一，辣蓼以辛苦为主，祛湿止泻；青蒿以辛苦为主，解暑祛湿；苍耳草以辛苦为主，祛风清热；赤小豆以酸甘为主，清热利水；苦杏仁以苦咸为主，止咳通便。所以，这些制作神曲的原料中药，以辛味和苦味为主，同时也有一点酸味。这个药味特点，会带入神曲。

第二，神曲是发酵制剂，准确地说是酵母制剂，含有酵母菌。而酵母菌可以把糖分解为乙醇和二氧化碳，在酸性环境下最适合生长。所以，发酵制成的神曲，可能也会自带一些酸味。

但是，从功效角度看，神曲的辛味很明显，而酸味不明显。

根据《中华本草》记载，神曲能够"消食化积，健脾和胃。主治饮食停滞，消化不良，脘腹胀满，食欲不振，呕吐泻痢"。

这里面，治疗脘腹胀满和呕吐泻痢，是标准的辛味泻脾的作用。可以这样说，几乎所有的具有泻脾作用的辛味药，无论是广藿香、砂仁，还是陈皮、青皮，抑或是山楂，都能够用于腹胀吐泻。这是脾实证的典型表现，也是辛味泻脾药的典型适应证。

另外，虽然在功效记载上有"健脾和胃"，但是神曲很少单独用于脾虚证，都是与人参、白术等其他具有甘味补脾作用的中药配伍，用于虚实

山楂

神曲

鸡内金

夹杂的腹满吐泻。

所以，神曲就是一个以辛味为主的泻脾中药。

那么，神曲的酸味体现在哪呢？根据我们的分析，可能是体现在其酸收止泻的功效。根据《中华本草》的记载，神曲能够广泛地用于各种泻痢，无论是过食伤脾的泻痢，还是时暑暴泻、小儿泄泻、休息痢和产后冷痢，神曲都有不错的疗效。

正如张景岳在《本草正》中所言："神曲……其气腐，故能除湿热，其性涩，故又止泻痢。"涩附于酸，涩味体现的其实就是酸味收敛固涩的作用。这一点，也许是神曲味酸的功效体现。

值得注意的是，我们在历代本草中，也发现了一些与咸味密切相关的记载。例如，《药性论》记载神曲"化水谷宿食，癥结积滞"，《汤液本草》记载神曲"破癥结……治小儿腹坚大如盘"等。可能的提示意义，与山楂类似。

最后，我们再来看看鸡内金。

鸡内金是动物药，常见的炮制品是醋制鸡内金，单就这两个信息，我们就能看到鸡内金自带的咸味和酸味。

从功效上看，鸡内金的确没有辜负这种咸味和酸味。根据《中国药典》的记载，鸡内金"健胃消食，涩精止遗，通淋化石。用于食积不消，呕吐泻痢，小儿疳积，遗尿，遗精，石淋涩痛，胆胀胁痛"。根据《中华本草》的记载，鸡内金"健脾消食，涩精止遗，消癥化石。主治消化不良，饮食积滞，呕吐反胃，泄泻下痢，小儿疳积，遗精遗尿，小便频数，泌尿结石及胆结石，癥瘕经闭，喉痹乳蛾，牙疳口疮"。

通过这些功能主治记载，我们能得出以下几个结论。

第一，虽然鸡内金有"健胃"或"健脾"的功效，但根本没有脾虚相关的主治证支持。也就是说，鸡内金大概率不具有甘味，不能补脾。

第二，鸡内金的酸味，体现在其涩精止遗的功效上，酸收酸涩，这是酸味补肺的作用表达。

第三，鸡内金的辛味，体现在其止呕止泻的功效上，辛味泻脾，用于食积不消所致的脘腹胀满和呕吐泻痢。

第四，与山楂和神曲相比，鸡内金表现出更为显著的咸味。咸味软坚散结，所以鸡内金可以用于癥瘕积聚、血瘀经闭和各类结石的治疗。同时，咸味还能润肾通淋，用于淋证的治疗。

好，以上就是山楂、神曲和鸡内金的主导药味和功效特点。从上面的分析可以看出，虽然它们的来源不同，口尝滋味不同，但是功效特点还是有几分相似的。知同知异，我们在临床上就可以灵活运用。

最后，我们列出山楂、神曲和鸡内金的五行属性信息。

表　山楂的五行属性信息

山楂（蔷薇科植物山里红 *Crataegus pinnatifida* Bge. var. *major* N. E. Br. 或山楂 *Crataegus pinnatifida* Bge. 的干燥成熟果实）			
项目		内容	说明
传统性效认识	五味记载	酸、甘	摘自 2020 版《中国药典》
	真实滋味	气微清香，味酸、微甜	
	四气记载	微温	
	归经记载	归脾、胃、肝经	
	功能主治记载	消食健胃，行气散瘀，化浊降脂。用于肉食积滞，胃脘胀满，泻痢腹痛，瘀血经闭，产后瘀阻，心腹刺痛，胸痹心痛，疝气疼痛，高脂血症。	
"汤液经法图"体系的认识	五行属性	金（金中木）	
	主导药味	酸辛	
	功效特点	辛泻脾	行气，用于腹胀泻痢
		酸泻肝	散瘀止痛，用于心腹疼痛
		咸补心（咸酸化辛）	软坚，消食，破癥瘕积块

表　神曲的五行属性信息

神曲（辣蓼、青蒿、杏仁等药加入面粉或麸皮混合后，经发酵制成的曲剂）			
项目		内容	说明
传统性效认识	五味记载	甘、辛	摘自《中华本草》
	真实滋味	具陈腐气，味苦	
	四气记载	温	
	归经记载	归脾、胃经	
	功能主治记载	消食化积，健脾和胃。主治饮食停滞，消化不良，脘腹胀满，食欲不振，呕吐泻痢。	

项目		内容	说明
"汤液经法图"体系的认识	五行属性	金（金中木）	
	主导药味	酸辛	
	功效特点	辛泻脾	行气和胃，用于脘腹胀满和吐泻
		酸补肺	涩肠止泻
		咸补心（咸酸化辛）	消食，破癥结

表 鸡内金的五行属性信息

鸡内金（雉科动物家鸡 *Gallus gallus domesticus* Brisson 的干燥沙囊内壁）			
项目		内容	说明
传统性效认识	五味记载	甘	摘自 2020 版《中国药典》
	真实滋味	气微腥，味微苦	
	四气记载	平	
	归经记载	归脾、胃、小肠、膀胱经	
	功能主治记载	健胃消食，涩精止遗，通淋化石。用于食积不消，呕吐泻痢，小儿疳积，遗尿，遗精，石淋涩痛，胆胀胁痛。	
"汤液经法图"体系的认识	五行属性	金（金中火）	
	主导药味	酸咸	
	功效特点	酸补肺	涩精止遗，用于遗精遗尿
		咸补心	软坚，消食，化石，用于癥瘕结石
		咸酸化辛	止呕止泻

第六十六讲

羚羊角不是咸为主，钩藤也不是甘为主
（金中火，金中土）

本节课，我们继续来讲酸味药。今天关注的两个酸味药，一个是羚羊角，一个是钩藤。

在正式讲解之前，我们先来看看现行药典对这两个中药的药味记载。

根据《中国药典》的记载，羚羊角的药性及归经为"咸，寒。归肝、心经"，钩藤的药性及归经为"甘，凉。归肝、心包经"。

这么多年来，我们看着这样的药性记载，念着这样的药性记载，用着这样的药性记载，没觉得有什么问题。但是，当我们学习了"汤液经法图"，理解了"汤液经法图"所展示的五味五行关系之后，就会发现，这样的药性记载其实有一些问题。

什么问题呢？我们一直说，五味与四气是有对应关系的，一个标准的咸味药应该是热性的，一个标准的甘味药应该是平性的。然而，咸味药羚羊角是寒性的，甘味药钩藤是凉性的。这至少说明，羚羊角在咸味之外还具有或苦或酸之味，钩藤在甘味之外也还具有或苦或酸之味。

当然，根据本节所在的位置，大家应该能猜出来，无论是羚羊角还是钩藤，它们的主导药味一定是酸味。

在"汤液经法图"里，酸味有三个作用，补肺、泻肝和收心。而羚羊角和钩藤的酸味，主要体现在泻肝和收心上。

根据《中国药典》的记载，羚羊角能够"平肝息风，清肝明目，散血解毒。用于肝风内动，惊痫抽搐，妊娠子痫，高热惊厥，癫痫发狂，头痛眩晕，目赤翳障，温毒发斑，痈肿疮毒"。钩藤能够"息风定惊，清热平肝。用于肝风内动，惊痫抽搐，高热惊厥，感冒夹惊，小儿惊啼，妊娠子痫，头痛眩晕"。

从功效上，羚羊角和钩藤其实非常相似。

相似点之一，都作用于肝和心。这一点，其实从二者的归经记载上就能看出来。

大家想想，在"汤液经法图"里，肝木和心火区域的治疗药味，相同的是哪些？对！只有一个，就是酸味。也就是说，同时作用于肝心的中药，如果是单一主导药味的中药，那就只能是酸味药。

相似点之二，都能平肝息风，都能清热定惊。

平肝息风，属于泻肝的范畴，对应的肝风内动证属于肝实证的范畴。例如头痛眩晕、抽搐痉厥和目赤翳障。清热定惊，属于收心的范畴，对应的惊悸属于心虚证或心实证的范畴，例如高热惊厥、小儿惊啼和感冒夹惊。

大家注意，无论是惊悸还是癫痫，首先都是心火病，是心主神明出了问题。其次，心虚证可以出现，心实证也可以出现，这需要根据患者出现惊悸或癫痫的具体频次和症状表现，以及其他并发症来考虑。一般情况下，急性发作的、伴有热证的，往往以心实证为主；反复发作的、伴有虚证的，往往以心虚证为主。但是不管是哪一种类型，都可以通过酸味药来缓解。

这就是酸味药收心的潜力。

很多人问我，金老师，"汤液经法图"里面的化味既没有补的作用，也没有泻的作用，到底该怎么用呢？其实，化味应该是既具有补的作用，也具有泻的作用，是补泻兼施的作用才对。这种作用面对虚证是有用的，面对实证也是有用的。所以，在治疗某个脏腑的复杂病证时，一定要用到化味。

所以，无论是什么样的失眠都应该用酸味药，无论什么样的疼痛都应该用甘味药，无论什么样的吐泻都应该用苦味药，无论什么样的咳嗽都应该用辛味药，无论什么样的小便问题都应该用咸味药。

好，这就是羚羊角和钩藤的酸味。

接下来，在主导药味是酸味的基础上，羚羊角是不是还兼有咸味？

从《中国药典》功效记载上看，羚羊角有"散血"的功效。大家知道，发散是辛味或咸味的作用，尤其是辛味以散邪为主。同时，《本草拾遗》记载了羚羊角可以治疗"瘰疬"，《本草再新》记载了羚羊角可以"消水肿，祛瘀血"，《本草三家合注》记载了羚羊角"味咸则破血，故主去恶血"，《医学衷中参西录》记载了羚羊角"性近于平，不过微凉"。

综合这些内容，再加上羚羊角向上生长的法象药理，我们将羚羊角的主导药味定义为以酸味为主、酸咸兼有。

同样的，在主导药味是酸味的基础上，钩藤是不是兼有甘味呢？

从《中华本草》功效记载上看，钩藤除了能够息风止痉、平肝清热之外，还兼"疏风透热"作用，而这是辛味发散的作用。同时，历代诸多医家提到钩藤气味平和的问题。所以，我们也是遵循传统记载，将钩藤定义为以酸味为主、酸甘兼有。

好，最后，我们列出羚羊角和钩藤的五行属性信息。

表　羚羊角的五行属性信息

羚羊角（牛科动物赛加羚羊 *Saiga tatarica* Linnaeus 的角）			
项目		内容	说明
传统性效认识	五味记载	咸	摘自 2020 版《中国药典》
	真实滋味	气微，味淡	
	四气记载	寒	
	归经记载	归肝、心经	
	功能主治记载	平肝息风，清肝明目，散血解毒。用于肝风内动，惊痫抽搐，妊娠子痫，高热痉厥，癫痫发狂，头痛眩晕，目赤翳障，温毒发斑，痈肿疮毒。	
"汤液经法图"体系的认识	五行属性	金（金中火）	
	主导药味	酸咸	
	功效特点	酸泻肝	平肝息风，明目
		酸收心	安神定惊，清热止痫
		咸补心	散血

钩藤［茜草科植物钩藤 *Uncaria rhynchophylla*（Miq.）**Miq. ex Havil.**、大叶钩藤 *Uncaria macrophylla* **Wall.**、毛钩藤 *Uncaria hirsuta* **Havil.**、华钩藤 *Uncaria sinensis*（Oliv.）**Havil.** 或无柄果钩藤 *Uncaria sessilifructus* **Roxb.** 的干燥带钩茎枝］

项目		内容	说明
传统性效认识	五味记载	甘	摘自 2020 版《中国药典》
	真实滋味	气微，味淡	
	四气记载	凉	
	归经记载	归肝、心包经	
	功能主治记载	息风定惊，清热平肝。用于肝风内动，惊痫抽搐，高热惊厥，感冒夹惊，小儿惊啼，妊娠子痫，头痛眩晕。	
"汤液经法图"体系的认识	五行属性	金（金中土）	
	主导药味	酸甘	
	功效特点	酸泻肝	平肝息风
		酸收心	定惊，清热止痫
		甘缓肝	缓急止痉

第六十七讲

百合科的麦冬、天冬和百合，都是酸味药
（金中金）

本节课，我们继续来讲酸味药。

这节课要讲的酸味药，是单纯的酸味中药，不兼有其他药味。从"汤液经法图"角度看，酸味的作用包括补肺、泻肝和收心。所以，这些中药也主要集中在肺金、肝木和心火疾病的治疗上，尤其以肺金疾病和心火疾病为多。

第一个酸味药，是麦冬。

麦冬是《辅行诀》小补肺汤和大补肺汤的组方用药，与五味子一起成为了这两个方子的"酸味担当"。所以，说麦冬的主导药味是酸味，应该是没问题。

根据《中国药典》的记载，麦冬的药性及归经是"甘、微苦，微寒。归心、肺、胃经"，功效是"养阴生津，润肺清心。用于肺燥干咳，阴虚痨嗽，喉痹咽痛，津伤口渴，内热消渴，心烦失眠，肠燥便秘"。

从"汤液经法图"角度看，肺主收降，肺虚则收降不利、虚阳上浮，表现出一系列阴虚燥热之象，代表性的症状就是干咳、咽干、口干、便干和口渴。麦冬既然能治疗这些阴虚燥热之象，就证明其具有酸味补肺的作用。同时，阴虚燥热还会扰动心神，出现心烦和失眠，而酸味恰好同时能够收心。所以，麦冬治疗心烦和失眠的功效，是其酸味收心作用的体现。

所以，很简单地分析一下就会发现，麦冬养阴生津、润肺清心的作用，都是其酸味的作用表达。单一的酸味，就可以实现这些功效。

当然，阴虚燥热的治疗，除了用酸味药，还可以用苦味药。尤其是对于消渴内热的治疗，一般都会用到生地黄、玄参这样的苦味药。而在临床实际治疗上，阴虚内热证的治疗往往都是酸苦同用的。所以，虽然麦冬的功效中出现了消渴内热，但是我们认为这很可能是组方中其他苦味药的作用，所以决定还是不将麦冬标定为苦味。

接下来，我们试着解释一下《中国药典》记载的麦冬的甘味和归胃经。

麦冬的药味记载为甘，很可能是因为受到"甘能补能缓"的影响。正是因为这句话的存在，历代医家往往认为补气、补血、补阴、补阳就都是甘味的功效，这显然是有问题的，是不够精细的。这还造成了现在的甘味药特别多，而甘味药的功效内涵却比较混乱的局面。

麦冬的归经记载除了心、肺经，还有胃经，这可能是麦冬用于口干口渴的原因。一般会认为，治疗干咳是补肺阴，而治疗口渴就是养胃阴。但是从"汤液经法图"角度看，脾主中焦在中间，不升阳也不降阴，单纯补脾胃无法实现养阴的效果。要想养阴生津，还是得补肺或补肾。而且，由酸味、咸味和辛味药物组成的小补肺汤，本来就能治疗口渴，不需要甘味药物的参与。所以，麦冬治疗口干口渴的功效，就是酸味补肺的作用，不需要入脾胃经。

由此也可以看出，我们现在看到的中药性效记载，存在太多经验性和随意性的表达，而缺少逻辑性和规范性的梳理。所以，为了"汤液经法图"能够指导临床用药，我们必须重新梳理中药的主导药味和五行属性。

第二个酸味药，是天冬。

天冬和麦冬非常像，在临床组方时经常相须使用。根据《中国药典》的记载，天冬的功能主治是"养阴润燥，清肺生津。用于肺燥干咳，顿咳痰黏，腰膝酸痛，骨蒸潮热，内热消渴，热病津伤，咽干口渴，肠燥便秘"。

其中，与麦冬一样，天冬也可以用于肺虚燥咳、咽干口渴和肠燥便秘，这就是酸味补肺的作用。但与麦冬不一样的是，天冬的功效中有更多关于肾虚证的记载，如腰膝酸痛和骨蒸潮热。

不过，天冬也经常与其他苦味药配伍治疗腰膝酸痛和骨蒸潮热。例如，《医学心悟》的月华丸就是天冬与生地黄、麦冬、阿胶、地骨皮、银柴胡等配伍，用于治疗阴虚咳血兼有潮热骨蒸。又如，《症因脉治》的家秘天地煎就是天冬与生地黄、知母和黄柏配伍，用于治疗肾瘅真阴不足。所以，与麦冬一样，我们依然不赋予天冬苦味，而是认为，天冬治疗肾阴亏虚的功效，更多的是通过配伍苦味药来实现的。

第三个酸味药，是百合。

根据《中国药典》的记载，百合的功能主治为"养阴润肺，清心安神。用于阴虚燥咳，劳嗽咳血，虚烦惊悸，失眠多梦，精神恍惚"。所以，与麦冬一样，百合也是既能补肺又能收心的酸味药；与麦冬不一样的是，百合的功效更侧重于收心，具有更多清心安神的作用。

百合是一个药食两用的中药，当然，平时食用的百合以兰州百合为主，味道是甜的。而药用百合以卷丹和山丹为主，味道是苦的。虽然真实滋味是发苦的，但是由于百合并没有突出的补肾水作用，所以我们还是界定为酸味。

按照我们在上篇讲过的对应关系，酸味对应的是凉性，所以，百合的寒凉之性与其酸味是对应的。虽然在心火疾病的治疗上，酸味属于调和之味，既不补心也不泻心。但是，苦味泻心清热，咸味补心助火，酸味若与凉性相对应，多多少少还是会偏向泻心清热一边。这也是百合常用于诸多壅热、发热，甚至血痰、痈疽的原因。

所以，与麦冬和天冬相比较，百合的酸味程度可能更高，这样它的寒凉程度就会更高，也就更适合一些热证的治疗。

最后，我们发现，麦冬、天冬和百合还有相似之处，三者都是百合科的药用植物，三者的形态和生长环境相似。这是不是说明，相同或相近药物基源的中药，可能还具有相同或相近的五行属性呢？我们认为是的。中药的五行本质虽然与其功效密切相关，但它不是来源于功效，而是来源于植物品种、肇始于生长环境，所以，在植物品种和生长环境上相同或相似的中药，其五行属性也是相同或相似的。这一点，也应该作为我们判断某个中药主导药味的依据之一。

好了，这就是麦冬、天冬和百合的酸味和金性。最后，我们列出它们的五行属性信息。

表　麦冬的五行属性信息

麦冬［百合科植物麦冬 *Ophiopogon japonicus*（L. f）Ker - Gawl. 的干燥块根］			
项目		内容	说明
传统性效认识	五味记载	甘、微苦	摘自 2020 版《中国药典》
	真实滋味	气微香，味甘、微苦	
	四气记载	微寒	
	归经记载	归心、肺、胃经	
	功能主治记载	养阴生津，润肺清心。用于肺燥干咳，阴虚痨嗽，喉痹咽痛，津伤口渴，内热消渴，心烦失眠，肠燥便秘。	
"汤液经法图"体系的认识	五行属性	金（金中金）	
	主导药味	酸	
	功效特点	酸补肺	养阴生津，润肺止渴，通便
		酸收心	清心，除烦安神

表　天冬的五行属性信息

天冬［百合科植物天冬 *Asparagus cochinchinensis*（Lour.）Merr. 的干燥块根］			
项目		内容	说明
传统性效认识	五味记载	甘、苦	摘自 2020 版《中国药典》
	真实滋味	气微，味甜、微苦	
	四气记载	寒	
	归经记载	归肺、肾经	
	功能主治记载	养阴润燥，清肺生津。用于肺燥干咳，顿咳痰黏，腰膝酸痛，骨蒸潮热，内热消渴，热病津伤，咽干口渴，肠燥便秘。	
"汤液经法图"体系的认识	五行属性	金（金中金）	
	主导药味	酸	
	功效特点	酸补肺	养阴润燥，清肺止咳，生津止渴，通便

表　百合的五行属性信息

百合（百合科植物卷丹 *Lilium lancifolium* Thunb.、百合 *Lilium brownii* F. E. Brown var. *viridulum* Baker 或细叶百合 *Lilium pumilum* DC. 的干燥肉质鳞叶）			
项目		内容	说明
传统性效认识	五味记载	甘	摘自 2020 版《中国药典》
	真实滋味	气微，味微苦	
	四气记载	微寒	
	归经记载	归心、肺经	
	功能主治记载	养阴润肺，清心安神。用于阴虚燥咳，劳嗽咳血，虚烦惊悸，失眠多梦，精神恍惚。	
"汤液经法图"体系的认识	五行属性	金 （金中金）	
	主导药味	酸	
	功效特点	酸补肺	养阴润肺，止咳
		酸收心	清心，安神

贝壳类的石决明、珍珠母和紫贝齿，
也是酸味药（金中金）

上一节课，我们讲了百合科的麦冬、天冬和百合之酸。这节课，我们来讲贝壳类的石决明、珍珠母和紫贝齿之酸。

石决明是鲍科动物的贝壳，珍珠母是蚌科动物的贝壳，紫贝齿是宝贝科动物的贝壳，这些贝壳都可以入药，作为中药来使用。那么，我们怎样确定这些贝壳类中药的主导药味和五行属性呢？对，还是通过功效。

首先来看看，我们现在是怎样认识这些中药的。

"石决明：咸，寒。归肝经。平肝潜阳，清肝明目。用于头痛眩晕，目赤翳障，视物昏花，青盲雀目。"

"珍珠母：咸，寒。归肝、心经。平肝潜阳，安神定惊，明目退翳。用于头痛眩晕，惊悸失眠，目赤翳障，视物昏花。"

"紫贝齿：咸，平。归肝经。平肝潜阳，镇惊安神，清肝明目。用于肝阳上亢，头晕目眩，惊悸失眠，目赤翳障。"

其中，石决明和珍珠母的记载，来源于《中国药典》。紫贝齿的记载，来源于《中药学》教材。

看了上述三味药的药性和功效记载，大家有什么发现？对，它们非常相似。我们在标定五行属性和在临床应用的时候，是可以统一认识这三味药的。

接下来，我们就按照"汤液经法图"的思路，来重新认识一下这些中药。

第一，目前对这三个药的药味标识，都是咸味。

究其原因，可能还是与其属于海洋生物类密切相关。既然海水是咸味的，海藻和海马也是咸味的，那么，其他海洋生物作为中药，大概率也是咸味的吧。而且，从口尝的真实滋味来看，也是带有咸味的。

但是，这个思路可能有问题。

所有的中药材，要么是土里的，要么是海里的，要么是天上的，如果海里的都以咸味为主，那么土里的是不是都以甘味为主？天上的怎么办呢？黄连也是长在土里的，可是它却是苦味的。所以，这样的界定还是过于片面了。

而且，如果从功效角度看，这三个贝壳类中药，没有一点咸味的影子。根据"汤液经法图"，咸味能够补心、泻肺和润肾，主要作用定位在心、肺和肾。但是大家看，石决明、珍珠母和紫贝齿的最主要功效，是入肝，是平肝潜阳和清肝明目。

按照生长环境去标定它们的药味，有点片面；按照咸味去解释它们的作用，于理不通。这种情况下，我们就需要重新定义主导药味了。

第二，怎样重新界定它们的主导药味呢？

依然是以千百年经过实践验证的临床功效，去关联界定主导药味和五行属性。这个思路，是我们这本书的主导思路。我们基于的是临床功效，从这个角度出发来标定主导药味，并且试着与这个药的法象关联。

石决明、珍珠母和紫贝齿都能够平肝潜阳和清肝明目，用于肝阳上亢引起的头痛眩晕和目赤翳障。这个适应证，是标准的肝木疾病。肝木主升发，肝开窍于目，肝虚则恐，实则怒。而《辅行诀》收载的大泻肝汤适应证，则包括头痛和目赤。所以，从这些信息来看，肝阳上亢引起的头痛眩晕和目赤翳障，应该是肝实证；而治疗这种肝实证的平肝潜阳和清肝明目，应该是泻肝的功效。

哪个药味泻肝呢？对，酸味。所以，石决明、珍珠母和紫贝齿，应该是酸味药。

同时，酸味除了泻肝，还能够补肺和收心。而珍珠母和紫贝齿安神定惊，用于惊悸失眠的功能主治，恰好就是酸味收心的功效。所以，这三个贝壳类中药的功效，全部都可以用酸味来解释，它们的主导药味就应该是酸味。

第三，当石决明、珍珠母和紫贝齿的主导药味重新界定为酸味之后，它们的寒热之性也得到了合理解释。

根据原来的药性标定，石决明和珍珠母都是咸寒药，也就是说，药味是咸味，寒热是寒性。大家知道，咸味是火味，本身具有的是温热性，而不是寒性。相对应的，酸味是金味，本身具有的是寒凉性。也就是说，当这三个贝壳类中药的主导药味标定为酸味后，不仅药味与功效的关系理顺了，药味与寒热属性的关系也理顺了。

第四，石决明、珍珠母和紫贝齿的酸味，是不是还能通过法象药理来解释呢？

酸味对应的是金性，方位是西方，季节是秋季，形态上是坚硬的金属。而贝壳是很坚硬的，放在以柔软鱼类为主的海洋生物世界里，应该可以算是属于金性的生物。在传统的五虫分类中，贝壳类的生物也是属于介虫，对应的五行属性就是金。

所以，将贝壳类生物界定为酸味和金性，实际上符合传统的五虫分类。

好，通过上述分析，我们重新界定了石决明、珍珠母和紫贝齿的主导药味和五行属性。这三个中药的功效并不复杂，分析也比较容易。

接下来呢，我们再从另外一个角度，来说说海洋贝壳类中药的咸味和酸味问题。

从"汤液经法图"看，咸味和酸味其实都对应肺金，咸味是肺金的体味，酸味是肺金的用味。也就是说，对于五行之金来说，咸味为体，酸味为用。那么，石决明、珍珠母和紫贝齿，会不会是体咸用酸的意思呢？以海洋之咸为体，以坚硬贝壳之酸为用？

或者说，鲍鱼的肉是柔软的，外壳是坚硬的，所以，当鲍鱼的肉作为中药时，就以咸味为主；而鲍鱼的壳作为中药时，就以酸味为主。虽然都来自鲍鱼，但是由于其药用部位的软硬程度有巨大差异，所以，不同部位的主导药味和五行属性也不一样。

实际上，根据《中华本草》的记载，鲍鱼肉作为中药时叫作鳆鱼，它的功能主治是"滋阴清热，益精明目，调经润肠。主治劳热骨蒸，咳嗽，青盲内障，月经不调，带下，小便频数，大便燥结"。大家看，从咸味泻肺和咸味润肾的角度看，鳆鱼的确是以咸味为主的。

这种以体用思维来解释中药五行属性和主导药味的思路，实际上是一种更为复杂的思路，是需要同时关联和分辨更多信息的一种头脑风暴。从这个思路角度看，我们现在为中药赋予的主导药味和五行属性，是基于体用之"用"的界定，不是基于体用之"体"的界定。这也是我们之前所说的，我们是基于临床实践功效来还原和标定中药五行属性。

最后，我们列出石决明、珍珠母和紫贝齿的五行属性信息。

表 石决明的五行属性信息

石决明［鲍科动物杂色鲍 *Haliotis diversicolor* Reeve、皱纹盘鲍 *Haliotis discus hannai* Ino、羊鲍 *Haliotis ovina* Gmelin、澳洲鲍 *Haliotis ruber*（Leach）、耳鲍 *Haliotis asinina* Linnaeus 或白鲍 *Haliotis laevigata*（Donovan）的贝壳］		
项目	内容	说明
传统性效认识	五味记载	咸	摘自 2020 版《中国药典》
	真实滋味	气微，味微咸	
	四气记载	寒	
	归经记载	归肝经	
	功能主治记载	平肝潜阳，清肝明目。用于头痛眩晕，目赤翳障，视物昏花，青盲雀目。	
"汤液经法图"体系的认识	五行属性	金（金中金）	
	法象药理	介虫	介虫属金
	主导药味	酸	
	功效特点	酸泻肝	平肝潜阳，清肝明目

珍珠母［蚌科动物三角帆蚌 *Hyriopsis cumingii*（Lea）、褶纹冠蚌 *Cristaria plicata*（leach）或珍珠贝科动物马氏珍珠贝 *Pteria martensii*（Dunker）的贝壳］			
项目		内容	说明
传统性效认识	五味记载	咸	摘自 2020 版《中国药典》
	真实滋味	气微腥，味淡	
	四气记载	寒	
	归经记载	归肝、心经	
	功能主治记载	平肝潜阳，安神定惊，明目退翳。用于头痛眩晕，惊悸失眠，目赤翳障，视物昏花。	
"汤液经法图"体系的认识	五行属性	金（金中金）	
	法象药理	介虫	介虫属金
	主导药味	酸	
	功效特点	酸泻肝	平肝潜阳，明目退翳
		酸收心	安神定惊

表　紫贝齿的五行属性信息

紫贝齿［宝贝科动物阿拉伯绶贝 *Hauritia arabica*（Linnaeus）的贝壳］			
项目		内容	说明
传统性效认识	五味记载	咸	摘自 2020 版《中国药典》
	真实滋味	气微	
	四气记载	平	
	归经记载	归肝经	
	功能主治记载	平肝潜阳，镇惊安神，清肝明目。用于肝阳上亢，头晕目眩，惊悸失眠，目赤翳障。	
"汤液经法图"体系的认识	五行属性	金（金中金）	
	法象药理	介虫	介虫属金
	主导药味	酸	
	功效特点	酸泻肝	平肝潜阳，清肝明目
		酸收心	镇惊安神

果实类的诃子、青果和金樱子，
还是酸味药（金中金）

讲完了百合科和贝壳类的酸味药，接下来我们讲另外一类酸味药，果实类。

果实类，顾名思义，就是以果实入药的中药，比如诃子、青果和金樱子。当然，并不是所有的果实类中药都以酸味为主导药味，我们说的只是其中的一部分。其实，最经典的酸味果实类中药是五味子，但是五味子太特殊了，也有很多东西需要梳理，所以我们下节课单独讲五味子。

接下来，我们就逐一来分析这三个中药。

第一个酸味果实类中药是诃子。

诃子是使君子科植物诃子或绒毛诃子的干燥成熟果实，一般在秋冬季采收，其真实滋味就带有酸味。

根据《中国药典》的记载，诃子能够"涩肠止泻，敛肺止咳，降火利咽。用于久泻久痢，便血脱肛，肺虚喘咳，久嗽不止，咽痛音哑"。

根据"汤液经法图"的记载，肺主收阴，肺虚则阴虚，阴虚则阳亢，阳亢则喘咳、咽干咽痛与声哑。同时，肺与大肠相表里，肺虚则大肠虚，大肠虚则久泻久痢、脱肛。所以，诃子的功能主治，完全集中在肺金区域，而且从功效特点上看，就是补肺，治疗肺虚证。

从现代化学角度看，诃子含有丰富的鞣质类成分，这一类成分中很多都是酸类物质，例如诃子酸、原诃子酸、没食子酸、莽草酸、奎宁酸、棕榈酸等。含有诸多酸类物质的诃子，其口尝滋味带酸，其主导药味也是酸，这里面是有关联性的。假如我们能解释清楚，哪一类成分属于酸味，哪一类成分属于辛味，其实对于我们界定中药的五行属性和指导药物的临床应用也非常有帮助，这属于中药化学的范畴。

第二个酸味果实类中药是青果。

注意，这里要讲的是青果，不是西青果。西青果是诃子的未成熟幼果，与诃子很像，酸味更明显，功效也是养阴清热生津。而青果是橄榄的别名，是橄榄科的药用植物。

青果是橄榄科植物橄榄的干燥成熟果实，秋季采收，其真实滋味也是酸涩的。

根据《中国药典》的记载，青果能够"清热解毒，利咽，生津。用于咽喉肿痛，咳嗽痰黏，烦热口渴，鱼蟹中毒"。

与诃子一样，青果治疗咽干咽痛、咳嗽痰黏和烦热口渴的功效，其实就是酸味补肺养阴的作用。养阴就能生津，生津就能缓解咽干咽痛和烦热口渴；至于痰黏，也是燥象的一种表现，养阴就能润燥，润燥就能解决咳嗽痰黏的问题。

与诃子不一样，青果能够解鱼蟹毒。这个功效并不常见，除了青果，还有生姜和紫苏叶。从"汤液经法图"角度看，生姜和紫苏叶都是辛味药，都能泻脾止呕，而鱼蟹中毒之后往往就有呕吐，所以，这种解鱼蟹毒的作用可能就是泻脾止呕作用的表现。

但是，青果是酸味药，并不能泻脾止呕。所以，青果治疗鱼蟹中毒的作用，应该是另有缘由。

根据《食疗本草》的记载，青果"主鲵鱼毒，煮汁服之"。《本草图经》记载，青果"生啖及煮饮，并解诸毒。人误食鳜鲐肝至迷闷者，饮其汁立差"。《本草纲目》记载，青果"生津液，止烦渴，治咽喉痛。咀嚼咽汁，能解一切鱼蟹毒"。

所以，我们设想，青果解鱼蟹毒的作用，可能与药味配伍中和有关。鲵鱼即河豚，吃河豚中毒的表现，一方面是恶心呕吐，另一方面是手麻口唇麻，这很像是辛味药乌头和天南星的中毒表现，而辛酸化甘，酸味泻肝可以减弱辛味补肝之性，所以就能解毒。而"鳜鲐肝"是河豚的肝脏，毒性更剧烈。同样，海里的鱼蟹多以咸味为主，而酸咸化辛，酸味补肺也可以减弱咸味泻肺之性，所以也能解毒。

第三个酸味果实类中药是金樱子。

金樱子是蔷薇科植物金樱子的干燥成熟果实，也是在秋季采收。金樱子的真实滋味并不是特别酸，而是甘味中略带有涩味。

根据《中国药典》的记载，金樱子能够"固精缩尿，固崩止带，涩肠止泻。用于遗精滑精，遗尿尿频，崩漏带下，久泻久痢"。

与诃子一样，金樱子也能用于久泻久痢，这是酸味补肺收敛的表现。同时，金樱子也能用于咳嗽，《本草药性大全》就记载了金樱子"善止咳嗽"。《本草正》记载了金樱子"止吐血、衄血，生津液，收虚汗，敛虚火，益精髓，壮筋骨，补五脏，养血气，平咳嗽，定喘急，疗怔忡惊悸，止脾泄、血痢及小水不禁"。在这个记载中，金樱子敛肺止咳、生津敛汗，是标准的酸味药。

与诃子不一样，金樱子还具有固精缩尿和固崩止带的作用。我们知道，肾藏精，肾主生殖，肾与膀胱相表里，所以，遗精滑精和遗尿带下病的治疗，其实是入肾治肾的作用。

从"汤液经法图"角度看，苦味补肾，甘味泻肾，咸味润肾，而酸味不入肾，所以，金樱子要想发挥补肾涩精的作用，要么是与其他苦味药配伍以肺肾同补，要么是自己酸中带苦来补肾。我们注意到，《名医别录》《蜀本草》《医学入门》《本草新编》等诸多本草均提到了金樱子"养精补肾"和"涩精止遗"的作用，此外，《明医指掌》的金樱子膏和《寿亲养老新书》的金樱子煎都是金樱子单用以止梦遗、利小便和涩精气的方子。所以，我们给金樱子赋予一定的苦味，认为其是酸苦兼有之药。只不过酸主苦辅，酸多苦少，金樱子的药性没有那么寒凉。

其实，这一类固精缩尿止带的中药还有很多，我们后面就会讲到。

好，最后，我们列出这三个中药的五行属性信息。

表 诃子的五行属性信息

诃子（使君子科植物诃子 *Terminalia chebula* **Retz.** 或绒毛诃子 *Terminalia chebula* **Retz. var. to-mentella Kurt.** 的干燥成熟果实）			
项目		内容	说明
传统性效认识	五味记载	苦、酸、涩	摘自 2020 版《中国药典》
	真实滋味	气微，味酸涩后甜	
	四气记载	平	
	归经记载	归肺、大肠经	
	功能主治记载	涩肠止泻，敛肺止咳，降火利咽。用于久泻久痢，便血脱肛，肺虚喘咳，久嗽不止，咽痛音哑。	
"汤液经法图"体系的认识	五行属性	金（金中金）	
	真实滋味	酸味	味酸皆属金
	主导药味	酸	
	功效特点	酸补肺	敛肺止咳，涩肠止泻，养阴利咽

表 青果的五行属性信息

青果（橄榄科植物橄榄 *Canarium album* **Raeusch.** 的干燥成熟果实）			
项目		内容	说明
传统性效认识	五味记载	甘、酸	摘自 2020 版《中国药典》
	真实滋味	气微，果肉味涩，久嚼微甜	
	四气记载	平	
	归经记载	归肺、胃经	
	功能主治记载	清热解毒，利咽，生津。用于咽喉肿痛，咳嗽痰黏，烦热口渴，鱼蟹中毒。	
"汤液经法图"体系的认识	五行属性	金（金中金）	
	真实滋味	酸味	味酸皆属金
	主导药味	酸	
	功效特点	酸补肺	养阴清热，生津利咽
		辛酸化甘，酸咸化辛	解河豚毒，解鱼蟹毒

金樱子（蔷薇科植物金樱子 *Rosa laevigata* **Michx.** 的干燥成熟果实）			
项目		内容	说明
传统性效认识	五味记载	酸、甘、涩	摘自 2020 版《中国药典》
	真实滋味	气微，味甘、微涩	
	四气记载	平	
	归经记载	归肾、膀胱、大肠经	
	功能主治记载	固精缩尿，固崩止带，涩肠止泻。用于遗精滑精，遗尿尿频，崩漏带下，久泻久痢。	
"汤液经法图"体系的认识	五行属性	金（金中水）	
	主导药味	酸苦	
	功效特点	酸补肺	涩肠止泻，敛肺止咳
		苦补肾	固精缩尿，固崩止带

诃子

青果

金樱子

第七十讲

五味子，到底以哪个药味为主？（金中金）

五味子，传说中具有五种味道的中药，究竟以哪种味道为主导药味呢？下面我们来详细说说。

从《辅行诀》记载上看，五味子应该是酸味的中药。因为《辅行诀》二十五味药精中就有五味子，原文记载为"味酸皆属金，五味为之主"。大家看，五味子不仅是酸味药，而且是一个代表性的酸味药。同时，《辅行诀》收载的小补肺汤和大补肺汤，都含有五味子，都是把五味子视为酸味药来使用的。

既然如此，那还有什么好讨论的呢？直接标定酸味不就得了？

别着急，我们先按照酸味，梳理一下五味子的功效和药性。

根据《中国药典》的记载，五味子的功能主治是"收敛固涩，益气生津，补肾宁心。用于久嗽虚喘，梦遗滑精，遗尿尿频，久泻不止，自汗盗汗，津伤口渴，内热消渴，心悸失眠"，五味子的寒热属性是温性，归经是肺、心、肾经。

于是，问题来了。

一方面，五味子收敛固涩、益气生津和宁心的功效，五味子用于久嗽虚喘、久泻不止、自汗盗汗、津伤口渴、内热消渴和心悸失眠的适应证，都是酸味补肺或者收心的作用，可以用酸味来解释。另一方面，五味子补肾的功效，五味子用于梦遗遗精和遗尿尿频的适应证，不是酸味的作用，不能用酸味来解释。

五味子的温性，也不能用酸味来解释。因为从五味与四气的对应关系看，酸味对应的应该是凉性，是往下收降的凉性。假如按照前面金樱子的思路，因为五味子补肾的作用而给它赋予苦味的话，那也同样是寒凉之性，而不是温性。

所以，五味子的温性，是我们讨论五味子主导药味的关键点。

怎么解决这个关键点呢？我们还是想回到五味子的名字本身。

对于五味子名称的解释，有这样几个本草都说过。例如，《新修本草》记载五味子"皮肉甘酸，核中辛苦，都有咸味"，《药义明辨》记载五味子"皮肉甘酸，甘少而酸多；核辛苦，辛少而苦多，俱带咸味"。这些记载既解释了五味子名称的来源，也提示了一个重要信息，那就是，五味子这个果实的不同部位，具有不同的药味。

也就是说，五味子像是一个拼图，这块是酸味，那块是甘味，还有一块是辛味，最后拼在一起是完整的五味。当然，从目前的信息看，五味子这个拼图的主要组成部分就是两块，一块是皮肉，一块是核。皮肉以酸味为主，而核以辛味为主。

有朋友会问，咦，金老师，上面《药义明辨》说的是"核辛苦，辛少而苦多"呀，你怎么说核以辛味为主呢？原因很简单，除了本草记载，我们要以现在五味子的商品规格和性状鉴别为主。根据《中华本草》的记载，五味子（北五味子）的特点为"果肉气微，味酸；种子破碎后，有香气，味辛，微苦"。《医学衷中参西录》也说"以其仁之味辛与皮之酸味相济"，同样是辛味与酸味为主。

明白了五味子皮肉和核的不同药味，我们就会明白，历史上关于五味子临方使用时是否去核的争议，其实是很有道理的。

《本草述》认为五味子"水洗去核取肉"，《本草衍义》五味子做成稀膏治疗肺虚寒时也需要"去子"，《医学入门》五味子膏的做法中要求"以手按去核"等方法，其实是专门取五味子的酸味。现在发现，五味子的核非常坚硬，如果不去核但是也不捣碎，其实核中辛苦之味也难以发挥药效。

《本草经集注》要求五味子"烈日暴晒，捣筛"，《千金方》要求五味子"打碎"，《太平惠民和剂局方》要求五味子"如入汤剂用，捶碎使之"。而《本草述钩元》说得更清楚，即"入药不去核，必打碎，方五味备"。这些炮制方法，其实是在五味子酸味之外，保留了其核的辛味。

所以，只取皮肉使用或者不捣碎使用的五味子，其实是以酸味为主。而用时捣碎的五味子，就有更多的辛味，就是酸辛兼有之味。大家知道，辛味具有升阳的作用，所以，酸辛兼有的五味子，其寒热属性就可能会偏温。

进一步理解了五味子皮肉与核的不同药味，就能解释关于五味子的很多事情。

比如说，北五味子与南五味子的异同点。

众所周知，北五味子饱满，皮肉部多，而南五味子干瘪，皮肉部少。皮肉部多，就是酸味多；皮肉部少，就是核占比高，就是辛味多。所以，北五味子以酸味为主，南五味子则兼有更多的辛味。辛味散肺补肝，所以行气止咳作用会更明显。这也许就是《本草蒙筌》中"风寒咳嗽，南五味为奇；虚损劳伤，北五味最妙"的根本原因吧。

又比如说，醋五味子、酒五味子与蜜五味子的功效差异。

五味子是酸辛之味，醋味酸，那么醋五味子就是增强酸味，收敛止泻止遗的作用更强。酒味辛，那么酒五味子就是增强辛味，使得敛中有散，扶正而不恋邪。蜜味甘，那么蜜五味子就是增强甘味，也是增强补气收敛的作用。

再比如说，生五味子与熟五味子。

《本草纲目》记载"五味子，入补药熟用，入嗽药生用"。从"汤液经法图"角度看，蒸制的炮制方法就是增加中药的木火升阳之性，减少中药的金水养阴之性。这样炮制以后，对于一个寒凉性并不明显的、本就多味兼有的中药来说，就有可能实现寒热属性的质变。

综合以上内容，我们就会发现，只要把握住了五行属性和主导药味这个主线，其他的基源、炮制、产地等因素所带来的功效差异，都是可以得到解释的。甚至，等未来我们做得好了，我们可以用五行属性和主导药味去指导中药品种的选育、种植、采收和炮制，让这个中药品种的药味更正，临床疗效更好。

汤液经法图讲记 2
还原中药的五行属性

所以，"汤液经法图"就是一个高级别的理论指导。有了这个理论指导，我们可以解释关于中药的很多事情，可以根据现状分析中药的性味功效，可以指导中药的辨采制用。没有这个理论指导，整理的文献再多，也不知道怎么取舍，更无法实现栽培品种的创新。

所以，孰轻孰重，孰能孰不能，一目了然。

最后，关于五味子补肾涩精止遗的功效，我们暂且按照界定山药的思路，认为这种补肾作用主要是五味子补肺作用的外溢。肺金乃肾水之母，虚则补其母，通过补肺收敛来帮助补肾。

好，我们给出五味子的五行属性信息。这里说的五味子，包括北五味子和南五味子。

表 五味子的五行属性信息

北五味子［木兰科植物五味子 *Schisandra chinensis*（Turcz.）Baill. 的干燥成熟果实］
南五味子（木兰科植物华中五味子 *Schisandra sphenanthera* Rehd. et Wils. 的干燥成熟果实）

项目		内容	说明
传统性效认识	五味记载	酸、甘	摘自 2020 版《中国药典》
	真实滋味	果肉气微，味酸；种子破碎后，有香气，味辛、微苦（北五味子）；果肉气微，味微酸（南五味子）。	
	四气记载	温	
	归经记载	归肺、心、肾经	
	功能主治记载	收敛固涩，益气生津，补肾宁心。用于久嗽虚喘，梦遗滑精，遗尿尿频，久泻不止，自汗盗汗，津伤口渴，内热消渴，心悸失眠。	
"汤液经法图"体系的认识	**五行属性**	**金（金中木）**	
	真实滋味	皮肉部酸，核辛苦	
	主导药味	**酸辛**	
	功效特点	酸补肺	养阴生津，止渴止咳
		酸补肺，虚则补其母	补肾涩精止遗
		酸收心	宁心定悸，安神
		辛散肺补肝	止咳止泻，性温，用于咳逆上气，降低转氨酶

第七十一讲

乌梅丸组方中，其实可以加罂粟壳和
石榴皮（金中金）

在讲果实类酸味药的时候，可能有读者朋友就会想，具有酸味的果实类中药的代表，显然是乌梅啊，为什么当时没有讲乌梅呢？

原因是，在酸味药里面，乌梅的功效是比较特殊的，我们需要单独拿出来讲。那么本节课，我们就来讲乌梅。

乌梅是酸味药，这一点毋庸置疑，我们只要听过望梅止渴这个成语，就能理解它的酸味。因为口干口渴是典型的肺虚证，而从"汤液经法图"角度看，酸味正好是补肺生津的药味。

但是，我们说乌梅特殊，并不是因为这个成语，而是因为它的功效。

从"汤液经法图"角度看，酸味药具有三个方面的作用，其一是补肺，其二是泻肝，其三是收心。补肺之酸，以麦冬、石膏和诃子为代表，收心之酸，以酸枣仁、五味子和百合为代表。那么，泻肝之酸呢？除了白芍和石决明之外，还有哪个酸味药具有明显的泻肝功效呢？

答案就是乌梅。

根据《中国药典》的记载，乌梅的功能主治是"敛肺，涩肠，生津，安蛔。用于肺虚久咳，久泻久痢，虚热消渴，蛔厥呕吐腹痛"。在这个功效表述里，久咳、久泻和久痢就是肺气不收的表现，虚热消渴也是阴气不降所致的阴虚内热的表现，这些症状都属于肺虚证的范畴。

除此之外，乌梅还有一个重要的功效"安蛔"和重要的适应证"蛔厥呕吐腹痛"，我们认为，这个功效就是乌梅泻肝作用的体现。而说起这件事，就不得不提乌梅丸这个治疗蛔厥的代表方。

乌梅丸是经典名方，是厥阴病代表方，但是临床应用并不多。究其原因，还是大家对乌梅丸组方配伍的原理看不透。乌梅丸这个方子，由乌梅、细辛、干姜、黄连、当归、附子、蜀椒、桂枝、人参和黄柏组成，是一个典型的寒热并用、酸辛苦同用的复方，而其适应证就是蛔厥。历史上不少医家在解读乌梅丸时，往往都是从杀蛔驱虫的角度来解读，最具代表性的就是柯琴的"蛔得酸则静，得辛则伏，得苦则下"。如此一来，乌梅这样的酸味药，细辛、干姜和附子这样的辛味药，黄连和黄柏这样的苦味药，就都有了归宿。

但是，既然蛔虫是存在于人体内的，面对剧烈腹痛绞痛、汗出呕吐和四肢厥冷的人，哪有只治蛔而不治人的道理？况且，怎么能够保证药物进入体内后，只作用于蛔虫而不作用于人呢？

所以，我们认为，这种只关注蛔虫的乌梅丸的方解是不正确的。正确的思路，应该是重点关注发生了蛔厥的人，也就是那个剧烈腹痛绞痛、汗出呕吐和四肢厥冷的人。

肝主筋，筋脉痉挛疼痛的问题，是属于肝实。肝主升阳，阳气不升而四肢厥冷的问题，是属于肝虚。脾主中焦运化，呕吐下利的问题，则属于脾实。所以，蛔厥证是典型的肝脾同病，并且以肝木虚实夹杂为主。根据"汤液经法图"，辛味补肝，酸味泻肝，要想治疗这种肝木虚实夹杂证，就要酸辛同用。这就是乌梅丸中以大剂量的酸味药乌梅与一众辛味药配伍的根本原因。

说实话，这个根本原因，与"蛔得酸则静"没有什么关系。如果蛔虫得到随便一个酸味药就能安静，那为什么不用酸味药麦冬、五味子或者诃子呢？相信我，如果不用乌梅，而是用其他如麦冬、五味子或诃子这样的酸味药，大概率是没有什么效果的。

所以，乌梅丸治疗蛔厥证的关键，在于乌梅这个酸味药，本身就具有良好的泻肝舒筋止痛的效果。

理解了这一点，我们就能对乌梅丸进行改造。

怎么改造呢？选择其他一些具有酸味泻肝作用的中药联合配伍，相须相使，从而增强乌梅泻肝止痛的效果。

比如说，罂粟壳。

根据《中国药典》的记载，罂粟壳"酸、涩，平；有毒。归肺、大肠、肾经。能够敛肺，涩肠，止痛。用于久咳，久泻，脱肛，脘腹疼痛"。

其一，罂粟壳是酸味药，与乌梅的主导药味相同。其二，罂粟壳的酸味，在止咳止泻这样的补肺功效之外，也能泻肝止痛，用于脘腹疼痛。其三，罂粟壳中含有吗啡、可待因、罂粟碱等阿片类生物碱，这些生物碱都具有现代医学上的镇痛作用，在临床也很常用。

所以，罂粟壳也是一个能够泻肝止痛的酸味药。

再比如说，石榴皮。

根据《中国药典》的记载，石榴皮"酸、涩，温。归大肠经。能够涩肠止泻，止血，驱虫。用于久泻，久痢，便血，脱肛，崩漏，带下，虫积腹痛"。

其一，石榴皮也是酸味药，与乌梅的主导药味相同。其二，石榴皮的酸味，在止泻的作用之外，还可以驱虫。实际上，这种治疗虫积腹痛的驱虫作用，很可能也是酸味泻肝止痛的体现。

所以，石榴皮也是一个能够泻肝止痛的酸味药。

有了这样的结果，我们就能够在乌梅丸的组方配伍上，通过增加罂粟壳和石榴皮来协同乌梅实现止痛的效果。当然，由于罂粟壳是有毒的中药，也具有成瘾性，所以在临床使用应该严格控制用量。

最后，我们来说一个药典上没有记载的乌梅功效，那就是止血。

在《中国药典》的记载中，乌梅没有止血的功效，也没有出血相关的适应证。但是，根据《中华本草》的记载，乌梅能够止血，用于尿血便血和崩漏。《本草求原》也记载乌梅"治溲血，下血，诸血证，自汗，口燥咽干"。临床应用上，乌梅炒炭单味即可止血，也可配伍生地黄、地榆、三七、棕榈炭等止血药一起使用。

乌梅止血的功效，可能也与其酸味有关。酸味补肺收敛，肺与大肠相表里；酸味入心收心，而心主血脉。合二为一，就是收敛止血。所以，乌梅的止血，大概率是收敛止血。而具有收敛止血功效的中药，大概率都具有或主或辅的酸味。

最后，我们列出乌梅、罂粟壳和石榴皮的五行属性信息。

表　乌梅的五行属性信息

乌梅［蔷薇科植物梅 *Prunus mume*（Sieb.）Sieb. et Zucc. 的干燥近成熟果实］			
项目		内容	说明
传统性效认识	五味记载	酸、涩	摘自 2020 版《中国药典》
	真实滋味	气微，味极酸	
	四气记载	平	
	归经记载	归肝、脾、肺、大肠经	
	功能主治记载	敛肺，涩肠，生津，安蛔。用于肺虚久咳，久泻久痢，虚热消渴，蛔厥呕吐腹痛。	
"汤液经法图"体系的认识	五行属性	金（金中金）	
	真实滋味	味极酸	
	主导药味	酸	
	功效特点	酸补肺	生津止咳，敛肺涩肠
		酸泻肝	安蛔止痛
		酸收心	收敛止血

表　罂粟壳的五行属性信息

罂粟壳（罂粟科植物罂粟 *Papaver somniferum* L. 的干燥成熟果壳）			
项目		内容	说明
传统性效认识	五味记载	酸、涩	摘自 2020 版《中国药典》
	真实滋味	气微清香，味微苦	
	四气记载	平，有毒	
	归经记载	归肺、大肠、肾经	
	功能主治记载	敛肺，涩肠，止痛。用于久咳，久泻，脱肛，脘腹疼痛。	
"汤液经法图"体系的认识	五行属性	金（金中金）	
	主导药味	酸	
	功效特点	酸补肺	敛肺止咳，涩肠止泻
		酸泻肝	止痛

石榴皮（石榴科植物石榴 *Punica granatum* L. 的干燥果皮）			
项目		内容	说明
传统性效认识	五味记载	酸、涩	摘自 2020 版《中国药典》
	真实滋味	气微，味苦涩	
	四气记载	温	
	归经记载	归大肠经	
	功能主治记载	涩肠止泻，止血，驱虫。用于久泻，久痢，便血，脱肛，崩漏，带下，虫积腹痛。	
"汤液经法图"体系的认识	五行属性	金（金中金）	
	主导药味	酸	
	功效特点	酸补肺	涩肠止泻
		酸泻肝	驱虫止痛
		酸收心	收敛止血

第七十二讲

酸枣仁，也是典型的酸味药（金中金）

酸枣仁是酸味药，这一点是毋庸置疑的。这种酸味，直接通过中药名称传承保留了下来。

大家知道，我们熟悉一个药，最直观的第一印象就是名字。药如其名，名称是一个中药特点最直接的展现。而如果在名称中包含有辛、咸、甘、酸和苦这样的五味概念，则又是更为直接地与五行五味属性相关。

同时，能够在名称中保留住这样的五味概念，也说明了这个中药的药味属性，经过了千百年的实践验证是没有问题的。我们前面讲过的辛夷和甘草，我们后面要讲的苦杏仁和苦参，就是典型的例子。

下面要讲的酸枣仁，也是一个典型的例子。所以，在本节课我们需要讨论的问题，不是酸枣仁是不是酸味的，而是酸枣仁的酸味，有着什么样的功效表达。

酸味一共有三种功效表达，补肺、泻肝和收心。从酸枣仁是一个典型的安神中药来看，收心这个功效是必须有的，也是最为重要的。其他的功效表达，就需要我们去逐一梳理。

根据《中国药典》的记载，酸枣仁能够"养心补肝，宁心安神，敛汗，生津。用于虚烦不眠，惊悸多梦，体虚多汗，津伤口渴"。

我们来分析一下酸枣仁的主治症。

虚烦不眠，这是睡眠问题；惊悸多梦，这还是睡眠问题。所以，虚烦不眠和惊悸多梦，这是心火病的表现。酸味收心，也就能够治疗这一类的心火病。

需要注意的是，从酸味与心火的关系来看，酸味并不是补心的药味，也不是泻心的药味，而是收心的药味。这就意味着，心虚证的虚烦惊悸，酸味药是可以治疗的；心实证的失眠多梦，酸味药也是可以治疗的。酸味本身并不表现出补心或泻心的功效方向，酸味药与咸味药配伍就可以补心，酸味药与苦味药配伍就可以泻心，它的应用场景是双向的。

这就是为什么，酸枣仁在失眠的治疗上如此常用的根本原因。咸味的重镇安神药朱砂，苦味的清热安神药黄连，都不如酸味的酸枣仁在失眠上如此常用。

体虚多汗，是皮毛的问题；津伤口渴，是阴气不降的问题。所以，体虚多汗和津伤口渴，这是肺金病的表现。准确地说，这是肺虚证的表现。酸味能够补肺，就能治疗这些肺虚证。

这与麦冬、百合、五味子等酸味的生津止渴药是完全一致的。

同时，在《中国药典》的功效描述中，我们还看到了酸枣仁"养心补肝"的功效，"养心"好理解，那这里的"补肝"，该怎么理解呢？

大家知道，在"汤液经法图"里，辛味补肝而酸味泻肝。这里提到的"补肝"，是说酸枣仁具有一定的辛味吗？

可能不是。原因很简单，对于一个中药来说，它的功效和它的主治证，应该是一一对应的。虽然我们现在没有对全部中药的功能主治描述进行严格严谨的对照，但是，从理论上看，这两者就应该是对应的。

只有功效描述而没有主治证描述的功效，其实是不存在的。

所以，根据我们前面的分析，从"汤液经法图"的角度来看，《中国药典》所列出的酸枣仁主治证，虚烦不眠、惊悸多梦、体虚多汗和津伤口渴，其实是心火病证和肺金病证，而没有肝木病证。也就是说，酸枣仁"补肝"的功效，其实没有主治证的支持。

当然，如果我们将虚烦不眠和多梦定义为心肝血虚，那么，酸枣仁既然能治疗这些心肝血虚引起的疾病，自然就能"养心补肝"。

这其实就是我们说的，"汤液经法图"提供了其他中医辨证理论所没有的精确性。在其他理论中，我们可以认为这种失眠是心病，也可以认为是肝病，还可以认为是心肝同病，或是心脾同病等。

这种随意性，并不是百家争鸣，而是变相降低了中医精准组方配伍的水平。

但在"汤液经法图"体系中，失眠就是心火病，失眠合并倦怠虚损问题，那才是心脾同病。失眠合并惊恐头痛问题，那才是心肝同病。什么时候单病，什么时候合病，那是有明确标准和界限的。

按照这种标准和界限，无论是虚烦，还是多梦，都是心火病。酸枣仁味酸收心，足够治疗心火病了。

所以，我们倾向于认为，《中国药典》记载的酸枣仁"补肝"功效，虽然使用了五脏补泻的概念，但却不符合"汤液经法图"对补肝的认识。反而，因为酸味泻肝，所以酸枣仁更可能具有一定的泻肝作用。

《中华本草》记载中，酸枣仁可以用于"四肢酸疼""脐上下痛""筋骨风"等病证，《太平圣惠方》中关于酸枣仁与五味子、蕤仁配伍后还可以用于"目视𥉩𥉩，常多泪出"的记载，其实提示我们，酸枣仁这个酸味药，很可能还具有泻肝的作用，能够舒筋止痛，能够平肝明目。

当然，我们之前说过，"汤液经法图"的补肝其实是补肝用，泻肝其实是泻肝用。

如果从体用辨证角度看，泻肝用就是补肝体，酸味泻肝，也就是酸味补肝体。这一点，从我们通常认为的酸入肝角度，其实更好理解。所以，这也是酸枣仁"补肝"的一种解释，即酸味补肝体。

好了，本节课就讲到这里，我们最后来看一下酸枣仁的五行属性信息。

表 酸枣仁的五行属性信息

酸枣仁 [鼠李科植物酸枣 *Ziziphus jujuba* Mill. var. *spinosa*（Bunge）Hu ex H. F. Chou 的干燥成熟种子]			
	项目	内容	说明
传统性效认识	五味记载	甘、酸	摘自 2020 版《中国药典》
	真实滋味	气微，味淡	
	四气记载	平	
	归经记载	归肝、胆、心经	
	功能主治记载	养心补肝，宁心安神，敛汗，生津。用于虚烦不眠，惊悸多梦，体虚多汗，津伤口渴。	
"汤液经法图"体系的认识	五行属性	金（金中金）	
	主导药味	酸	
	功效特点	酸收心	宁心安神，定惊
		酸补肺	敛汗生津

第七十三讲

赤芍变白芍，就是咸苦化酸
（水中金，金中金）

芍药，是一味重要且复杂的酸味药。

说它重要，是因为在伤寒第一方桂枝汤和《辅行诀》第一方小泻肝汤里，都含有芍药，而且芍药都是以酸味药的身份出现的。

说它复杂，是因为在千百年的传承过程中，芍药的品种发生了分化，以前的芍药，变成了现在的赤芍和白芍。

那么，芍药这个酸味药有什么特点呢？赤芍和白芍又各自继承了芍药的什么特点呢？我们在临床上，应该怎样区别使用赤芍与白芍呢？下面我们就来说说。

从基源上看，赤芍和白芍的基源是一样的。根据《中国药典》的记载，赤芍是毛茛科植物芍药 *Paeonia lactiflora* Pall. 或川赤芍 *Paeonia veitchii* Lynch 的干燥根，而白芍是毛茛科植物芍药 *Paeonia lactiflora* Pall. 的干燥根。

基源相同，但炮制方法不同。赤芍就是在春、秋二季，把芍药的根挖上来，除去须根和泥沙，然后晒干直接用。而白芍是在夏、秋二季，把芍药的根挖上来，除去须根和泥沙之后，再进行煎煮，煎煮后干燥使用。

两者在炮制上的主要区别，就是煎煮。

煎煮前后的赤芍和白芍，在功能主治上可是差别很大的。根据《中国药典》的记载，赤芍能够"清热凉血，散瘀止痛。用于热入营血，温毒发斑，吐血衄血，目赤肿痛，肝郁胁痛，经闭痛经，癥瘕腹痛，跌扑损伤，痛肿疮疡"，而白芍能够"养血调经，敛阴止汗，柔肝止痛，平抑肝阳。用于血虚萎黄，月经不调，自汗，盗汗，胁痛，腹痛，四肢挛痛，头痛眩晕"。

大家看，单从功效而言，差别就已经很大了。赤芍是"清热凉血，散瘀止痛"，而白芍是"养血调经，敛阴止汗，柔肝止痛，平抑肝阳"，除了止痛，其余的几乎完全不同。

从"汤液经法图"角度看，心主火热，心主血脉，所以清热凉血的赤芍，主导药味是苦味。当然，赤芍所治疗的目赤肿痛、肝郁胁痛和痛经腹痛，像是酸味泻肝的作用。而赤芍所治疗的癥瘕闭经、跌扑损伤和痈肿疮疡，则像是咸味软坚散结的作用，这一点，与之前讲过的咸味药土鳖虫和虻虫很像。所以，赤芍似乎是一个集苦、酸和咸为一体的中药，而且以苦味为主。

而从"汤液经法图"角度看，白芍的功效则是更典型的酸味药。酸味泻肝，舒筋止痛，所以白芍常用于胁痛，腹痛，四肢挛痛和头痛眩晕；酸味补肺，养阴生津，所以白芍常用于自汗盗汗。也就是说，白芍就是一个以酸味为主的中药。

简单地说，赤芍以苦味作用为主，而白芍以酸味作用为主。

那么，仅仅在炮制上差一个煎煮，为什么能带来如此大的功效差异呢？

我们试着从五味配伍转化角度来解释一下。

五味配伍转化理论，就是辛酸化甘、咸苦化酸、甘辛化苦、酸咸化辛和苦甘化咸这五组五味两两配伍后的转化关系。这样的转化关系，我们一般会在组方配伍分析时使用。

不过，我们认为这组配伍转化关系具有普适性，可以用于更多的场景。比如说，赤芍炮制后向白芍的转化。

赤芍以苦味为主，白芍以酸味为主，换句话说，赤芍的五行属性以水为主，白芍的五行属性以金为主。赤芍加水煎煮后就变成白芍，在这个过程中的主要操作就是加水煎煮。赤芍已经是水性，加水还是水性，不过，煎煮却是需要用到火的加热过程，所以，煎煮的过程其实就是增加火性的过程。也就是说，以水性为主的赤芍，在火性的加入后，变成了以金性为主的白芍。

水性对应苦味，火性对应咸味，金性对应酸味。组合起来就是，苦咸化酸。

大家看，这不正好就是"汤液经法图"心火区域的五味配伍转化关系吗？

其实，在酸味药淡豆豉的讲解中，我们就猜测，在黑豆加工炮制的过程中，可能发生了苦咸化酸的配伍转化，使得苦味属水的黑豆变成了酸味属金的淡豆豉。只不过，由于淡豆豉制作工艺较为复杂，加入了一些辅料，又采取了一些非常规条件，所以不太好理解。现在，赤芍煎煮后向白芍的转化，应该是更容易理解的苦咸化酸。

当然，赤芍与白芍在基源上完全一致，所以它们的五行属性，应该不会完全不同，而应该是有部分相同。这个共性，就是来源于基源的共性。所以，考虑到赤芍也具有平肝散瘀舒筋的一些功效，所以我们将赤芍定义为苦酸，将白芍定义为酸。

也许有朋友会说，金老师，刚才你还说赤芍具有咸味呢，怎么这个时候不提了呢？原因主要有以下几点。第一，按照惯例，我们给中药定五行属性和主导药味的时候，一般都是不超过两个属性，以免过于复杂。第二，既然赤芍已经具有清热凉血的功效，那么当它清热凉血的时候，其实就可以用于以红肿热痛为主的跌打瘀肿和疮疡痈肿。第三，既然赤芍和白芍得有共性，白芍是酸味为主，那么赤芍也应是兼有酸性。

最后，我们来看看赤芍和白芍的五行属性信息。

赤芍（毛茛科植物芍药 *Paeonia lactiflora* Pall. 或川赤芍 *Paeonia veitchii* Lynch 的干燥根）			
项目		内容	说明
传统性效认识	五味记载	苦	摘自 2020 版《中国药典》
	真实滋味	气微香，味微苦、酸涩	
	四气记载	微寒	
	归经记载	归肝经	
	功能主治记载	清热凉血，散瘀止痛。用于热入营血，温毒发斑，吐血衄血，目赤肿痛，肝郁胁痛，经闭痛经，癥瘕腹痛，跌扑损伤，痈肿疮疡。	
"汤液经法图"体系的认识	五行属性	水（水中金）	
	主导药味	苦酸	
	功效特点	苦泻心	清热凉血
		酸泻肝	散瘀止痛

白芍（毛茛科植物芍药 *Paeonia lactiflora* Pall. 的干燥根）			
项目		内容	说明
传统性效认识	五味记载	苦、酸	摘自 2020 版《中国药典》
	真实滋味	气微，味微苦、酸	
	四气记载	微寒	
	归经记载	归肝、脾经	
	功能主治记载	养血调经，敛阴止汗，柔肝止痛，平抑肝阳。用于血虚萎黄，月经不调，自汗，盗汗，胁痛，腹痛，四肢挛痛，头痛眩晕。	
"汤液经法图"体系的认识	五行属性	金（金中金）	
	主导药味	酸	
	功效特点	酸泻肝	柔肝止痛，平肝，调经
		酸补肺	敛阴止汗

味苦皆属水者三十一*

第七十四讲

苦辛兼有的金银花、薄荷和牛蒡子（水中木）

从本节课开始，我们来讲苦味药。

按照规矩，我们讲解的顺序是：苦辛兼有、苦咸兼有、苦甘兼有、苦酸兼有和单纯苦味。

我们先来看三个典型的苦辛兼有中药，金银花、薄荷和牛蒡子。

大家一看到金银花、薄荷和牛蒡子，其实就能想到辛凉解表。因为在《中药学》教材里，这几个药就是代表性的辛凉解表药。既然是辛凉解表药，"辛"在前"凉"在后，那我们为什么不把这些药定义为兼有苦味的辛味药，而是要定义为兼有辛味的苦味药呢？

究其原因，主要还是考虑到这些药物的寒热属性。

根据《中国药典》的定义，金银花的药性为"甘，寒"，薄荷的药性为"辛，凉"，牛蒡子的药性为"辛、苦，寒"。虽然这三个中药的五味记载各不相同，但是它们的四气记载很像，要么是寒，要么是凉。也就是说，它们是寒凉性中药。

在辛味和苦味这两个五味属性里，辛味代表的是温热，而苦味代表的是寒凉，所以，考虑到这三个中药都是寒凉性中药，所以我们将其定义为苦味为主、辛味为辅。

---

* 注：本章讲了三十味苦味药，第三十一味苦味药赤芍见第七十三讲。

按照这个思路，我们就来拆解一下这三个中药的功效。

根据《中国药典》，金银花能够"清热解毒，疏散风热。用于痈肿疔疮，喉痹，丹毒，热毒血痢，风热感冒，温病发热"。

其中，清热解毒是苦味泻心的作用，疏风是辛味补肝的作用。两者结合起来，就可以形成疏散风热的作用。大家注意，疏散风热或疏风散热的功效，其实是辛味祛风和苦味清热这两个功效的结合。

金银花兼具了辛味和苦味，所以就具有疏散风热的功效。

其实，如果把金银花当成是一个苦味的清热解毒药来用，也是没有问题的。而且由于心主血脉，泻心就相当于凉血，所以，苦味的金银花可能具有一些清热凉血的作用。

金银花治疗热毒血痢、丹毒痈肿时，体现出的就是其凉血止血的作用。有一个治疗冠心病的中成药叫作"芪冬颐心口服液"，这个口服液里就含有金银花。但是，芪冬颐心口服液不是用来治疗风热感冒的，而是治疗冠心病气阴两虚证的。在这样一个中成药里加入金银花的目的，就是为了增强苦味清热的效果，使得全方对于阴虚内热的治疗作用更好。

而这个例子又恰好说明，金银花的苦味泻心是比较明显的，它可以脱离辛味解表的作用而单独存在。这也是我们将金银花的主导药味定义为苦，而不定义为辛的原因之一。

好，接下来，我们看看薄荷。

根据《中国药典》记载，薄荷能够"疏散风热，清利头目，利咽，透疹，疏肝行气。用于风热感冒，风温初起，头痛，目赤，喉痹，口疮，风疹，麻疹，胸胁胀闷"。

和金银花一样，薄荷的辛味可以疏风，薄荷的苦味可以清热，两者结合在一起，就形成了疏散风热、清利头目的功效，对于风热感冒，以及风热上扰所致的头痛目赤都有效果。同时，薄荷的辛味还能够疏肝行气，使其能够用于胸胁胀闷，也就是肝郁气滞的一些症状表现。著名的加味逍遥丸，其中就含有薄荷，所以能够舒肝清热。另外，薄荷的辛味还能够透疹，用于风疹和麻疹。因为肺主皮毛，所以，这可以看作是辛味散肺的作用表现。

薄荷的苦味，除了与疏风结合在一起用于风热证之外，还可以利咽。大家知道，手少阴心经从心系上挟于咽部，所以，很多利咽的中药都具有苦味。

从薄荷的功效特点可以看出，在辛味和苦味中，薄荷更加侧重于辛味作用，这一点与金银花有所不同。金银花更侧重的，其实是苦味作用。

好，接下来，我们再看牛蒡子。

根据《中国药典》记载，牛蒡子能够"疏散风热，宣肺透疹，解毒利咽。用于风热感冒，咳嗽痰多，麻疹，风疹，咽喉肿痛，痄腮，丹毒，痈肿疮毒"。

其中，牛蒡子疏散风热的作用，还是辛味疏风与苦味清热作用的结合，这就可以用于风热感冒。同时，与薄荷一样，牛蒡子也有辛味散肺宣肺的作用，这种作用一方面表现为透疹，另一方面表现为止咳。与金银花一样，牛蒡子也有苦味凉血清热的作用，这种作用的功效表达，就是解毒利咽，就是对咽痛、丹毒和热性的疮痈肿毒的治疗。

所以，对于牛蒡子来说，它的辛味和苦味作用，在疏散风热的基础上都得到了良好的延展，辛味可以透疹止咳，苦味可以凉血利咽。

好，这就是金银花、薄荷和牛蒡子的主导药味和功效特点，应该说还是很清晰的。我们从《中国药典》的药性记载看，牛蒡子标注的是"辛、苦"，薄荷标注的是"辛"，金银花标注的是"甘"。所以，有些时候，我们可能过于注重文字的表面记载，而忽视了其中的内涵和逻辑。

"汤液经法图"系列研究，就是还原中医药本身的内涵和逻辑。

最后，我们来看看这三味中药的五行属性信息。

表　金银花的五行属性信息

金银花（忍冬科植物忍冬 *Lonicera japonica* **Thunb.** 的干燥花蕾或带初开的花）			
项目		内容	说明
传统性效认识	五味记载	甘	摘自 2020 版《中国药典》
	真实滋味	气清香，味淡、微苦	
	四气记载	寒	
	归经记载	归肺、心、胃经	
	功能主治记载	清热解毒，疏散风热。用于痈肿疔疮，喉痹，丹毒，热毒血痢，风热感冒，温病发热。	

项目		内容	说明
"汤液经法图"体系的认识	五行属性	水（水中木）	
	主导药味	苦辛	
	功效特点	苦泻心	清热解毒，利咽消肿
		辛补肝	疏风

表　薄荷的五行属性信息

薄荷（唇形科植物薄荷 *Mentha haplocalyx* Briq. 的干燥地上部分）			
项目		内容	说明
传统性效认识	五味记载	辛	摘自 2020 版《中国药典》
	真实滋味	揉搓后有特殊清凉香气，味辛凉	
	四气记载	凉	
	归经记载	归肺、肝经	
	功能主治记载	疏散风热，清利头目，利咽，透疹，疏肝行气。用于风热感冒，风温初起，头痛，目赤，喉痹，口疮，风疹，麻疹，胸胁胀闷。	
"汤液经法图"体系的认识	五行属性	水（水中木）	
	主导药味	苦辛	
	功效特点	苦泻心	清热，利咽
		辛补肝	疏风，疏肝行气
		辛散肺	透疹

表　牛蒡子的五行属性信息

牛蒡子（菊科植物牛蒡 *Arctium lappa* L. 的干燥成熟果实）			
项目		内容	说明
传统性效认识	五味记载	辛、苦	摘自 2020 版《中国药典》
	真实滋味	气微，味苦后微辛而稍麻舌	
	四气记载	寒	
	归经记载	归肺、胃经	
	功能主治记载	疏散风热，宣肺透疹，解毒利咽。用于风热感冒，咳嗽痰多，麻疹，风疹，咽喉肿痛，痄腮，丹毒，痈肿疮毒。	

项目		内容	说明
"汤液经法图"体系的认识	五行属性	水（水中木）	
	真实滋味	麻舌感	辛味药的共性特点
	主导药味	苦辛	
	功效特点	苦泻心	清热解毒，利咽
		辛补肝	疏风
		辛散肺	透疹，止咳

第七十五讲

青蒿，紫草，茵陈，又是另外的苦辛兼有（水中木）

在现有的药性记载中，辛味药、甘味药和苦味药是最多的。自然而然地，辛味与苦味相结合的辛苦兼有，也是很常见的复合药味类型。

根据"汤液经法图"，辛味与苦味分别具有三方面的功效，辛味能够补肝、泻脾和散肺，苦味具有补肾、泻心和燥脾。以辛味补肝、苦味补肾为主的中药，例如附子和巴戟天，功效上就是补肾阳；以辛味补肝，苦味燥脾为主的中药，例如羌活和独活，功效上就是祛风寒湿；以辛味散肺、苦味泻心为主的中药，例如桔梗，功效上就是宣肺利咽；以辛味补肝、苦味泻心为主的中药，例如金银花和冰片，前者是疏散风热，后者是清热开窍。

本节课，我们再来讲一些辛苦兼有的中药，这些中药又有各自的功效特点。

我们先来看青蒿。

一说起青蒿，大家都会想到青蒿素，这个著名的抗疟疾药物，就是从中药青蒿里面提取出来的。所以，虽然青蒿在临床上不是一个特别常用的中药，但鉴于这种知名度，我们也来仔细分析一番。

根据《中国药典》记载，青蒿能够"清虚热，除骨蒸，解暑热，截疟，退黄。用于温邪伤阴，夜热早凉，阴虚发热，骨蒸劳热，暑邪发热，疟疾寒热，湿热黄疸"。

看看青蒿的这个功效，最引人注目的恐怕就是"清热"，一种适应证广泛的"清热"，能够用于各类发热。一般来看，心主火，能够清热的功效，大概率都是苦味泻心的作用。那么，青蒿的这些清热功效，是不是苦味泻心的作用呢？

是，也不是。

说它是，是因为青蒿真的能泻心，从《中华本草》上看，青蒿不仅能够用于各类发热，还能凉血止血。青蒿捣末或捣汁，便血就内服，鼻血就滴鼻，耳朵出血就纳耳。各种清热加上凉血止血，就是典型的苦味。

说它不是，是因为青蒿的清热是以清虚热为主，有养阴清热之嫌。按理说，养阴清热应该是典型的酸味补肺作用，或者也可以归属为苦味补肾作用。考虑到青蒿本就存在的苦味，我们就取苦舍酸，给青蒿赋予苦味补肾的作用，认为其通过补肾水，发挥清虚热、退骨蒸的功效。

《神农本草经》记载青蒿能够治疗"留热在骨节间"，《日华子本草》记载青蒿能够"长毛发，发黑不老"，可能都是其苦味补肾作用的一种表述。

综上，这就是青蒿的苦味，兼具泻心和补肾作用的苦味。

同时，青蒿也具有明显的辛味。这种辛味，一方面是来自药材散发出的特异香气；另一方面，从功效角度看，青蒿能够解暑祛湿，还能够治疗泻痢，这是辛味泻脾祛湿作用的体现。再加上青蒿的苦味泻心清热和燥脾祛湿作用，这就形成了完美的清湿热功效。有了清湿热的功效，就能够解暑，就能够治疗黄疸。

实际上，青蒿治疗疟疾的功效，很可能也与辛苦联合的清湿热作用有关。大家都知道，疟疾的高发时间是夏秋雨季，这段时间是蚊子活动的高发期，也是疟疾感染的高发期。而主导这段时间的六淫因素，就是湿热，有湿又有热。青蒿既然能够清利湿热，也就具有了截疟的功效。

从另一个侧面看，疟疾的状态以寒热往来为代表，而经方小柴胡汤是能够治疗寒热往来的。《方剂学》上的小柴胡汤组方，就是辛苦甘的组方，辛味和苦味占有重要位置。而治疗疟疾的青蒿，也是辛苦兼有。这不是一个巧合，而是具有内在的关联性。

我们看到，青蒿在治疗疟疾的时候，有时与肉桂配伍（《古今医统大全》），有时与常山、人参配伍（《卫生易简方》），有时与冬瓜叶、肉桂和马鞭草配伍（《丹溪纂要》），都是围绕着辛苦甘在组方。

好，接下来，我们看看紫草。

根据《中国药典》记载，紫草能够"清热凉血，活血解毒，透疹消斑。用于血热毒盛，斑疹紫黑，麻疹不透，疮疡，湿疹，水火烫伤"。

其中，心主火，心主血脉，所以清热凉血解毒的功效，治疗紫黑斑疹和疮疡烫伤的功效，都是苦味泻心的作用。同时，根据本书前面所讲的内容，活血应该是辛味补肝的作用，例如当归；透疹应该是辛味散肺的作用，例如薄荷。所以，综合来看，紫草就是苦辛兼有、以苦为主的中药，发挥以凉血清热为主、活血透疹为辅的功能。

从法象药理看，紫草表面以紫红色或紫褐色为主，而红色属火，紫色和褐色与红色相近，也与火性关系密切。

好，接下来，我们再看茵陈。

茵陈，又叫茵陈蒿，与青蒿一样，是菊科植物，也是具有清香气的一种蒿子。茵陈的采收季节一般是春季 3 至 4 月，之所以这个时间采收，其实就是尽可能保留茵陈的木气和辛味。所以，说茵陈是辛味药，很容易理解。

但是，单独的辛味是向上助阳的，不能够清热，要想清热还得具有苦味或酸味，要想清湿热那就必须得是苦味，因为苦味一方面泻心清热，另一方面燥脾祛湿，定义为脾土，可祛除暑湿或湿热。

这样一分析，辛苦兼有，就形成了茵陈的全部功效。根据《中国药典》，茵陈能够"清利湿热，利胆退黄。用于黄疸尿少，湿温暑湿，湿疮瘙痒"。其实，茵陈的功效就是"清湿热"三个字，无论是黄疸，还是湿温或皮肤湿疮瘙痒，都是湿热证的表现，是湿热蕴于不同脏腑表现出来的不同症状。

总结一下，茵陈辛苦兼有清利湿热，辛苦入脾从而治疗脾胃湿热，辛味入肝从而治疗肝胆湿热，辛味入肺从而治疗皮肤湿热，苦味入肾从而治疗膀胱湿热，如此便形成了茵陈的各类功效主治。

好，这就是青蒿、紫草和茵陈的主导药味和五行属性，我们列出五行属性信息如下。

表　青蒿的五行属性信息

青蒿（菊科植物黄花蒿 *Artemisia annua* L. 的干燥地上部分）			
项目		内容	说明
传统性效认识	五味记载	苦、辛	摘自 2020 版《中国药典》
	真实滋味	气香特异，味微苦	
	四气记载	寒	
	归经记载	归肝、胆经	
	功能主治记载	清虚热，除骨蒸，解暑热，截疟，退黄。用于温邪伤阴，夜热早凉，阴虚发热，骨蒸劳热，暑邪发热，疟疾寒热，湿热黄疸	
"汤液经法图"体系的认识	五行属性	水（水中木）	
	真实气味	气香特异	辛味药的共性之一
	主导药味	苦辛	
	功效特点	苦泻心	清热，凉血止血
		苦补肾	除骨蒸夜热
		苦燥脾，辛泻脾	清湿热，解暑，退黄，截疟

表　紫草的五行属性信息

紫草［紫草科植物新疆紫草 *Arnebia euchroma*（Royle）Johnst. 或内蒙紫草 *Arnebia guttata* Bunge 的干燥根］			
项目		内容	说明
传统性效认识	五味记载	甘、咸	摘自 2020 版《中国药典》
	真实滋味	气特异，味微苦、涩	
	四气记载	寒	
	归经记载	归心、肝经	
	功能主治记载	清热凉血，活血解毒，透疹消斑。用于血热毒盛，斑疹紫黑，麻疹不透，疮疡，湿疹，水火烫伤。	
"汤液经法图"体系的认识	五行属性	水（水中木）	
	真实性状	表面紫红色	红色属火
	主导药味	苦辛	
	功效特点	苦泻心	清热凉血，解毒，消斑
		辛补肝	活血，透疹

茵陈（菊科植物滨蒿 *Artemisia scoparia* **Waldst. et Kit.** 或茵陈蒿 *Artemisia capillaris* **Thunb.** 的干燥地上部分）			
项目		内容	说明
传统性效认识	五味记载	苦、辛	摘自 2020 版《中国药典》
	真实滋味	气清香，味微苦	
	四气记载	微寒	
	归经记载	归脾、胃、肝、胆经	
	功能主治记载	清利湿热，利胆退黄。用于黄疸尿少，湿温暑湿，湿疮瘙痒。	
"汤液经法图"体系的认识	五行属性	水（水中木）	
	真实气味	气清香	辛味药的共性之一
	主导药味	苦辛	
	功效特点	苦泻心	清热
		辛泻脾，苦燥脾	祛湿，用于湿热黄疸
		苦补肾	用于湿热尿少
		辛散肺	用于湿热疮疡

第七十六讲

薤白的苦辛与瓜蒌的甘酸
（水中木，土中金）

本节课，我们来讲两个非常令人纠结的中药，一个是薤白，一个是瓜蒌。说它们纠结，主要是因为薤白与瓜蒌经常配伍治疗胸痹心痛这件事，不好理解。

根据"汤液经法图"，从五脏虚实补泻的角度看，咸味补心，苦味泻心，酸味收心，治疗心虚证为主的胸痹心痛，应该是以咸味药为主导。所以，在《辅行诀》中就收录了由代赭石、旋覆花、竹叶和豆豉组成的小补心汤。其中，代赭石和旋覆花都是咸味药，全方的配伍结构为"二咸一苦一酸"。这个配伍思路，与其他五脏小补汤一样，是标准的《辅行诀》思维。

与此同时，《辅行诀》还收录了另外一首小补心汤，组方为瓜蒌、薤白和半夏，治疗"胸痹不得卧"。这首方子，与张仲景的瓜蒌薤白白酒汤、瓜蒌薤白半夏汤如出一辙，同宗同源。而在这一系列的方子里，最重要的就是薤白与瓜蒌的配伍联用。

虽然这些方子也能补心，也能治疗心虚所致的胸痹心痛。但是，薤白和瓜蒌这两个中药，怎么看都不像是咸味中药。

所以，我们需要好好梳理一下，薤白和瓜蒌的五行属性和主导药味。

从理论上看，瓜蒌薤白的配伍组合既然是去补心，那就一定是表达咸味作用。这就存在两种可能性，一种是直接以咸味药补心，另一种，是通过苦甘化咸来补心。我们认为薤白和瓜蒌不是咸味药，那就只剩下后一种可能性，它们分别是苦味药和甘味药。

那么，究竟是不是这样呢？

现行的《中国药典》记载，薤白的药性是"辛、苦，温"，确实包含苦味；而瓜蒌的药性是"甘、微苦，寒"，确实也包含甘味。如此一来，苦甘化咸是成立的。

但是，我们对于中药主导药味的认识，不能仅凭记载，还需要功效的验证。苦味能够补肾、泻心和燥脾，薤白属于哪一种呢？甘味能够补脾、泻肾和缓肝，瓜蒌属于哪一种呢？这些都是我们需要回答的问题。

根据《中国药典》记载，薤白能够"通阳散结，行气导滞。用于胸痹心痛，脘腹痞满胀痛，泻痢后重"。瓜蒌能够"清热涤痰，宽胸散结，润燥滑肠。用于肺热咳嗽，痰浊黄稠，胸痹心痛，结胸痞满，乳痈，肺痈，肠痈，大便秘结"。

乍一看，薤白的功效不是苦味作用，瓜蒌的功效也不是甘味作用。甚至瓜蒌清热的作用，可能还更像苦味的作用。

这可怎么办呢？

别急，我们有历代本草可以参考，有历代医家的观点可以参考，还有相似的中药品种可以参考。

我们从以上几个方面，再来看看薤白和瓜蒌。

薤白实际上有非常明显的辛味泻脾的作用。薤白用于治疗脘腹痞满和腹痛泻痢，其实就是辛味泻脾作用的体现。所以，薤白是具有辛味的。《肘后方》记载薤白"治奔豚气痛"，包括薤白行气导滞的功效，同时也是其辛味补肝作用的体现。《本草衍义》记载薤白"治肺气喘急"，同时也是其辛味散肺作用的体现。

但是，薤白还有其他的功效。例如，《医学入门》记载薤白"治痘疹身热下痢"，《卫济宝书》记载薤白"治软疖"，《岭南采药录》记载薤白"治疮"，《太平圣惠方》记载薤白"治咽喉肿痛"，《本草纲目》记载薤白"安胎，助阳道"等。

这些功效提示了什么？我们认为，可能提示了薤白的苦味。苦味药泻心，就能用于热证；苦味药燥脾，就能用于痰湿证；苦味药补肾，就能用于肾虚证。实际上，薤白散结导滞，治疗痰浊凝滞的功效，很可能还是着眼于湿土，辛味祛湿、苦味燥湿，辛苦兼有从而增强祛痰湿能力。这就像上篇讲到的羌活和独活，只是薤白的辛味没有那么强。

除此之外，薤白的苦味，还可以从其他方面得到佐证。

大家知道，薤白很像韭菜，两者近源。《新修本草》曾说"薤白乃韭类，叶不似葱……苦而无味"。而在《黄帝内经》中也有"五菜"的说法，其中就有"葵甘，韭酸，藿咸，薤苦，葱辛"的观点。这些记载都提示，薤是苦味的。

所以，我们将薤白的药味定为苦辛，五行属性为水中木。

接下来，我们看看瓜蒌。

《中华本草》将瓜蒌的功效总结为五类，一是用于肺热咳嗽，二是用于胸痹结胸，三是用于消渴，四是用于肠燥便秘，五是用于乳痈和各种疮痈肿痛。结合《中国药典》对瓜蒌"润燥"的功效定义，我们很清晰地发现，瓜蒌其实具有酸味。

酸补肺，所以用于肺燥咳嗽和消渴；肺与大肠相表里，所以用于肠燥便秘；酸味收敛，酸味与凉性相对应，所以可以清热敛疮。其实，《医学心悟》里面还有一个瓜蒌散，专门用于"肝气燥急而胁痛"，这更是酸味泻肝的作用。

那么，瓜蒌的甘味呢？

我们推测，瓜蒌的甘味，主要还是体现在祛痰湿和缓急的功效。太阴湿土，脾土应湿，所以，泻脾的辛味可以祛湿，燥脾的苦味可以祛湿，补脾的甘味同样可以祛湿。瓜蒌可能就是这种甘味祛痰湿的作用，类似茯苓。所以，瓜蒌可以用于痰阻胸痹和痰热结胸，茯苓同样可以用于饮聚胸膈和胸痹气塞。

《长沙药解》记载瓜蒌"通小便"，这也是甘味泻肾的作用。朱丹溪曾说"栝楼实，属土而有水"，也是提示了其土性和甘味。另外，甘味还可以缓急止痛。瓜蒌在胸痹心痛、疮痈肿痛和咳嗽喘急的治疗上，是不是也有那么一点缓急的意思呢？有可能的。

实际上，我们都知道，除了瓜蒌的果实是一味药，它的根同样是一味药，也就是天花粉。对于天花粉，《神农本草经》记载其"补虚安中"，《长沙药解》记载其"舒痉病之挛急，解渴家之淋癃"，《医学衷中参西录》记载其"与黄芪、甘草并用，更能生肌排脓"等，都提示了其甘味补脾、泻肾和缓肝的作用。

所以，我们将瓜蒌定义为土中金，味甘酸。

也许有朋友会问，金老师，薤白药性偏温，应该以辛味为主、苦味为辅；瓜蒌药性偏寒，应该以酸味为主、甘味为辅，为什么这里定义的分别是苦辛和甘酸呢？

答案其实也简单，薤白以苦为主，瓜蒌以甘为主，才能方便大家理解两者配伍之后，苦甘化咸补心这件事。在其他临床应用场景下，大家用薤白之辛，或者用瓜蒌之酸，都没有问题。

好，最后我们来看薤白和瓜蒌的五行属性信息。

表　薤白的五行属性信息

薤白（百合科植物小根蒜 *Allium macrostemon* Bge. 或薤 *Allium chinense* G. Don 的干燥鳞茎）			
项目		内容	说明
传统性效认识	五味记载	辛、苦	摘自 2020 版《中国药典》
	真实滋味	有蒜臭，味微辣	
	四气记载	温	
	归经记载	归心、肺、胃、大肠经	
	功能主治记载	通阳散结，行气导滞。用于胸痹心痛，脘腹痞满胀痛，泻痢后重。	
"汤液经法图"体系的认识	五行属性	水（水中木）	
	真实滋味	微辣	辛味药的共性之一
	五菜之一	薤苦	《黄帝内经》记载
	主导药味	苦辛	
	功效特点	辛泻脾，苦燥脾	祛痰湿，消痞止泻
		苦泻心	用于咽喉肿痛和疮疖
		辛补肝	行气导滞，通阳

瓜蒌（葫芦科植物栝楼 *Trichosanthes kirilowii* **Maxim.** 或双边栝楼 *Trichosanthes rosthornii* **Harms** 的干燥成熟果实）			
项目		内容	说明
传统性效认识	五味记载	甘、微苦	摘自 2020 版《中国药典》
	真实滋味	具焦糖气，味微酸、甜	
	四气记载	寒	
	归经记载	归肺、胃、大肠经	
	功能主治记载	清热涤痰，宽胸散结，润燥滑肠。用于肺热咳嗽，痰浊黄稠，胸痹心痛，结胸痞满，乳痈，肺痈，肠痈，大便秘结。	
"汤液经法图"体系的认识	五行属性	**土（土中金）**	
	真实滋味	微酸、甜	甘味和酸味
	主导药味	**甘酸**	
	功效特点	甘补脾	祛痰湿，排脓，补虚
		酸补肺	润燥滑肠，止渴止咳，清热
		甘缓肝	缓急止痉，止痛

第七十七讲

安宫牛黄丸的君药真的是牛黄（水中木）

本节课讨论的中药，是非常重要的一味动物药——牛黄。

牛黄的重要性，从许多中成药的名称就能看出来，我们熟悉的安宫牛黄丸、牛黄解毒片、牛黄上清丸、牛黄清火丸、牛黄清心丸等，都含有牛黄。其中很多中成药是以牛黄作为君药的，比如说，安宫牛黄丸。

接下来，我们就从安宫牛黄丸入手，来说说牛黄的五行属性和主导药味。

众所周知，中医组方配伍时讲究君臣佐使，有君药，有臣药，有佐使药。君药是代表了这个方子主要治疗方向的药；或者说，君药的功效与全方的功效应该是一致的；又或者说，全方除了君药之外的其他中药，都是围绕着君药来配伍的，都是君药功效的加强或延伸。

安宫牛黄丸的功效是清热解毒、镇惊开窍，如果用四个字来概括，那就是清热开窍，用于高热神昏。从"汤液经法图"角度看，高热就是实热，是心火实证的典型表现，神昏就是昏厥，是肝木虚证的典型表现，高热神昏就是肝木虚证合并心火实证，治当补肝合并泻心。

辛味补肝，苦味泻心，所以，补肝泻心的治疗组合应该由辛味和苦味的中药配伍实现。所以，安宫牛黄丸用了辛味药麝香、郁金和冰片，也用了苦味药水牛角、雄黄和黄连。

但是，单纯的辛味药或单纯的苦味药，虽然都是安宫牛黄丸的组方用药，但是都不是君药。既然安宫牛黄丸是一个辛苦兼有的复方，那么，它的君药也就应该是辛苦兼有的复合药味中药，这个中药就是牛黄。

这就是牛黄的主导药味，辛苦兼有，对应的五行属性就是水中木。为什么不是木中水呢？很简单，因为水中木的大类别还是水，对应的药性是寒凉性；而木中水的大类别就成了木，对应的药性应该是温热性。既然牛黄是一个寒凉性的中药，那就对应为水中木吧。

好，接下来，我们就验证一下，牛黄的功效是不是符合辛苦兼有的特点。

根据《中国药典》的记载，牛黄分为天然牛黄、人工牛黄和体外培育牛黄。我们在讨论牛黄的五行属性时，只参考天然牛黄。在《中国药典》里，天然牛黄的功能主治是"清心，豁痰，开窍，凉肝，息风，解毒。用于热病神昏，中风痰迷，惊痫抽搐，癫痫发狂，咽喉肿痛，口舌生疮，痈肿疔疮"。在《中华本草》里，天然牛黄的功能主治是"清心凉肝，豁痰开窍，清热解毒。主治热病神昏，中风窍闭，惊痫抽搐，小儿急惊，咽喉肿烂，口舌生疮，痈疽疔毒"。

我们先来看看牛黄的苦味。

苦味有三个作用，一为泻心，二为补肾，三为燥脾。而牛黄的苦味，不补肾也不燥脾，而是专于泻心。体现在功效上，就是清心凉肝和清热解毒。体现在主治证上，就是热病、惊痫、发狂、咽痛，就是口舌生疮和痈疽疔疮。

大家注意，惊痫是属于心火病，心虚证和心实证都会出现惊痫。伴有口舌生疮和高热的惊痫，就是心实证的惊痫；伴有气血虚少之象的惊痫，就是心虚证的惊痫。所以，牛黄治疗的这种惊痫，应该是实证的惊痫。

我们再来看看牛黄的辛味。

辛味也有三个作用，一为补肝，二为泻脾，三为散肺。而牛黄的辛味，不泻脾也不散肺，而是专于补肝。体现在功效上，就是开窍豁痰。体现在主治证上，就是神昏窍闭。

为什么开窍属于辛味药的作用？因为肝木主疏泄，气机升降运行是否顺利，全要依赖肝木的疏泄作用。倘若疏泄作用不到位，就会出现气滞气郁，就会出现胸胁疼痛；倘若疏泄作用完全丧失，就会出现气结气闭，就会出现昏厥。所以我们称风木为厥阴风木，而治疗厥逆状态的四逆汤和四逆散，都是定位于肝木。

好，这就是牛黄的辛苦兼有之味。

带着这种辛苦兼有之味，我们再来看看既往本草对牛黄的记载，就会感觉很清晰，一目了然。

例如，《神农本草经》记载牛黄"主惊痫，寒热，热盛狂痉"，主要体现的就是牛黄的泻心清热之功。又如，《名医别录》记载牛黄"疗小儿百病，诸痫热口不开，大人癫狂"，体现的也是其泻心清热和补肝醒神之功。再如，《本草纲目》记载牛黄"痘疮紫色，发狂谵语者可用"，体现的还是其泻心清热之功。

既然牛黄具有辛苦复合药味，那么当它与苦酸药配伍时，苦味作用就会得到增强；当它与辛咸药配伍时，辛味作用就会得到加强。所以，牛黄在不同组方中发挥的作用不一样。当牛黄与大黄、黄芩和龙脑冰片配伍时，就是用其苦味泻心，用于治疗小儿热惊，如《太平圣惠方》的牛黄丸。当牛黄与朱砂、牵牛子配伍时，就是用其辛味补肝，用于治疗中风痰厥而不省人事，如《鲁府禁方》的牛黄散。

有不同的治疗方向，恰恰也是一个中药具有复合药味的佐证。

最后，我们从法象药理的角度，谈谈牛黄的辛苦之味。

牛黄的基源，是牛的干燥胆结石。这里面包含了两方面的信息，第一个是牛，第二个是胆。牛是十二生肖之一，对应的地支为丑。大家知道，十二地支常常用于一日内的计时，也就是十二时辰。那么，丑时是什么时候呢？是每天的 1 点到 3 点，恰恰也是半夜的时间。

如果我们把十二地支的周期与五行的周期对应起来，就会发现，子时和丑时应该对应的都是水，所以，与丑相对应的牛，五行属性也与水相关。

同时，肝与胆相表里，都与木相关。所以，牛黄这样一个丑牛的胆结石，也就与水和木的关系最为密切，这与我们界定的水中木的五行属性是相符的。

好了，这就是牛黄，我们列出它的五行属性信息。

表　牛黄的五行属性信息

牛黄（牛科动物牛 *Bos taurus domesticus* Gmelin 的干燥胆结石）		
项目		内容	说明

项目		内容	说明
传统性效认识	五味记载	甘	摘自 2020 版《中国药典》
	真实滋味	气清香，味苦而后甘，有清凉感，嚼之易碎，不粘牙	
	四气记载	凉	
	归经记载	归心、肝经	
	功能主治记载	清心，豁痰，开窍，凉肝，息风，解毒。用于热病神昏，中风痰迷，惊痫抽搐，癫痫发狂，咽喉肿痛，口舌生疮，痈肿疔疮。	
"汤液经法图"体系的认识	五行属性	水（水中木）	
	基源法象	牛的胆结石	牛对应丑时属水，肝胆相表里属木
	主导药味	苦辛	
	功效特点	苦泻心	清心凉肝，清热解毒，定惊
		辛补肝	开窍醒神

第七十八讲

苦杏仁和桃仁，是什么药味？
（水中火，木中火）

本节课，我们来讲两个常用的种仁类中药，一个是苦杏仁，一个是桃仁。

苦杏仁，从名称上看就有苦味，《中国药典》记载的也是苦味。但是，这个苦味是怎么在功效上表达的呢？需要我们好好分析。

桃仁，从名称上似乎看不出什么线索，《中国药典》记载的是苦、甘味。那么，桃仁究竟是不是苦甘味的中药呢？也需要我们好好分析。

在讨论一个中药的主导药味和五行属性时，我们往往会从功效药理和法象药理两个角度去分析，功效药理为主，法象药理为辅。

对于苦杏仁和桃仁的药味来说，其实有比较清晰的法象药理理论来支持，那就是《黄帝内经》中关于五果的记载："枣甘、李酸、栗咸、杏苦、桃辛"。

了解"汤液经法图"的朋友知道，五味不仅仅是味道，五味的背后是五行，而五行就是最根本的属性。

所以，《黄帝内经》里面的这句话，其实是从法象药理角度，统一标定了这些水果的五行属性和主导药味。按照这个思路，我们今天要讲的苦杏仁和桃仁，由于是源自杏和桃的种仁，所以，有可能主导药味分别是苦和辛。

接下来，我们就按照这个思路来对标对表，看看苦杏仁和桃仁的功效，是不是苦味和辛味的作用表达。

首先，我们来看看苦杏仁。

根据《中国药典》记载，苦杏仁能够"降气止咳平喘，润肠通便。用于咳嗽气喘，胸满痰多，肠燥便秘"。从这个功能主治记载来看，与苦味的关联性并不是很强。

苦味泻心，但苦杏仁不能清热凉血。苦味燥脾，但苦杏仁不能燥湿健脾。苦味补肾，但苦杏仁不能健腰强骨。苦杏仁止咳平喘和润肠通便的功效，其实是作用在肺金了。

我们再看看其他本草。

《神农本草经》记载，苦杏仁"主喉痹"。什么是喉痹？急性喉痹就是类似急性咽炎那样的咽喉灼热疼痛。这个时候可能就是一个心火实证，而苦味泻心，苦味可以治疗咽喉灼热疼痛为主的心火实证。

《名医别录》记载，苦杏仁"主惊痫，心下烦热"。惊痫是心火病，心下烦热也是心火病，而苦味泻心。所以，如果上述惊痫和心下烦热属于心实证，那么，苦味就能缓解。

《药性论》记载，苦杏仁"治心下急满痛，除心腹烦闷"。心下满痛，心烦胸闷，这也是心火病或者心脾共病的表现，苦味入心又入脾，理论上，也是可以治疗相关疾病的。

《医林纂要》记载，苦杏仁"泻心火，除烦热，泻肺邪，泄气逆，攻坚，杀虫，辟毒"。哪个药味泻心火又除烦热？苦味。哪个药味泻肺邪又攻坚？咸味。

当然，我这里只是摘录了一部分可能与苦味相关的功效记载。在我没有摘录的上述本草的其他功效内容里，大量记载着"咳逆上气""上气喘促""胸膈气逆""风寒咳嗽"等诸多与咳喘相关的词汇。那么，从"汤液经法图"角度看，治疗咳喘的药味有哪些呢？对，有咸味，也有辛味。

所以，沿着这些启发，我们形成了以下两点认识。

第一，苦杏仁具有苦味，但不仅仅是苦味。苦杏仁治疗咳喘的功效不支持单独的苦味，苦杏仁的温性也不支持单独的苦味。

第二，苦杏仁在苦味之外再合并咸味，比较符合其药性和功效的特点。

当然，还有一种可能性。那就是，苦杏仁的确以苦味为主，苦杏仁止咳平喘的功效，很多时候都是与其他辛味药或甘味药配伍形成的。与辛味药配伍后，辛味散肺平喘；而与甘味药配伍后，苦甘化咸泻肺平喘。

这个思路，我们在讨论麻黄时也运用过。那时，对于麻黄利水消肿的功效，我们并没有直接赋予甘味，而认为是辛味药麻黄与其他酸味药配伍后，辛酸化甘形成的。不过，苦杏仁的主要功效，实在是与苦味太不相容。所以，引入咸味可能是更合理的选择。

其实，不论苦杏仁是苦味还是苦咸兼有，在采用甘味药炮制时、在与甘味药配伍治疗咳喘时，依然是可以通过苦甘化咸来实现临床增效。

好，这就是苦杏仁的苦咸药味。

其次，我们来看桃仁。

根据《中国药典》，桃仁能够"活血祛瘀，润肠通便，止咳平喘。用于经闭痛经，癥瘕痞块，肺痈肠痈，跌扑损伤，肠燥便秘，咳嗽气喘"。

杏苦，桃辛。苦杏仁的诸多功效，苦味解释不了，但桃仁的诸多功效，辛味就可以解释。例如，辛味补肝，肝藏血，所以，桃仁活血化瘀是辛味补肝的作用，类似当归和川芎。又如，辛味散肺，肺与大肠相表里。所以，桃仁止咳平喘和润肠通便的功效，就是辛味散肺的作用，类似麻黄和生姜。

同时，我们在桃仁的主治证里还看到了标志性的"癥瘕痞块"。看过咸味药章节就知道，这几个字，自然就与咸味密不可分。如果桃仁在辛味的基础上合并咸味，那么，治疗痈肿、跌打损伤，其实都是咸味软坚散肿作用的体现。同时，桃仁治疗咳嗽气喘和肠燥便秘，其实也可以用咸味来解释。

好，这就是桃仁的主导药味，辛咸兼有。

也许有朋友会问，金老师，刚开始说好的杏苦和桃辛，怎么到最后变成苦咸和辛咸了呢？一方面，要实事求是地分析各个中药的功效，该加的该减的都要以功效药理为判断标准；另一方面，杏仁不是杏，桃仁也不是桃，二者是种仁，不代表全部，种仁和果实有所差别，也是容易理解的。

最后，我们来看苦杏仁和桃仁的五行属性信息。

苦杏仁 ［蔷薇科植物山杏 *Prunus armeniaca* L. var. *ansu* Maxim.、西伯利亚杏 *Prunus sibirica* L.、东北杏 *Prunus mandshurica*（Maxim.）Koehne 或杏 *Prunus armeniaca* L. 的干燥成熟种子］		
项目		内容	说明
传统性效认识	五味记载	苦	摘自 2020 版《中国药典》
	真实滋味	气微，味苦	
	四气记载	微温	
	归经记载	归肺、大肠经	
	功能主治记载	降气止咳平喘，润肠通便。用于咳嗽气喘，胸满痰多，肠燥便秘	
"汤液经法图"体系的认识	五行属性	水（水中火）	
	基源法象	五果	杏苦
	主导药味	苦咸	
	功效特点	咸泻肺	止咳平喘，润肠通便
		苦泻心	用于喉痹，心下烦热

表　桃仁的五行属性信息

桃仁 ［蔷薇科植物桃 *Prunus persica*（L.）Batsch 或山桃 *Prunus davidiana*（Carr.）Franch. 的干燥成熟种子］		
项目		内容	说明
传统性效认识	五味记载	苦、甘	摘自 2020 版《中国药典》
	真实滋味	气微，味微苦	
	四气记载	平	
	归经记载	归心、肝、大肠经	
	功能主治记载	活血祛瘀，润肠通便，止咳平喘。用于经闭痛经，癥瘕痞块，肺痈肠痈，跌扑损伤，肠燥便秘，咳嗽气喘。	
"汤液经法图"体系的认识	五行属性	木（木中火）	
	基源法象	五果	桃辛
	主导药味	辛咸	
	功效特点	辛补肝	活血化瘀
		辛散肺	润肠通便，止咳平喘
		咸补心泻肺	用于癥瘕，痈肿，跌扑损伤

第七十九讲

滋阴软坚的龟甲和鳖甲，是典型的苦咸中药（水中火）

本节课，我们来讨论两味典型的苦咸兼有的中药，龟甲和鳖甲。

为什么说龟甲和鳖甲是典型的苦咸兼有的中药呢？原因有以下几点。

第一，在现行《中国药典》和《中药学》教材中，龟甲和鳖甲的药性记载中都有咸味的记载。

也就是说，龟甲和鳖甲的咸味，成功地传承至今。当然，这可能与这两个中药的基源有关系，一般生活在海里的动物类药材，经常会与咸味关系密切。

第二，这两个中药的真实滋味，都有咸味的影子。

根据《中国药典》的记载，龟甲的真实滋味是"气微腥，味微咸"，鳖甲的真实滋味是"气微腥，味淡"。腥味其实就是咸味的变种，海水是咸的，同时也有腥味。咸味海水里面的海鲜也经常有腥味。

需要注意的是，上述这两个原因，不是对所有海洋生物类中药都成立。前面讲过的石决明和珍珠母，就不成立。即上篇中讲过的，或取其气，或取其味，或取其所生之地，或取其他。

第三，乌龟的五行属性，就是水中火。

大家都知道，东青龙、西白虎、南朱雀、北玄武。代表北方的玄武，就是乌龟与蛇的复合体。所以，乌龟的五行属性是水。

同时，从八卦角度看，乌龟的形态很像离卦（☲）。为什么呢？因为乌龟有上下两个坚硬的外壳，包裹着中间柔软的肉体，这和八卦中的离卦很像，上下都是阳爻（坚硬），中间是阴爻（柔软）。而离卦应南方，属火，所以乌龟的五行属性是火。

综合这两种说法，乌龟的五行属性就应该是两者兼有，即水中火。因为与单一的五行分类相比较，这样五行互含的分类方式，才能更精细地认识事物的本质。

既然乌龟的五行属性是水中火，那么对应到龟甲的五行属性，也应该是水中火，换算为主导药味就是苦咸兼有。而鳖的五行属性，与乌龟应该是类似的，鳖甲的主导药味，与龟甲也应该是类似的。

第四，龟甲和鳖甲的功效特点，符合苦咸复合药味的特点。

再次强调，经过千百年临床验证的功效，才是体现一个中药五行属性最重要的依据。乌龟是玄武也好，乌龟像离卦也罢，都不及龟甲的功效更有说服力。

龟甲有什么功效呢？根据《中国药典》的记载，龟甲的功能主治为"滋阴潜阳，益肾强骨，养血补心，固经止崩。用于阴虚潮热，骨蒸盗汗，头晕目眩，虚风内动，筋骨痿软，心虚健忘，崩漏经多"。接下来，我们分析一下这些功效。

首先，滋阴潜阳。这个功效的定位脏腑，其实就是心肾两脏。肾水枯竭不能涵养心火，由此导致的心火亢盛状态，就是阴虚阳亢。而对这种阴虚阳亢的治疗，就是滋阴潜阳。

从"汤液经法图"角度看，补肾水的药味是苦味，泻心火的药味还是苦味，所以，单用一个苦味，就可以实现补肾水的同时泻心火，本质就是滋阴潜阳。所以，从广义上讲，所有的可以补肾水同时泻心火的苦味中药，都是滋阴潜阳的中药，例如生地黄和黄柏。但是，狭义地看，我们会把质地重的龟甲和鳖甲的功效叫作滋阴潜阳。

滋阴潜阳体现的，就是苦味补肾泻心的作用。

接着，益肾强骨。这个功效很好理解，肾主骨生髓，补肾就是强骨。

益肾强骨体现的，就是苦味补肾的作用。

然后，养血补心。这里的补心，治疗的是什么呢？对，治疗的就是心虚引起的惊悸、失眠和健忘，代表方是孔圣枕中丹。从"汤液经法图"角度看，心虚的表现的确有惊悸、失眠和健忘，而补心的药味恰好是咸味。同时，心主血，既然能够补心，那就是补血养血。

所以，龟甲的咸味、龟甲补心的功效以及适应证，完全符合"汤液经法图"的认识。在这一点上，五脏虚实辨证和五味补泻治疗思路，得到了完美的传承。

养血补心体现的，就是咸味补心的作用。

最后，固经止崩。能治疗血热引起的崩漏，这一点与生地黄是一致的，是苦味泻心与苦味补肾作用的联合表达。一方面，苦味泻心清热凉血，能够止血；另一方面，苦味补肾入肾，而肾主生殖，肾位于下焦，所以就可以治疗崩漏或月经不调等妇科病。

固经止崩体现的，也是苦味泻心补肾的作用。

综上可知，龟甲的临床功效，其本质就是苦味补肾泻心和咸味润肾补心作用的结合，符合龟甲的苦咸之味。

同理，我们来看看鳖甲的功效。

根据《中国药典》的记载，鳖甲的功能主治为"滋阴潜阳，退热除蒸，软坚散结。用于阴虚发热，骨蒸劳热，阴虚阳亢，头晕目眩，虚风内动，手足瘛疭，经闭，癥瘕，久疟疟母"。

按照同样的思路，滋阴潜阳和退热除蒸，都是苦味补肾同时泻心的作用表达。而软坚散结，恰好是咸味补心的作用表达。心德在耎，以咸补之。咸能软能下，治疗癥瘕积聚，就得需要咸味药。疟母又称疟积，就是顽痰挟瘀结于胁下所形成的痞块，也需要咸味药来治疗。

这就是鳖甲的苦咸兼有。

也许有朋友会问，金老师，治风应该治肝，像虚风内动、头晕目眩和手足瘛疭样的疾病，不是应该治肝吗？但是，苦味和咸味都不入肝呀？

这个问题问得非常好。回答起来也很简单，苦味不入肝，咸味也不入肝，但苦咸化酸能入肝。不仅能入肝，而且是以泻肝为主的，专治虚风内动所致的筋脉伸缩不利的病证，例如手足抽筋和口眼㖞斜。不管是龟甲和鳖甲配伍其他苦味药或咸味药，还是龟甲和鳖甲本身就发生咸苦化酸的变化，都可以实现这个效果。

好，最后我们列出龟甲和鳖甲的五行属性信息。

表 龟甲的五行属性信息

龟甲 [龟科动物乌龟 *Chinemys reevesii*（Gray）的背甲及腹甲]			
项目		内容	说明
传统性效认识	五味记载	咸、甘	摘自 2020 版《中国药典》
	真实滋味	气微腥，味微咸	
	四气记载	微寒	
	归经记载	归肝、肾、心经	
	功能主治记载	滋阴潜阳，益肾强骨，养血补心，固经止崩。用于阴虚潮热，骨蒸盗汗，头晕目眩，虚风内动，筋骨痿软，心虚健忘，崩漏经多。	
"汤液经法图"体系的认识	五行属性	水（水中火）	
	法象药理	北玄武，离卦	北玄武属水，离卦属火
	主导药味	苦咸	
	功效特点	苦补肾	滋阴潜阳，益肾强骨
		苦泻心	清虚热，止血
		咸补心	养血补心
		咸苦化酸泻肝	用于虚风内动

表 鳖甲的五行属性信息

鳖甲（鳖科动物鳖 *Trionyx sinensis* Wiegmann 的背甲）			
项目		内容	说明
传统性效认识	五味记载	咸	摘自 2020 版《中国药典》
	真实滋味	气微腥，味淡	
	四气记载	微寒	
	归经记载	归肝、肾经	
	功能主治记载	滋阴潜阳，退热除蒸，软坚散结。用于阴虚发热，骨蒸劳热，阴虚阳亢，头晕目眩，虚风内动，手足瘛疭，经闭，癥瘕，久疟疟母。	
"汤液经法图"体系的认识	五行属性	水（水中火）	
	法象药理	与龟甲类似	
	主导药味	苦咸	
	功效特点	苦补肾	滋阴潜阳，除蒸
		苦泻心	退热
		咸补心	软坚散结，用于癥瘕疟母
		咸苦化酸泻肝	用于虚风内动，瘛疭

第八十讲

地龙和牡丹皮，代表了不同的苦咸兼有（水中火）

本节课，我们再来讲两味苦咸兼有的中药。大家可以比较一下，本节课所讲的苦咸兼有的中药，与上节课讲的鳖甲和龟甲有什么异同。

第一味中药，叫作地龙。

为地龙界定五行属性和主导药味，可能是这么多中药里面，比较轻松的一次。为什么这么说呢？因为无论是从药性记载还是功效记载，我们都可以顺利获知其主导药味。

根据《中国药典》，地龙"咸，寒。归肝、脾、膀胱经。能够清热定惊，通络，平喘，利尿。用于高热神昏，惊痫抽搐，关节痹痛，肢体麻木，半身不遂，肺热喘咳，水肿尿少"。

其一，地龙的五味记载就是咸味。我们说过，《中国药典》里面的咸味药不多，所以，每一个咸味药我们都要认真对待。

其二，地龙的四气记载是寒性。这说明，地龙不是一个单一药味的中药，因为从关联性上看，咸味与热性相对应，而地龙是一个寒性药，不是热性药。这就说明，地龙在咸味之外，还兼有另外一个与寒凉之性相关联的药味。

这个药味，只能是酸或苦。

其三，地龙的功效，完美地与咸味作用相匹配。

从"汤液经法图"角度看，咸味具有三方面作用，补心、泻肺和润肾。地龙能够定惊，用于惊痫抽搐，这是咸味补心的作用。地龙能够平喘，用于肺热咳喘，这是咸味泻肺的作用。地龙能够利尿，用于水肿尿少，这是咸味润肾的作用。

其四，地龙的功效，还表现出苦味清热的作用。

除了定惊、平喘和利尿，地龙还具有清热的作用。高热惊厥、肺热咳喘等适应证，都是地龙苦味清热的作用与咸味补心定惊、泻肺平喘作用相结合的复合功效。

同时，有了苦味之后，地龙的咸味与苦味可以实现咸苦化酸的配伍转化，实现酸味泻肝舒筋，治疗抽搐肢麻、半身不遂和关节痹痛的效果。

其五，在《中华本草》里面，地龙还经常用于肝阳上亢的头痛眩晕，以及风湿侵袭的筋骨痹痛。前者，就是咸苦化酸后泻肝的作用表现；后者，就是苦味燥脾祛湿的作用表现。

大家看看，是不是很清晰？

第二个中药，叫作牡丹皮。

牡丹皮主导药味的界定，有一些难度。不过，想通了也没啥纠结的。根据一番分析和考证，我们将牡丹皮定为水中火，苦咸兼有。

牡丹皮的苦味，非常好理解。因为牡丹皮具有清热凉血的功效，在《中药学》教材里，牡丹皮就是与生地黄在同一章节的清热凉血药。心主火，心主血脉，两者一结合，苦味泻心的作用，换个说法就是清热凉血。

关键点，就在于牡丹皮的咸味。

说牡丹皮是咸味药，其实一直都有线索。

具体来说，就是在《辅行诀》范志良抄本的小补心汤和大补心汤的记载中，咸味药代赭石下面就有一行小字，即"一方作牡丹皮，当从"。既然牡丹皮可以代替咸味的代赭石，那牡丹皮一定也具有咸味。

顺着这个线索，我们来看看《中国药典》的记载。

根据《中国药典》的记载，牡丹皮能够"清热凉血，活血化瘀。用于热入营血，温毒发斑，吐血衄血，夜热早凉，无汗骨蒸，经闭痛经，跌扑伤痛，痈肿疮毒"。除了清热凉血之外，牡丹皮还能活血化瘀。大家应该还记得，单纯的活血化瘀功效，我们一般是按照辛味来定义的。

但是，牡丹皮活血化瘀所治疗的，不是一般的胸痹心痛，而是经闭痛经。经闭痛经这个疾病，直接将活血化瘀的功效定位到了下焦，定位在了肾水。这就是一个信号，告诉我们，牡丹皮活血化瘀的功效不简单。

这种不简单，最终在《中华本草》和《神农本草经》得到了解释。根据《中华本草》，牡丹皮活血化瘀的功效，对应的是"血滞经闭，痛经，癥瘕"。而根据《神农本草经》，牡丹皮活血化瘀的功效，对应的是"除癥坚瘀血留舍肠胃"。

显而易见，癥瘕和癥坚就明确地告诉我们，牡丹皮的活血化瘀作用，其实是软坚散瘀，是咸味药的功效表达。也因为咸味入肾，所以这种软坚散瘀的作用，常用于治疗妇科血瘀癥瘕。

治疗妇人癥瘕的桂枝茯苓丸，为什么含有牡丹皮？治疗肠痈腹痛的大黄牡丹汤，为什么含有牡丹皮？是不是就得到解答了？

最后，我们来看地龙和牡丹皮的五行属性和主导药味。

表　地龙的五行属性信息

地龙［钜蚓科动物参环毛蚓 *Pheretima aspergillum*（E. Perrier）、通俗环毛蚓 *Pheretima vulgaris* Chen、威廉环毛蚓 *Pheretima guillelmi*（Michaelsen）或栉盲环毛蚓 *Pheretima pectinifera* Michaelsen 的干燥体］

项目		内容	说明
传统性效认识	五味记载	咸	摘自 2020 版《中国药典》
	真实滋味	气腥，味微咸	
	四气记载	寒	
	归经记载	归肝、脾、膀胱经	
	功能主治记载	清热定惊，通络，平喘，利尿。用于高热神昏，惊痫抽搐，关节痹痛，肢体麻木，半身不遂，肺热喘咳，水肿尿少。	
"汤液经法图"体系的认识	**五行属性**	**水（水中火）**	
	真实滋味	味微咸	咸味
	主导药味	**苦咸**	
	功效特点	苦泻心	清热
		咸补心	定惊
		咸泻肺	平喘
		咸润肾	利尿消肿
		咸苦化酸泻肝	用于抽搐麻木，半身不遂

牡丹皮（毛茛科植物牡丹 *Paeonia suffruticosa* **Andr.** 的干燥根皮）			
项目		内容	说明
传统性效认识	五味记载	苦、辛	摘自 2020 版《中国药典》
	真实滋味	气芳香，味微苦而涩	
	四气记载	微寒	
	归经记载	归心、肝、肾经	
	功能主治记载	清热凉血，活血化瘀。用于热入营血，温毒发斑，吐血衄血，夜热早凉，无汗骨蒸，经闭痛经，跌扑伤痛，痈肿疮毒。	
"汤液经法图"体系的认识	五行属性	水（水中火）	
	名称	丹色为红色	红色属火
	主导药味	苦咸	
	功效特点	苦泻心	清热凉血，止血消痈
		苦补肾	用于骨蒸，夜热
		咸补心	活血散瘀，用于癥瘕闭经

止血不留瘀的三七，该是什么药味？
（水中火）

这节课，我们来讲一个很有名的中药，三七。

三七这个中药，很多老百姓都在用。怎么用呢？都在当作预防心脑血管疾病的活血补血中药在用，有人形象地称其为"中药的阿司匹林"。

但是，我们都知道，三七最主要的功效，其实不是活血，也不是补血，而是止血。根据《中国药典》，三七能够"散瘀止血，消肿定痛。用于咯血，吐血，衄血，便血，崩漏，外伤出血，胸腹刺痛，跌扑肿痛"。大家可以看看，在三七的适应证里，详细罗列着各种出血症，咯血，吐血，便血，外伤出血，应有尽有。

而活血化瘀，可能只是止血功效的补充，是次要的。

所以，我特别喜欢从"止血不留瘀，化瘀不伤正"的角度总结三七的功效。这个角度告诉我们，三七有三个功效，第一是止血，第二是活血，第三是补气血。

接下来，我们就从这三个功效出发，来界定三七的五行属性和主导药味。

首先，我们来看止血功效。

我们之前讲过一些止血中药，这些中药大致可以分为两类，一类是以苦味为主，如金银花、大黄和青蒿；一类是以酸味为主，如阿胶、乌梅和石榴皮。当然，咸味的琥珀也具有止血的作用。这些信息似乎提示我们，在心主血脉这个大背景下，我们的止血药，是不是都是围绕着苦味、咸味和酸味来分布的呢？

有这个可能。

既然这样，那么，三七的止血功效，很可能就是苦味的作用表达。至少，在历代本草记载里，三七的苦味和微苦味出现过好几次，但没有出现过酸味。

同时，三七的苦味可能还有一定的泻心清热作用。因为在《本草纲目》中，三七能够治疗"赤目，痈肿"；在《岭南采药录》中，三七能够治疗"痰热吐血"；在《药物图考》中，三七能够治疗"血燥，斑疹，产后热"。

看到这里，大家可能会问，咦，金老师，三七是一个性温的中药，这种温性中药怎么能够治疗热性病证呢？

这就需要我们，再次深刻地认识中药五行属性这件事。

采用五行属性来标识中药时，可以是单一属性，也可以是复合属性。对于复合属性的中药，其本身就同时具有两种属性的特点。如果是木性与火性的复合，或者金性与水性的复合，虽然是两种属性，但由于其寒热趋向一致，所以依然表达出单一的寒性或热性。但如果是木性或金性的复合，或者火性与水性的复合，就会表达出寒热夹杂的特点。

三七，就表达出寒热夹杂的特点。

一方面，三七的苦味，是寒凉性的趋向；另一方面，三七还具有温热性的趋向。理论上讲，具有温热性趋向的药味，除了辛味还有咸味。对于三七，我们认为，承担这种温热性取向的药味，是咸味。

也就是说，三七是一个苦咸兼有的中药。三七的苦味，使其可以用于热证；三七的咸味，使其可以用于寒证。前面所说三七的止血和清热功效，是其苦味泻心的作用表达。而三七的温性，则是其咸味的体现。

为什么要给三七定咸味而不是辛味呢？其实，这还是从牡丹皮得到的启发。

我们发现，在《中华本草》的记载里，三七可以用于"跌扑瘀肿，胸痹绞痛，癥瘕，血瘀经闭，痛经，产后瘀阻腹痛"这样的血瘀证。其中，与牡丹皮一样，癥瘕、经闭痛经和产后瘀阻腹痛的适应证，能清晰地看到咸味软坚散结和咸味入肾（肾主生殖）的影子。

于是，我们遵从牡丹皮的思路，将三七活血散瘀的功效，定义为咸味补心润肾的作用。

另外，三七还具有一定补气血的功效。

这一点，其实从现代中药化学的角度最好理解。我们都说，人参是补气药，人参的有效成分之一就是人参皂苷。同时，我们发现，作为与人参同为五加科的三七，也含有多种人参皂苷，例如人参皂苷 Rb_1、Rg_1、Re 等。这些活性成分，就是三七补气血的物质基础。

也正因为如此，《中华本草》专门在三七的功效论述中增加了一段，即"三七兼能补虚，对人体有强壮作用，民间治疗虚损劳伤，常同肉炖服，作为强壮补益之用"。只不过，我们更进一步明确了这种强壮作用，其实是补气血。

补气，体现在人参皂苷活性成分上，应该是甘味的作用。哪里来的甘味呢？对于苦咸兼有的中药，由于苦甘化咸，故而也许自带一些甘味。

而补血，则来源于咸味补心的作用，因为心主血。这一点，与之前讲过的阿胶、当归完全一样。

当然，我们依然需要明白，这种补气血的作用，不是三七的主要功效，是次要功效。

好，最后，我们来看三七的五行属性信息。

表 三七的五行属性信息

三七 ［五加科植物三七 *Panax notoginseng*（**Burk.**）**F. H. Chen** 的干燥根和根茎］			
项目		内容	说明
传统性效认识	五味记载	甘、微苦	摘自 2020 版《中国药典》
	真实滋味	气微，味苦回甜	
	四气记载	温	
	归经记载	归肝、胃经	
	功能主治记载	散瘀止血，消肿定痛。用于咯血，吐血，衄血，便血，崩漏，外伤出血，胸腹刺痛，跌扑肿痛。	

项目		内容	说明
"汤液经法图"体系的认识	**五行属性**	**水（水中火）**	
	血参	心主血	咸味补心
	主导药味	**苦咸**	
	功效特点	苦泻心	止血，用于各种出血
		咸补心，咸润肾	软坚散瘀，用于癥瘕闭经
		甘补脾（苦甘化咸）咸补心	补气血

半边莲与半枝莲，白茅根与小蓟，可能都是水中土

本节课，我们讨论几个五行属性可能为水中土的中药。

水中土，就是苦甘兼有，以苦为主的主导药味。这样的主导药味，首先就是入心泻心和入肾补肾，在治疗心肾的基础上，再具有甘味补脾或泻肾的作用。

同时，由于苦甘兼有，所以还有可能苦甘化咸，表达出一些咸味的作用。

以上就是五行属性为水中土的中药的功效特点。接下来，我们看具体的品种。

第一个，半边莲。

根据《中国药典》记载，半边莲能够"清热解毒，利尿消肿。用于痈肿疔疮，蛇虫咬伤，臌胀水肿，湿热黄疸，湿疹湿疮"。

其中，清热解毒，治疗热毒痈疮的功效，是苦味泻心的作用表达。利尿消肿，治疗臌胀水肿的功效，是甘味泻肾的作用表达。两者相结合，即是苦甘兼有。同时，半边莲能够祛湿，用于湿热黄疸和湿疹湿疮，这很可能又是苦味燥脾的作用表达。

半边莲还有一个突出的功效，就是解蛇毒，治疗蛇咬伤。根据《中华本草》记载，民间有谚语说"识得半边莲，不怕共蛇眠"，就是这个意思。根据记载，半边莲对眼镜蛇、蝮蛇、青竹蛇等蛇咬伤，无论是单用，还是与半夏、鸡蛋清、黄连等中药联用，均具有较好的解毒效果。这种解蛇毒

的功效，一方面是苦味清热解毒的作用，另一方面可能也有苦甘化咸之后散结消肿的作用。

其实，我们前面讲过的很多治疗蛇咬伤的中药，大多都具有咸味，半夏、天南星、全蝎、蜈蚣，还有今天的半边莲，这是一个巧合，还是一种规律，值得探讨。蛇属于鳞虫属水，咸为火味，这就是以火味治疗水性动物的咬伤。

第二个，半枝莲。

根据《中国药典》记载，半枝莲能够"清热解毒，化瘀利尿。用于疗疮肿毒，咽喉肿痛，跌扑伤痛，水肿，黄疸，蛇虫咬伤"。

其中，清热解毒，治疗疮痈肿毒、咽喉肿痛和黄疸，是苦味泻心的作用表达。利尿，治疗水肿，是甘味泻肾的作用表达。同时，苦甘化咸软坚，对于痈肿、咽喉肿、外伤肿和蛇虫咬伤肿，也具有一定的散结消肿作用。

根据《中华本草》记载，半枝莲还具有凉血止血的功效，常用于吐血、衄血和血淋的治疗。半枝莲还能用于瘰疬和肿瘤的治疗，半枝莲与白花蛇舌草等中药联用，可以用于早期肺癌、肝癌、直肠癌等疾病的治疗。这些功效，应该是半枝莲苦味清热和咸味软坚的作用体现。

第三个，白茅根。

根据《中国药典》记载，白茅根能够"凉血止血，清热利尿。用于血热吐血，衄血，尿血，热病烦渴，湿热黄疸，水肿尿少，热淋涩痛"。

其中，清热凉血和止血，用于热病烦渴和各类出血证，是苦味泻心的作用表达。利尿，治疗水肿尿少和淋证，是甘味泻肾的作用表达。两者相结合，就是苦甘兼有，以苦为主。

《中华本草》还记载了白茅根具有一定的生津功效，对于阴虚血热的疾病更合适。因为苦味除了泻心之外，本身还能补肾，补肾就是补水，所以，我们认为，白茅根所具有的养阴生津功效，可能是其苦味补肾的作用体现。

第四个，小蓟。

根据《中国药典》记载，小蓟能够"凉血止血，散瘀解毒消痈。用于衄血，吐血，尿血，血淋，便血，崩漏，外伤出血，痈肿疮毒"。

其中，凉血止血，用于各种出血证，是苦味泻心的作用体现。解毒消痈，治疗痈肿疮毒的功效，也是苦味泻心的作用体现。而散瘀的功效，可能是苦甘化咸后，软坚消肿的作用。这一点，与半枝莲和半边莲比较像。

那么，小蓟的甘味呢？我们认为，虽然《中国药典》功效里没有明确提出来，但是，小蓟依然具有一定的利尿通淋作用。《中华本草》里说小蓟"尤善于治尿血血淋之证"，也是侧面印证了这个含义。

好，这就是半边莲、半枝莲、白茅根和小蓟的苦甘药味。

接下来，可能有朋友会问，金老师，前面讲到了甘苦兼有的一些中药，薏苡仁、赤小豆、通草、滑石等，也是清热利尿的中药。这些中药与本章节的苦甘兼有中药，怎么区分呢？

都能清热利尿，一类是甘苦兼有，一类是苦甘兼有，怎么区分？这是非常好的问题。

关于这个问题，我想说以下两点。

第一，显而易见的，甘苦兼有以甘为主，苦甘兼有以苦为主。以甘味为主的，药性微寒或平，功效以利尿为主，至少在《中国药典》的功效描述中，"利尿"或"利水"两个字是列在第一个功效短语中。以苦味为主的，药性微寒或寒，功效以清热为主，至少在《中国药典》的功效描述中，"清热"或"凉血"两个字是列在第一个功效短语中。

当然，这样做是有一定主观性和局限性的。

第二，甘苦兼有的中药，在与其他中药配伍后，可以发挥甘味药作用，也可以发挥苦味药作用。苦甘兼有的中药，在与其他中药配伍后，可以发挥苦味药作用，也可以发挥甘味药作用。也就是说，无论是甘苦兼有还是苦甘兼有，在全方中的作用表达，是随着其他中药配伍而定的。

也就是说，全方配伍可以放大一个复合药味中药的主导药味，也可以放大它的兼有药味。有的时候，我们不必纠结于局部，而要把握整体。

最后，我们列出这四个中药的五行属性信息。

表　半边莲的五行属性信息

半边莲（桔梗科植物半边莲 *Lobelia chinensis* **Lour.** 的干燥全草）			
项目		内容	说明
传统性效认识	五味记载	辛	摘自 2020 版《中国药典》
	真实滋味	气微特异，味微甘而辛	
	四气记载	平	
	归经记载	归心、小肠、肺经	
	功能主治记载	清热解毒，利尿消肿。用于痈肿疔疮，蛇虫咬伤，臌胀水肿，湿热黄疸，湿疹湿疮。	
"汤液经法图"体系的认识	五行属性	水（水中土）	
	主导药味	苦甘	
	功效特点	苦泻心	清热解毒
		甘泻肾	利尿消肿
		苦燥脾	用于湿热黄疸，湿疹湿疮

表　半枝莲的五行属性信息

半枝莲（唇形科植物半枝莲 *Scutellaria barbata* **D. Don** 的干燥全草）			
项目		内容	说明
传统性效认识	五味记载	辛、苦	摘自 2020 版《中国药典》
	真实滋味	气微，味微苦	
	四气记载	寒	
	归经记载	归肺、肝、肾经	
	功能主治记载	清热解毒，化瘀利尿。用于疔疮肿毒，咽喉肿痛，跌扑伤痛，水肿，黄疸，蛇虫咬伤。	
"汤液经法图"体系的认识	五行属性	水（水中土）	
	主导药味	苦甘	
	功效特点	苦泻心	清热解毒
		甘泻肾	利尿
		苦甘化咸补心	软坚消肿，化瘀

白茅根 ［禾本科植物白茅 *Imperata cylindrica* Beauv. var. *major*（Nees）C. E. Hubb. 的干燥根茎］			
项目		内容	说明
传统性效认识	五味记载	甘	摘自 2020 版《中国药典》
	真实滋味	气微，味微甜	
	四气记载	寒	
	归经记载	归肺、胃、膀胱经	
	功能主治记载	凉血止血，清热利尿。用于血热吐血，衄血，尿血，热病烦渴，湿热黄疸，水肿尿少，热淋涩痛。	
"汤液经法图"体系的认识	五行属性	水（水中土）	
	主导药味	苦甘	
	功效特点	苦泻心	清热凉血，止血
		甘泻肾	利尿

表　小蓟的五行属性信息

小蓟 ［菊科植物刺儿菜 *Cirsium setosum*（Willd.）MB. 的干燥地上部分］			
项目		内容	说明
传统性效认识	五味记载	甘、苦	摘自 2020 版《中国药典》
	真实滋味	气微，味微苦	
	四气记载	凉	
	归经记载	归心、肝经	
	功能主治记载	凉血止血，散瘀解毒消痈。用于衄血，吐血，尿血，血淋，便血，崩漏，外伤出血，痈肿疮毒。	
"汤液经法图"体系的认识	五行属性	水（水中土）	
	主导药味	苦甘	
	功效特点	苦泻心	凉血止血，解毒消痈
		甘泻肾	善于尿血血淋治疗
		苦甘化咸补心	软坚消肿，散瘀

第八十三讲

苦酸兼有的地榆和槐角，收敛止血的
地榆槐角丸（水中金）

在中药的七情配伍里，相须非常重要。这样的一种配伍形式，在很多中药复方里都存在，它的本质思想，就是联用增效。

从"汤液经法图"角度看，要想联用增效，首先得有相同的药味，其次得有相同或相似的功效。都是苦味药，两个都补肾，这就能协同增效；一个补肾，一个燥脾，这就不能协同增效。

这一类的例子，之前讲过不少，如当归与川芎、土鳖虫与水蛭、龙眼肉与大枣、麦冬与百合等。本节课，我们再来讲一对，地榆和槐角。

说到地榆和槐角，熟悉中成药的朋友们会说，呀，这个我知道，治疗痔疮的地榆槐角丸嘛！

根据《中国药典》记载，地榆"苦、酸、涩，微寒。归肝、大肠经。能够凉血止血，解毒敛疮。用于便血，痔血，血痢，崩漏，水火烫伤，痈肿疮毒"。

首先，从五味记载看，地榆的药味以苦味和酸味为主。有朋友会问，咦，金老师，不是还有涩味吗？其实，涩味并不是独立的药味，它是附于酸味的，所以，所有的涩味都划入酸味范畴。需要同样处理的，还有淡味，淡附于甘，淡味也是划入甘味范畴的。

现代科学以还原论为方法论，习惯于越分越细。传统中医药还是以整体观为主的，虽然也会分类，但是这种分类是适度的，不是越分越细的。

其次，从功效记载看，地榆的两个主要功效，一个是凉血止血，一个是解毒敛疮。凉血止血，是标准的苦味药功效，苦味泻心就能凉血，苦味泻心就是止血，对于血热妄行造成的出血，苦味药是首选的治疗药物。

除了凉血止血，地榆还能解毒敛疮，用于痈肿疮毒。一般来看，诸痛痒疮，皆属于心。对于痈肿疮毒的治疗，其实还是从心火角度来论治。苦味既然能泻心清热，也就能够用于热毒型的痈肿疮毒。

不过，这里的一个"敛"字，让事情有了变化。具有收敛作用的药味，大家知道，不是苦味而是酸味。所以，这种收敛作用，无论是收湿敛疮，还是收敛止血，其实都是酸味收心的功效表达。《滇南本草》里面有一个方子，用地榆与乌梅、山楂配伍，治疗红白痢，就是酸味药的大集结。《太平圣惠方》里也有一个方子，用地榆与醋共煎，治疗崩漏，也是以醋助酸的含义。

所以，地榆应该是一味苦酸兼有的中药，药性偏寒。

根据《中国药典》记载，槐角"苦，寒。归肝、大肠经。能够清热泻火，凉血止血。用于肠热便血，痔肿出血，肝热头痛，眩晕目赤"。

从五味记载看，槐角只有苦味记载，没有酸味、涩味等其他药味的记载。从归经角度看，槐角归肝、大肠经。两者一关联，问题就出来了。

大家知道，从"汤液经法图"角度看，苦味补肾、泻心和燥脾，换句话说，苦味药可以归肾经、心经或脾经。在这里面，唯独没有肝经和大肠经。而根据《中国药典》记载，槐角恰好归肝经和大肠经。这就说明，按照"汤液经法图"的思路，槐角的药味记载和归经记载是自相矛盾的。

另外的一种可能是，槐角还合并有苦味之外的其他药味。

从功效角度看，槐角的主要功效就是清热泻火和凉血止血。乍一看，这样两个功效，都是苦味的作用表达。心主火，心主血，无论是泻火还是凉血，苦味都可以解释。

但是，在槐角的主治证里，还出现了肝热头痛和眩晕目赤的症状。熟悉肝木治疗就知道，这是典型的肝实证。而治疗肝实证的药味，就是酸味。酸味泻肝，能够缓解肝实型的头痛、目赤和眩晕。按照这个思路，槐角在苦味的基础上，应该也合并有酸味。

《中华本草》记载槐角的功效是"凉血止血，清肝明目"，明确界定这是清肝明目的作用，同时也提到了治疗目热昏暗、头风眩晕、高血压、疝气偏坠肿痛的诸多复方。这些线索证明，槐角具有酸泻肝的功效，能够治疗肝实证。

当然，槐角在苦味的基础上合并酸味，对其治疗便血、血痢、崩漏、尿血也是有帮助的。苦味清热止血，酸味收敛止血，两者相结合的效果，总要好过单一药味的作用。

好，这就是地榆和槐角，让我们看看它们的五行属性信息。

表　地榆的五行属性信息

地榆〔蔷薇科植物地榆 *Sanguisorba officinalis* L. 或长叶地榆 *Sanguisorba officinalis* L. var. *longifolia*（Bert.）Yü et Li 的干燥根〕			
项目		内容	说明
传统性效认识	五味记载	苦、酸、涩	摘自 2020 版《中国药典》
	真实滋味	气微，味微苦涩	
	四气记载	微寒	
	归经记载	归肝、大肠经	
	功能主治记载	凉血止血，解毒敛疮。用于便血，痔血，血痢，崩漏，水火烫伤，痈肿疮毒。	
"汤液经法图"体系的认识	五行属性	水（水中金）	
	主导药味	苦酸	
	功效特点	苦泻心	清热凉血止血
		酸收心补肺	收敛止血，收湿敛疮

表　槐角的五行属性信息

槐角（豆科植物槐 *Sophora japonica* L. 的干燥成熟果实）			
项目		内容	说明
传统性效认识	五味记载	苦	摘自 2020 版《中国药典》
	真实滋味	果肉气微，味苦，种子嚼之有豆腥气	
	四气记载	寒	
	归经记载	归肝、大肠经	
	功能主治记载	清热泻火，凉血止血。用于肠热便血，痔肿出血，肝热头痛，眩晕目赤。	

项目		内容	说明
"汤液经法图"体系的认识	五行属性	水（水中金）	
	主导药味	苦酸	
	功效特点	苦泻心	清热泻火，凉血止血
		酸收心	收敛止血
		酸泻肝	清肝明目，止痛

以色定味的代表，就是青黛（水中金）

青黛，一味非常特别的中药。

特别之一，青黛虽然属于植物药，但它既不是根茎，也不是花果，而是植物茎叶经过加工后形成的粉末团块，相当于是半人工制品。

特别之二，青黛本身就是传统颜料。这个中药的生产过程与颜色变化有关，这个中药的名字是由两种颜色组成。其中，青就是绿色，属木。黛就是青黑色，而黑色属水。

所以，从青黛的名字上就能看出，这个中药的五行属性，可能与木、水有关。

那么，究竟是不是这样呢？或者说，假定就是如此，但与木、水有关的药味那么多，青黛究竟是什么药味呢？这就是这节课需要讨论的内容。

根据《中国药典》记载，青黛是爵床科植物马蓝、蓼科植物蓼蓝或十字花科植物菘蓝的叶或茎叶经加工制得的干燥粉末、团块或颗粒。看到菘蓝，大家想到了什么？对！板蓝根。有名的清热解毒利咽的中药板蓝根，就是菘蓝的根。

板蓝根是典型的苦味中药，能够清热凉血，那这个与板蓝根有密切关系的青黛，具有什么样的功效呢？

根据《中国药典》记载，青黛能够"清热解毒，凉血消斑，泻火定惊。用于温毒发斑，血热吐衄，胸痛咯血，口疮，痄腮，喉痹，小儿惊痫"。

这么一看，青黛的功效其实与板蓝根也挺像的。清热解毒，凉血消斑，泻火定惊，可能都是苦味泻心的作用。心主火，心主血，心主神明，手少阴心经过咽喉，所以，温病热毒、血热出血、惊痫失眠、口疮喉痹等各类实热型病证，都是心火实证的表现，都需要采用苦味泻心来进行治疗。

不过，有一个信息提供了不一样的线索。根据《中国药典》，青黛的药性记载为"咸，寒。归肝经"。正是这个记载，带来了一些疑问。疑问之一，对于清热泻火功效如此明显的青黛，为什么没有赋予苦味而是咸味呢？疑问之二，对于凉血止惊功效如此明显的青黛，为什么归肝经而不是归心经呢？这就说明，在味苦泻心的同时，青黛可能还合并有其他药味和功效。

于是，我们就要从《中华本草》上去验证这个想法。

实际上，《中华本草》关于青黛的功效记载的确不一样："清热解毒，凉血止血，清肝泻火。"注意，多了清肝泻火。同时，主治证记载也不一样："温病热毒斑疹，血热吐血，衄血，咯血，肝热惊痫，肝火犯肺咳嗽，咽喉肿痛，丹毒，痄腮，疮肿，蛇虫咬伤。"注意，多了肝热惊痫和肝火犯肺咳嗽等。

《中华本草》的功能主治记载说明，青黛的确能够入肝治肝，而且，可能发挥的是泻肝的作用，也就是酸味的作用。

其实，对于惊痫，我们是直接定位在心火的。而且从《辅行诀》大小补泻心汤的记载来看，心虚证和心实证都有可能出现惊悸。咸味补心能定惊，苦味泻心能定惊，酸味收心依然能定惊。对于肝火犯肺咳嗽，我们是直接定位在肺金，苦味药与甘味药配伍，苦甘化咸就能治疗肺热咳嗽。所以，惊痫和咳嗽，其实也不是典型的肝木病。

所以，单凭《中华本草》的功能主治记载，可能依据并不充分。我们还要找其他依据。当然，功夫不负有心人，只要找，总会有的。以下就是我们找到的主要依据。

依据之一，《本草述》中记载青黛"治中风，头风，胁痛，瘭疭，颤振，眩晕"。中风、胁痛、瘭疭、颤振，这都是典型的肝木病。而且，这些症状所提示的病机，以肝实证为主。

青黛能治疗这些疾病，也就是说明，青黛可能具有泻肝的酸味。

依据之二，《小儿卫生总微论方》中青黛单用治疗诸疳泻痢，《外科正宗》《众妙仙方》等医书中青黛与其他中药研末外用治疗烂疮日久、流脓水。其实现在的很多生肌敛疮的中成药，都含有青黛。大家知道，泻痢这样的疾病，皮肤疮疡这样的疾病，尤其是久病慢性的，往往都得入肺治大肠，而苦味不入肺，酸味才能收敛止泻止痢。

青黛能治疗这些疾病，也就说明，青黛能够具有入肺治大肠、治皮毛的酸味。

依据之三，前面我们说了，青黛与板蓝根很像，板蓝根是菘蓝的根，可直接用，青黛是菘蓝的茎叶加工而成。怎么加工呢？根据《中华本草》，加工过程是先由清水浸泡茎叶，然后加入石灰，充分搅拌，待变色后捞出泡沫，晒干即得。

大家看，在青黛的加工过程中，其实还加了另外一个中药，石灰。正是这个石灰的加入，正是菘蓝五行属性与石灰五行属性的结合，形成了青黛的五行属性。菘蓝是水性苦味的，而根据石灰的法象和功效特点（矿物加热煅烧而成，青白色，别名白灰，以酸咸为主，解毒蚀腐，敛疮止血，杀虫止痒），苦味与酸咸味的结合，苦咸化酸，正好就形成了苦酸兼有的青黛。

换句话说，青黛加工过程就决定了它的主导药味，由苦味变成了苦酸兼有。而青黛成为苦酸兼有之后，苦补肾水，酸泻肝木，也的确可以视为水性和木性的结合。

好，最后，我们来看看青黛的五行属性信息。

表 青黛的五行属性信息

青黛［爵床科植物马蓝 *Baphicacanthus cusia*（Nees）Bremek.、蓼科植物蓼蓝 *Polygonum tinctorium* Ait. 或十字花科植物菘蓝 *Isatis indigotica* Fort. 的叶或茎叶经加工制得的干燥粉末、团块或颗粒］

项目		内容	说明
传统性效认识	五味记载	咸	摘自 2020 版《中国药典》
	真实滋味	微有草腥气，味淡	
	四气记载	寒	
	归经记载	归肝经	
	功能主治记载	清热解毒，凉血消斑，泻火定惊。用于温毒发斑，血热吐衄，胸痛咯血，口疮，痄腮，喉痹，小儿惊痫。	
"汤液经法图"体系的认识	**五行属性**	**水（水中金）**	
	颜色	青黛为颜色词汇	青色属木，黛色属水
	主导药味	**苦酸**	
	功效特点	苦泻心	清热泻火，凉血止血
		酸收心	敛疮，定惊
		酸泻肝	清肝，止痉

第八十五讲

地黄与玄参，谁才是水中水的代表药？

地黄，是《辅行诀》二十五味药精记载的"水中水"。

玄参，是以"北方玄武"和"参"命名的属性为水的经典药。

地黄与玄参，究竟谁是五行属性为水的代表药呢？谁是水中水的代表药呢？

首先，这两味药属于基源相近的品种。地黄是玄参科植物，玄参也是玄参科植物。其次，这两个药的功效分类完全一样，在《中药学》教材中都属于清热凉血药。所以，从这两点即可看出，它们真的是大同小异。要想区分两者谁更能代表水，并不容易。

接下来，我们从临床功效角度再来看一看。

地黄的炮制品有生地黄和熟地黄（还有未经炮制的鲜地黄）。而玄参的主要炮制品就是晒干或烘干的生玄参。

根据《中国药典》记载，鲜地黄的功能主治为"清热生津，凉血，止血。用于热病伤阴，舌绛烦渴，温毒发斑，吐血，衄血，咽喉肿痛"。生地黄的功能主治为"清热凉血，养阴生津。用于热入营血，温毒发斑，吐血衄血，热病伤阴，舌绛烦渴，津伤便秘，阴虚发热，骨蒸劳热，内热消渴"。而熟地黄的功能主治为"补血滋阴，益精填髓。用于血虚萎黄，心悸怔忡，月经不调，崩漏下血，肝肾阴虚，腰膝酸软，骨蒸潮热，盗汗遗精，内热消渴，眩晕，耳鸣，须发早白"。

根据《中国药典》记载，玄参的功能主治为"清热凉血，滋阴降火，解毒散结。用于热入营血，温毒发斑，热病伤阴，舌绛烦渴，津伤便秘，骨蒸劳嗽，目赤，咽痛，白喉，瘰疬，痈肿疮毒"。

由此可知看出，鲜地黄和生地黄与玄参的功效比较类似，而此三者与熟地黄的功效还是有一些差距的。所以，我们比较的重点是生地黄与玄参。

生地黄与玄参的第一个功效相同点，就是清热凉血。

生地黄味苦，能够清热凉血，用于热入营血，玄参味苦，也能够清热凉血，也能够用于热入营血，这是二者完全相同之处。实际上，无论是生地黄的清热凉血，还是玄参的清热凉血，都与一个方子有关，那就是清营汤。

清营汤里面既有生地黄也有玄参，还有连翘、黄连、金银花等其他一众苦味清热药，这个方子的主治证就是热入营血证，所以，组方中的代表药生地黄和玄参，承接了清营汤的功效，形成了清热凉血，治疗热入营血的作用。

在清热凉血方面，生地黄更加侧重于凉血止血，用于血热妄行所致的吐血、衄血、便血、崩漏和斑疹。而玄参的止血作用一般较少提及。不过，我们认为，这可能是记载的误差，玄参应该具有一定的止血作用。在一众苦味泻心药配伍的止血方中，加入玄参来清热凉血止血，其实挺好的。

除了清热凉血之外，生地黄和玄参的苦味泻心作用，还可以用于治疗烦热、口疮、咽痛等病证，这些都是它们的相同之处。

生地黄与玄参的第二个功效相同点，就是养阴清热。

这一点，其实也是苦味的补肾作用。肾属于水，补肾就是补水，补水就是滋阴，就是清热。只不过，我们在临床功效描述时，要尽可能区分酸味补肺的滋阴和苦味补肾的滋阴。

酸味补肺的滋阴，以口干肌热为主，虚热之象主要在表、在上焦；而苦味补肾的滋阴，以骨蒸内热为主，虚热之象主要在里、在下焦。所以，石膏、麦冬主治的口渴发热，是酸味补肺，而地黄、玄参主治的骨蒸劳热，是苦味补肾。我们后面要讲的黄柏的清虚热，也是苦味补肾。

当然了，在临床实际组方治疗时，酸味药与苦味药往往是联合使用

汤液经法图讲记 **2** 还原中药的五行属性

的，肺金与肾水往往是同补的，所以，生地黄与沙参、麦冬配伍也可以治疗津伤口干，玄参与麦冬、五味子配伍也可以治疗内热消渴。所以，我们要明白，生地黄和玄参的作用本位还是在补肾水，但经常与酸味药配伍用于养阴生津。

值得注意的是生地黄和玄参对便秘的治疗。我们知道，肺与大肠相表里，便秘的治疗当责之于肺。所以，治疗便秘的中药往往都是酸味、咸味或辛味。但苦味药生地黄和玄参也常常用于治疗便秘。对于这一点，我们的理解是，要么生地黄和玄参是与酸味药配伍，子能令母实，通过补肾来增强补肺通便的作用，例如增液汤；要么生地黄和玄参与甘味药或咸味药配伍，通过苦甘化咸或咸苦化酸实现入肺治肺，例如配伍肉苁蓉、火麻仁等。

接下来，我们看看生地黄与玄参的功效不同点。

这一点，就是玄参功效记载中的"散结"。大家注意，在玄参的适应证里，有一些比较独特的病证，例如瘰疬、白喉和痈肿疮毒。大家知道，川贝母是能够治疗瘰疬的，海藻也能够治疗瘰疬，而它们都是咸味药，都是以咸为软坚散结的作用治疗瘰疬。

白喉又叫作白喉风，是一种外感病，现代医学发现是由白喉杆菌引起的传染病。这个病的临床表现特点，就是在鼻、咽、喉及气管等部位形成灰白色的假膜，并且造成局部组织肿胀，出现咽喉肿痛。而咸味软坚的作用恰恰也可以用于治疗肿胀。所以，这些信息提示，玄参可能在苦味之外，还兼有咸味。

在既往的本草记载中，《吴普本草》曾经记载玄参"味咸"，《本草正》记载玄参"微咸"，《药品化义》也记载玄参"微咸"。同时，《名医别录》记载玄参"散颈下核、痈肿、心腹痛、坚癥"，《药性论》记载玄参"能治暴结热……散瘤瘿、瘰疬"，《本草品汇精要》也记载玄参"清咽喉之肿"。再加上《医学心悟》的消瘰丸（玄参、牡蛎、贝母），《穷乡便方》的肉瘤方（玄参、赤茯苓、车前子、甘草）等临床常用方，基本可以认定，玄参在苦味之外，还兼有咸味。《中国药典》也将玄参的药味标定为"甘、苦、咸"。

甚至，如果按照五味配伍化合的理论，具有苦咸兼有的玄参，本身通过咸苦化酸，就能表达一定的酸味作用。所以，玄参养阴清热，用于阴虚口渴、劳嗽咯血、津伤便秘的功效，又或者医书记载中玄参用于赤脉贯瞳、针眼暴赤和鼻中生疮的治疗，也就有了更好的解释。

回到本节课的主题，地黄和玄参，谁才是水中水呢？答：地黄才是更为标准的水中水，是单纯的苦味药。而玄参是在苦味基础上兼有咸味的苦咸中药，可以定位水中火。

好，最后，我们列出生地黄和玄参的五行属性信息。

表　生地黄的五行属性信息

生地黄（玄参科植物地黄 *Rehmannia glutinosa* Libosch. 的新鲜或干燥块根）			
项目		内容	说明
传统性效认识	五味记载	甘	摘自 2020 版《中国药典》
	真实滋味	气微，味微甜、微苦	
	四气记载	寒	
	归经记载	归心、肝、肾经	
	功能主治记载	清热凉血，养阴生津。用于热入营血，温毒发斑，吐血衄血，热病伤阴，舌绛烦渴，津伤便秘，阴虚发热，骨蒸劳热，内热消渴。	
"汤液经法图"体系的认识	五行属性	水（水中水）	
	主导药味	苦	
	功效特点	苦泻心	清热凉血，止血
		苦补肾	养阴生津，除骨蒸

表　玄参的五行属性信息

玄参（玄参科植物玄参 *Scrophularia ningpoensis* Hemsl. 的干燥根）			
项目		内容	说明
传统性效认识	五味记载	甘、苦、咸	摘自 2020 版《中国药典》
	真实滋味	气特异似焦糖，味甘、微苦	
	四气记载	微寒	
	归经记载	归肺、胃、肾经	
	功能主治记载	清热凉血，滋阴降火，解毒散结。用于热入营血，温毒发斑，热病伤阴，舌绛烦渴，津伤便秘，骨蒸劳嗽，目赤，咽痛，白喉，瘰疬，痈肿疮毒。	

项目		内容	说明
"汤液经法图"体系的认识	五行属性	水（水中火）	
	饮片颜色	断面黑色有光泽	黑色属水
	主导药味	**苦咸**	
	功效特点	苦泻心	清热凉血，解毒消斑
		苦补肾	养阴生津，除骨蒸
		咸泻肺	软坚散结，用于瘰疬白喉

生地黄

玄参

第八十五讲

第八十六讲

熟地黄，改变的是寒热，不变的是药味（水中水）

上一节课，我们对地黄和玄参的功效和五行属性进行了比较。其中，生地黄与玄参的制法和功效比较相似。所以，我们就选择了生地黄作为地黄的代表，与玄参进行比较。

换句话说，熟地黄的功效，与鲜地黄、生地黄和玄参，都不太一样。

那么，究竟哪里不一样呢？这个不一样是否影响药物的五行属性呢？这就是我们这节课需要讨论的话题。

首先，我们再次回顾一下《中国药典》里生地黄和熟地黄的药性和功效。

"生地黄：甘，寒。归心、肝、肾经。清热凉血，养阴生津。用于热入营血，温毒发斑，吐血衄血，热病伤阴，舌绛烦渴，津伤便秘，阴虚发热，骨蒸劳热，内热消渴。"

"熟地黄：甘，微温。归肝、肾经。补血滋阴，益精填髓。用于血虚萎黄，心悸怔忡，月经不调，崩漏下血，肝肾阴虚，腰膝酸软，骨蒸潮热，盗汗遗精，内热消渴，眩晕，耳鸣，须发早白。"

大家看，生地黄和熟地黄都是甘味，都能养阴，这是相同点。不同点是，生地黄性寒，清热凉血生津；熟地黄性微温，补血益精填髓。

从术语角度看，生地黄和熟地黄的功效差别，不可谓不大。不过，从"汤液经法图"角度看，清热凉血是苦味泻心的作用，益精填髓是苦味补肾的作用，两者都是苦味的作用，只是侧重的定位脏腑不一样。

我们认为，生地黄和熟地黄，虽然功效和临床应用场景大不相同，但二者内在的五行属性没有变，都是水中水，都是苦味药。

那么，究竟是不是这样呢？这就需要我们从临床功效角度进行论证，生地黄的苦味，上一节课已经论证过了。所以，这节课的主要任务，就是论证熟地黄的苦味。

熟地黄的功效，补血滋阴，益精填髓。

其中，滋阴可以是苦味的作用。因为肾水对应的就是冬季，就是阴中之阴，苦味能够补肾，也能滋阴。同时，益精填髓也可以是苦味的作用。因为肾主骨生髓，苦味既然能够补肾，也就能够益精填髓。所以，熟地黄用于治疗肾阴和肾精亏虚所致的腰膝酸软、骨蒸潮热、崩漏遗精、月经不调、耳鸣耳聋和须发早白的功效，都是其苦味的作用表达。

接下来，其实我们的关注点就剩下一个功效，补血。

在《中国药典》的功效记载里，生地黄没有补血的作用，只有凉血止血的作用，而熟地黄的功效则明确记载了补血，这是一个很大的变化。

大家知道，熟地黄的炮制过程，要么是加水蒸制，要么是加黄酒蒸制，主要的区别就是蒸制。这种炮制方法是比较简单的，没有额外辅料的加入，理论上，不应该让中药的功效发生这么大的变化。

所以，我们需要认真分析一下熟地黄的补血功效。

首先，熟地黄的补血功效，可能是来源于四物汤。《太平惠民和剂局方》的四物汤，由当归、川芎、白芍和熟地黄组成，是经典的补血剂，用于血虚引起的面色萎黄、头晕眼花、心悸气短和月经不调。

熟地黄能够补血，能够用于血虚萎黄、心悸怔忡和眩晕的治疗，很可能就是继承自四物汤，是四物汤全方功效的直接摘取。但是，四物汤并非熟地黄一味药组成，四物汤里除了熟地黄，本身就含有能够补血的当归和能够养血的白芍。熟地黄在四物汤补血功效中的地位，尚不完全清楚。

从《中华本草》对熟地黄补血作用的解释说明来看，熟地黄的确常用于血虚诸症，只不过，在所列举的补血代表方中，都是与当归、人参等补血药或补气药配伍使用的，例如内补丸、四物汤、两仪膏、八珍汤等。

也就是说，熟地黄补血之用，非单味药的功效，而往往是熟地黄与当归、白芍、人参等其他中药配伍成方之后的全方功效。

其次，中医上有精血相生和精血同源的说法，指的其实就是肝肾两脏在补血这件事上的协作。肾水藏精，肝木藏血，水生木，故而精生血。所以，肝肾同补就是精血相生。虽然补血以补肝（肝藏血）补心（心主血）为主，但化生应当有源，要想源源不断地生血补血，就需要同时补肾水，以水生木，以木生火。

所以，长于补肾水的熟地黄，经常作为标配出现在补血的方剂中，其实是为了增加补血之源。熟地黄不用非要具有补血的作用，它只要做好补肾水的工作，就是对补血的一大贡献。

其实，四物汤本身就是这样典型的肝肾同补方。当归和川芎味辛咸，以补肝为主；白芍味酸，以泻肝为主；而熟地黄味苦，以补肾为主。四药联用，补泻兼施，共奏肝肾同补之功。

最后，含有熟地黄的其他代表方，基本上均与补肾填精的功效有关。

《黄帝素问宣明论方》里面的地黄饮子，治疗"肾虚弱厥逆，语声不出，足废不用"。《太平圣惠方》里面的龙骨地黄方，治疗"小便数而多"。《景岳全书》里面的金水六君煎，治疗"肺肾虚寒水泛为痰"。《普济方》的熟干地黄丸能够"填骨体，去劳倦隔热"。《小儿药证直诀》的地黄丸用于"小儿肾怯失音，囟开不合"。这些方剂都是含有熟地黄的代表方，也都是治疗肾水相关病证的。

综上所述，熟地黄的功效基础应该就是苦味补肾水，其通过补肾水治疗肾虚型疾病，也通过补肾水增加生化之源来协助补血。根据这个思路，我们依然把熟地黄的五行属性定位水中水。

也许有朋友会问，金老师，生地黄是寒性中药，而熟地黄变成了微温的中药，这一点是不是需要在药味上有所体现呢？

关于这个问题，我们是这样想的。一个中药材的蒸制过程，需要火的帮助，相当于这部分火的能量被中药吸收了，这就给中药增加了火性。但是，对于一个原本水性很强的中药来说，增加火性有可能只是减少了这个中药水性的表达，而不是一定要表达出火性。

这就相当于拔河，对方已经领先2米，我方没有领先。但我方奋勇努力拉回来 1 米，这时，我们只是把对方的领先程度减少为 1 米，而我方仍然没有领先。所以，这里的蒸制可能就是拉回来的这 1 米，它并没有从根本上逆转熟地黄的水性，只是减弱了一些罢了。所以，熟地黄的五行属性，依然是水中水，只不过，与生地黄相比，它的水性减弱了。

按照这个思路，如果让我们来给熟地黄定寒热，我们可能就不会定为微温，而是定为微寒或平性。

好，最后，我们来看熟地黄的五行属性信息。

表　熟地黄的五行属性信息

熟地黄（将生地黄进行就酒炖或蒸制的炮制加工品）			
项目		内容	说明
传统性效认识	五味记载	甘	摘自 2020 版《中国药典》
	真实滋味	气微，味甜	
	四气记载	微温	
	归经记载	归肝、肾经	
	功能主治记载	补血滋阴，益精填髓。用于血虚萎黄，心悸怔忡，月经不调，崩漏下血，肝肾阴虚，腰膝酸软，骨蒸潮热，盗汗遗精，内热消渴，眩晕，耳鸣，须发早白。	
"汤液经法图"体系的认识	五行属性	水（水中水）	
	饮片颜色	断面乌黑色	黑色属水
	主导药味	苦	
	功效特点	苦补肾	滋阴，益精填髓，退热除蒸，强腰膝乌须发
		苦补肾，精血同源	补血

第八十七讲

黄芩、黄连与黄柏的苦味相同，侧重不同（水中水）

本节课，我们来看看三味经典的苦味药，黄芩、黄连和黄柏。

在现行《中药学》教材的分类中，黄芩、黄连和黄柏属于苦寒性的清热燥湿药。我们一般会从四气五味的角度分析，苦能燥湿，寒能清热，所以是清热燥湿药。

这一点，其实与"汤液经法图"的认识是完全契合的。在"汤液经法图"中，苦味能泻心、补肾和燥脾，其中，泻心就是清热，燥脾就是燥湿，而补肾就是坚阴。这就再次证明了，"汤液经法图"理论是完全契合临床实际认知的，是完全符合中药的实际功效的。

接下来，我们讨论一下，经典的苦味中药黄芩、黄连和黄柏的苦味作用表达，以及它们之间的异同。

第一，苦味能泻心，治疗心实证。

根据中医藏象学说，心主血脉，心主神明，诸痛痒疮，皆属于心。所以，心实证的表现很多，高热可能是心实证，失眠可以是心实证，胸痛心悸可以是心实证，血热妄行可以是心实证，疮痈肿毒还可以是心实证。而上述这些病证，就是黄芩、黄连和黄柏的适应证。

黄芩可以用于高热烦渴，血热吐衄和痈肿疮毒。黄连可以用于高热神昏，心火亢盛，心烦不寐，心悸不宁，血热吐衄和痈肿疔疮。黄柏可以用于疮疡肿毒。就是这种泻心作用的体现。

这一点，是很好理解的。

需要注意的是，在这三个药里面，黄连对于高热心烦和血热吐衄更常用，所以，《中国药典》对于黄连的归经记载是有归心经的，而黄芩和黄柏没有。同样，在《辅行诀》二十五味药精中，黄连是"水中火"。这就是黄连不同于黄芩和黄柏的地方。

虽然本书不再将五行互含的后位属性解读为作用靶位（因为不唯一），但是我们依然要注意分析，这种后位属性是否提示了主要的作用靶位。

第二，苦味能补肾，治疗肾虚证。

肾主骨生髓，主生殖，肾与膀胱相表里，其府为腰，应下焦。所以，肾虚证的表现也很多，腰腿无力可以是肾虚证，足痿骨痿可以是肾虚证，小便不利可以是肾虚证，不孕不育还可以是肾虚证。同时，肾对应冬季寒水，肾虚就是少寒水，寒相对少的时候热就会相对多，这就是虚热。两者结合在一起，就是骨蒸劳热，热淋涩痛，遗精带下。

黄柏恰好可以治疗带下阴痒，热淋涩痛，脚气痿躄，骨蒸劳热和遗精。所以，黄柏治疗的这些下焦热证，其实就是苦味补肾与苦味泻心作用的完美结合。

而黄芩和黄连就很少用于下焦热证，所以在《中国药典》的归经里，黄柏可以归肾经和膀胱经，而黄芩和黄连不归肾经，也不归膀胱经。

所以，与黄芩和黄连相比，黄柏才是更为接近地黄和玄参的苦味药。

第三，苦味能燥脾祛湿，治疗脾土虚实夹杂证。

这一点，黄芩、黄连和黄柏也表现得淋漓尽致。燥脾就是祛湿，但对于这三个还能泻心清热的苦味药来说，就不是单纯的燥湿，而是燥湿兼有清热，也就是祛湿热。

祛哪里的湿热呢？首先就是脾土位置的湿热。脾主中焦运化，所以，这种湿热最典型的表现就是脘痞呕恶和泻痢腹痛。气机失常导致的内伤病，可以有湿热中阻的表现，暑湿邪气侵犯造成的外感病，同样可以有湿热中阻的表现。无论是哪一类，都需要苦味清热燥湿药的治疗，例如黄芩和黄连。

同时，脾主四肢，脾土本色为黄色，所以，这种脾土湿热的另一种表现就是黄疸。我们现在说黄疸，往往是从现代医学的肝病角度去认识的，但在"汤液经法图"里，黄疸是从传统中医的脾土角度去认识的，也是围绕着"辛－甘－苦"的药味配伍去治疗的。所以，黄疸也是脾土湿热的表现。

另外，脾主肌肉，深入肌肉部位的湿热疮痈也是脾土湿热的表现，也是黄芩、黄连和黄柏的适应证之一。

除了祛除脾土位置的湿热，还可以祛除肾水位置的湿热。代表性的中药就是黄柏，代表性的功效就是治疗湿热带下，湿热淋证，湿热足肿等。

好，苦味的三种作用讲完了，大家看看，黄芩、黄连和黄柏的功效，是不是恰好匹配了苦味泻心、补肾和燥脾的作用呢？我们认为是的。同时，三者相比较而言，黄连更侧重于泻心，黄柏更侧重于补肾，而黄芩则似乎比较全面，三个作用兼有。

最后，我们来讨论一下黄芩用于肺热咳嗽，黄连用于目赤，黄柏用于阴虚盗汗的功效。

其一，苦味不入肺，苦甘化咸才能入肺，所以，我们对于黄芩治疗肺热咳嗽的想法，要么是其苦味泻心作用只是帮助清热，并不帮助止咳；要么就是黄芩与甘草、瓜蒌等甘味药配伍，实现了苦甘化咸泻肺止咳。

其二，肝开窍于目，苦味不入肝，所以，我们对于黄连治疗目赤的想法，要么是其治疗的目赤属于肝病及心的肝心两实证，黄连发挥其苦味泻心的作用，而非直接治肝；要么就是黄连与其他辛味药或咸味药联用，辛入肝，咸苦化酸入肝，从而实现入肝治肝的效果。

其三，阴虚盗汗的治疗，当以酸味补肺收敛为主，所以，我们对于黄柏治疗阴虚盗汗的想法，要么是其治疗的阴虚盗汗属于肺病及肾的肺肾两虚证，黄柏发挥其苦味补肾的作用，而非直接治肺；要么就是黄柏的炮制品盐黄柏，其中的咸味盐与苦味黄柏发生了咸苦化酸的配伍转化，从而实现了补肺滋阴的效果。

不管怎样，对于心、肾和脾同治的苦味药来说，从母子同治的角度看，对于一些已经进展为母子同病的复杂情况，同时用于治肝和治肺，也是正常的。

好，最后，我们来看看黄芩、黄连和黄柏的五行属性信息。

表　黄芩的五行属性信息

黄芩（唇形科植物黄芩 *Scutellaria baicalensis* Georgi 的干燥根）			
项目		内容	说明
传统性效认识	五味记载	苦	摘自 2020 版《中国药典》
	真实滋味	气微，味苦	
	四气记载	寒	
	归经记载	归肺、胆、脾、大肠、小肠经	
	功能主治记载	清热燥湿，泻火解毒，止血，安胎。用于湿温、暑湿，胸闷呕恶，湿热痞满，泻痢，黄疸，肺热咳嗽，高热烦渴，血热吐衄，痈肿疮毒，胎动不安。	
"汤液经法图"体系的认识	五行属性	水（水中水）	
	真实滋味	苦味	
	主导药味	苦	
	功效特点	苦泻心	清热泻火，止血，解毒疗疮
		苦燥脾	燥湿，止呕利，清湿温，退黄疸
		苦补肾	安胎

表　黄连的五行属性信息

黄连（毛茛科植物黄连 *Coptis chinensis* Franch.、三角叶黄连 *Coptis deltoidea* C. Y. Cheng et Hsiao 或云连 *Coptis teeta* Wall. 的干燥根茎）			
项目		内容	说明
传统性效认识	五味记载	苦	摘自 2020 版《中国药典》
	真实滋味	气微，味极苦	
	四气记载	寒	
	归经记载	归心、脾、胃、肝、胆、大肠经	
	功能主治记载	清热燥湿，泻火解毒。用于湿热痞满，呕吐吞酸，泻痢，黄疸，高热神昏，心火亢盛，心烦不寐，心悸不宁，血热吐衄，目赤，牙痛，消渴，痈肿疔疮；外治湿疹，湿疮，耳道流脓。	

项目		内容	说明
"汤液经法图"体系的认识	五行属性	水（水中水）	
	真实滋味	味极苦	
	主导药味	苦	
	功效特点	苦泻心	清热泻火，除烦，安神定悸，止血
		苦燥脾	燥湿，止呕利吞酸，退黄疸，用于湿疹湿疮
		苦补肾	用于牙痛和耳道流脓

表 黄柏的五行属性信息

黄柏（芸香科植物黄皮树 *Phellodendron chinense* Schneid. 的干燥树皮）			
项目		内容	说明
传统性效认识	五味记载	苦	摘自 2020 版《中国药典》
	真实滋味	气微，味极苦，嚼之有黏性	
	四气记载	寒	
	归经记载	归肾、膀胱经	
	功能主治记载	清热燥湿，泻火除蒸，解毒疗疮。用于湿热泻痢，黄疸尿赤，带下阴痒，热淋涩痛，脚气痿躄，骨蒸劳热，盗汗，遗精，疮疡肿毒，湿疹湿疮。盐黄柏滋阴降火，用于阴虚火旺，盗汗骨蒸。	
"汤液经法图"体系的认识	五行属性	水（水中水）	
	真实滋味	味极苦	
	主导药味	苦	
	功效特点	苦泻心	清热泻火，解毒疗疮
		苦燥脾	燥湿，止泻痢，退黄疸，用于湿疹湿疮
		苦补肾	坚阴除蒸，祛下焦湿热，通淋止带，用于痿躄，骨蒸和遗精

清热凉血的板蓝根，贯众和水牛角
（水中水）

本节课，我们继续来讲五行属性为水中水的中药。

水中水，从药味角度看，其实就是单纯的苦味药。这一类中药，虽然放在本书中的最后来讲，但是在临床非常常用。

尤其是，在2024—2043年，可能会更为常用。原因就是，根据三元九运理论，这20年由离火运主事。离火运主事期间，在社会发展上，在人群喜好上，在疾病类型上，都会有更倾向于火热状态的表现。所以，我们说，要关注苦味的清热泻火药。

接下来，我们就来看三个具有清热凉血功效的苦味中药，板蓝根、贯众和水牛角。

心主火热，心主血脉，所以，血热证就是典型的心实证。苦味泻心，既要清热，也要凉血，所以，清热凉血药就是典型的苦味泻心中药。

第一个，我们来看板蓝根。

板蓝根是很常用的清热解毒中药，而且具有不错的利咽效果，所以，咽痛属于热证患者，常用板蓝根来进行治疗。根据《中国药典》记载，板蓝根"清热解毒，凉血利咽。用于温疫时毒，发热咽痛，温毒发斑，痄腮，烂喉丹痧，大头瘟疫，丹毒，痈肿"。

可以看到，板蓝根除了能够清热解毒，还具有明确的凉血利咽作用。对于热毒型的发热、咽痛、痄腮、烂喉痧、丹毒和痈肿等疾病，均有治疗效果。而这些治疗效果，其实都是苦味泻心的作用。

从手少阴心经的循行部位来看，"上走喉咙，出于面，合目内眦"。所以，咽喉疼痛可归于心火，痄腮这样的耳下部肿胀疼痛也可归于心火。诸痛痒疮，皆属于心。所以，烂喉痧、丹毒和痈肿这样的发热疮疹类疾病，还是可以归于心火。这就是板蓝根味苦泻心，治疗上述疾病的理论依据。

第二个，我们来看贯众。

在《中国药典》里，有两种贯众，一种是绵马贯众，一种是紫萁贯众。绵马贯众是鳞毛蕨科药用植物，紫萁贯众是紫萁科药用植物。虽然基源不同，但是从功效角度看，两者还是非常相似的。

根据《中国药典》记载，绵马贯众能够"清热解毒，驱虫。用于虫积腹痛，疮疡"，紫萁贯众能够"清热解毒，止血，杀虫。用于疫毒感冒，热毒泻痢，痈疮肿毒，吐血，衄血，便血，崩漏，虫积腹痛"。

两者都能清热解毒，用于疮痈肿毒，这是苦味泻心的作用。紫萁贯众能够止血，这也是苦味泻心的作用。其实，绵马贯众也能止血，根据《中华本草》记载，绵马贯众就具有凉血止血的功效，广泛用于吐血、衄血、咯血、血痢等各种出血病证。

需要注意，贯众的清热解毒作用很独特，对于治疗温热病时疫的效果很好，例如流感、流脑、乙脑等。古法曾经有将贯众置于水缸中饮其水，令人不染疫气的记载。这些都是宝贵的临床经验，值得我们学习。

那么，驱虫呢？治疗虫积腹痛是苦味功效吗？

关于这个问题，我们准确参考历代本草记载来确定。《本草汇言》记载"贯众，杀虫化癥之药也。前古主腹中邪热结气，故时人用杀虫化癥，皆属腹中邪热，湿郁结气也"。《本经逢原》也有"虫积皆因湿热所生，（贯众）苦寒能除湿热，故亦主之"。从这两段论述来看，贯众驱虫杀虫，也是苦味作用。只不过，这次是苦味泻心与苦味燥脾的结合，以除湿热。

第三个，我们来看水牛角。

水牛角是一个动物药，是牛科动物水牛的角。水牛水牛，生活在水里，那自然是与水性密不可分。这种水性，就是苦味。此外，在水牛角的药性记载中，也有咸味。

然而，因为水牛角强大的寒凉之性及水牛角的功能主治，我们还是将水牛角定位为单纯的苦味中药。

根据《中国药典》记载，水牛角"清热凉血，解毒，定惊。用于温病高热，神昏谵语，发斑发疹，吐血衄血，惊风，癫狂"。其中，清热解毒和清热凉血，这是苦味泻心的作用，与板蓝根和贯众很像，不必赘述。同时，高热引起的惊厥和癫狂，自然也是心实证的表现，也能通过苦味泻心的作用得到缓解。

在《辅行诀》大小补泻心汤的主治证中，小补心汤可以治疗"心中动悸"，小泻心汤可以治疗"心中跳动不安"，大补心汤可以治疗怔忡，大泻心汤同样可以治疗怔忡。所以，无论是心虚证还是心实证，都可能出现惊悸的症状。关键是，在惊悸的同时，伴有的是血热还是血虚，血热的多是心实证，血虚的多是心虚证。

水牛角治疗的，既然是伴有高热神昏和吐血衄血的惊悸，那么，很可能是心实型的惊悸。也就是说，以苦味泻心治疗即可。

所以，我们还是将水牛角定义为苦味药。当然，如果将水牛角定义为苦咸兼有，也是可以的。一方面，咸味补心为辅，不影响苦味泻心这个主导作用；另一方面，咸苦化酸可以收心定惊。

好，最后，我们列出这三个中药的五行属性信息。

表　板蓝根的五行属性信息

板蓝根（十字花科植物菘蓝 Isatis indigotica Fort. 的干燥根）			
项目		内容	说明
传统性效认识	五味记载	苦	摘自 2020 版《中国药典》
	真实滋味	气微，味微甜后苦涩	
	四气记载	寒	
	归经记载	归心、胃经	
	功能主治记载	清热解毒，凉血利咽。用于温疫时毒，发热咽痛，温毒发斑，疔腮，烂喉丹痧，大头瘟疫，丹毒，痈肿。	
"汤液经法图"体系的认识	五行属性	水（水中水）	
	主导药味	苦	
	功效特点	苦泻心	清热解毒，凉血，利咽

表 贯众（绵马贯众）的五行属性信息

绵马贯众（鳞毛蕨科植物粗茎鳞毛蕨 *Dryopteris crassirhizoma* Nakai 的干燥根茎和叶柄残基）			
项目		内容	说明
传统性效认识	五味记载	苦	摘自 2020 版《中国药典》
	真实滋味	气特异，味初淡而微涩，后渐苦、辛	
	四气记载	微寒	
	归经记载	归肝、胃经	
	功能主治记载	清热解毒，驱虫。用于虫积腹痛，疮疡。	
"汤液经法图"体系的认识	五行属性	水（水中水）	
	主导药味	苦	
	功效特点	苦泻心	清热解毒，止血
		苦燥脾	祛湿，驱虫

表 水牛角的五行属性信息

水牛角（牛科动物水牛 *Bubalus bubalis* Linnaeus 的角）			
项目		内容	说明
传统性效认识	五味记载	苦	摘自 2020 版《中国药典》
	真实滋味	气微腥，味淡	
	四气记载	寒	
	归经记载	归心、肝经	
	功能主治记载	清热凉血，解毒，定惊。用于温病高热，神昏谵语，发斑发疹，吐血衄血，惊风，癫狂。	
"汤液经法图"体系的认识	五行属性	水（水中水）	
	主导药味	苦	
	功效特点	苦泻心	清热解毒，凉血止血，定惊